KOHLHAMMER STUDIENBÜCHER
Krankenpflege

D1666548

Innere Medizin II

*Studienbuch für Krankenschwestern, Krankenpfleger
und medizinisch-technische Assistentinnen*

Mit 41 Abbildungen und 33 Tabellen

von

Prof. Dr. med. Linus Geisler

Chefarzt der Inneren Abteilung
des St. Barbara-Hospitals Gladbeck

Fünfzehnte,
neubearbeitete und erweiterte Auflage

Verlag W. Kohlhammer
Stuttgart Berlin Köln

Hinweis:
Die Wiedergabe von Gebrauchsnamen, Handelsnamen, Warenbezeichnungen usw. in diesem Werk berechtigt auch ohne besondere Kennzeichnung nicht zu der Annahme, daß solche Namen im Sinne der Warenzeichen- und Markenschutzgesetzgebung als frei zu betrachten wären und daher von jedermann benutzt werden dürften.

Die Deutsche Bibliothek – CIP-Einheitsaufnahme

Geisler, Linus
Innere Medizin :
Studienbuch für Krankenschwestern,
Krankenpfleger und medizinisch-technische Assistentinnen /
von Linus Geisler. –
Stuttgart ; Berlin ; Köln : Kohlhammer.
  (Kohlhammer-Studienbücher : Krankenpflege)

2.-15., neubearb. und erw. Aufl. – 1994
  ISBN 3-17-012884-1

15., neubearbeitete und erweiterte Auflage 1994
Alle Rechte vorbehalten
© 1970 W. Kohlhammer GmbH
Stuttgart Berlin Köln
Verlagsort: Stuttgart
Gesamtherstellung: W. Kohlhammer Druckerei GmbH & Co.
Stuttgart
Printed in Germany

Inhalt

Inhalt

Inhalt

Inhalt

Inhalt

Inhalt

XV

Inhalt

Erster Teil Lehrbuch
Erkrankungen der Speiseröhre

I. Einführung

A. Aufgabe der Speiseröhre

Die Aufgabe der Speiseröhre (Ösophagus) besteht im Transport der Nahrung aus dem Mund zum Magen. Bei den meisten Ösophaguserkrankungen ist dieser Transportmechanismus funktionell oder mechanisch beeinträchtigt.

B. Wichtige Untersuchungsmethoden

1. Die **Ösophaguskopie**, d. h. die Betrachtung des Speiseröhreninneren mit einem eingeführten optischen Instrument. Hierzu werden flexible Fiberglasoptiken verwendet, die im gleichen Arbeitsgang die Betrachtung von Magen und Zwölffingerdarm erlauben (*Gastro-Duodenoskop*). Aus verdächtigen Bezirken können unter Sicht *Biopsien* (Gewebsproben) zur histologischen Untersuchung entnommen werden.

2. Röntgenologische Ösophagusdarstellung mit Kontrastmittelbreischluck

3. Ösophagus-Druckmessung (Ösophagusmanometrie): Mittels einer dünnen Sonde im Ösophagus werden die Drücke des oberen und unteren Ösophagussphinkters sowie des Speisröhrenkörpers gemessen.

4. Ösophagus-PH-Metrie: Messung der Säure-Verhältnisse, meist als 24 Std.-Langzeituntersuchung mit PH-Schlucksonde im Ösophagus. Wichtig zur Diagnostik des gastroösophagealen Refluxes (s. d.).

5. Computer-Tomographie des Mediastinums bei Ösophaguskarzinom.

6. Endosonographie: An der Spitze eines Endoskopes befindet sich eine Ultraschalleinheit, die eine Wandbeurteilung des Ösophagus (z. B. bei Ösophaguskarzinom) erlaubt.

C. Häufige Symptome bei Speiseröhrenerkrankungen

1. Dysphagie (gr., gestörtes Schlucken); dies ist ein Gefühl des Steckenbleibens der Nahrung, besonders beim Schlucken von Brot und Fleisch

2. Sodbrennen durch Reflux (Rückfluß) von Mageninhalt in den untersten Ösophagusabschnitt

3. Schmerzen hinter dem Brustbein

4. Regurgitieren, dies ist Aufstoßen und Wiederauswürgen unverdauter Speisen (Abb. 1)

1

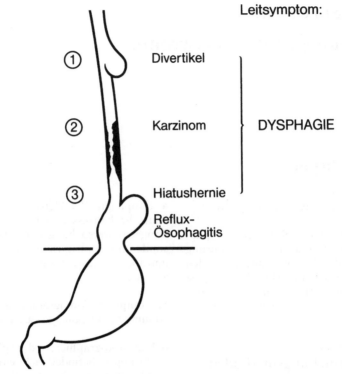

Abb. 1: Ösophagus-Erkrankungen

II. Klinik der Speiseröhrenerkrankungen

A. Ösophagusdivertikel

Ösophagusdivertikel sind *sackartige Ausbuchtungen* der Ösophaguswand.

1. Ätiologie

Die Divertikel entstehen durch eine Wandschwäche bzw. durch Zug von außen (*Traktionsdivertikel*) oder durch erhöhten Innendruck (*Pulsionsdivertikel*).

2. Klinisches Bild

Leitsymptome sind *Fremdkörpergefühl*, *Dysphagie* und in Spätstadien das *Regurgitieren* von Speisen.
Übertritt in das Bronchialsystem (*Aspirationspneumonie!*) oder Durchbruch ins Mediastinum (*Mediastinitis*) sind möglich, aber selten.

3. Behandlung

Operative Divertikelabtragung, evtl. Einstülpung und Übernähung.

B. Achalasie

Der früher gebrauchte Begriff »Kardiospasmus« ist, da es sich um keinen Spasmus, d. h. Krampf, handelt, unzutreffend.

1. Ätiologie

Die Achalasie (gr., Unfähigkeit zu erschlaffen) beruht auf einer *funktionellen Passagebehinderung* des Ösophagus. Die beim normalen Schluckakt eintretende Erschlaffung des Schließmuskels am Mageneingang (Kardia), welche den Nahrungsdurchtritt ermöglicht, bleibt aus.

2. Klinisches Bild

Dysphagie, *Druckgefühl* und *retrosternale* (d. h. hinter dem Brustbein gelegene) *Schmerzen* sowie *Regurgitieren* (*Aspirationsgefahr*) sind die typischen Symptome. Der Ösophagus kann durch das Abflußhindernis riesig, u.U. bis zu Armdicke ausgeweitet werden. (*Megaösophagus*, dies ist ein Riesenösophagus).

3. Behandlung

Nitrate oder Kalziumantagonisten können Linderung bringen. Die Methode der Wahl ist die Dehnung des verengten Abschnittes durch *pneumatische Dilatation* (Erweiterung mit Hilfe eines Ballons), die in ca. 3/4 der Fälle erfolgreich ist. Die operative Durchtrennung des Schließmuskels (Myotomie) wird angewandt bei Erfolglosigkeit oder bei Nicht-Durchführbarkeit der Dilatationsbehandlung. Die Ergebnisse sind ähnlich, die Komplikationsrate liegt geringgradig höher.

C. Ösophaguskarzinom

Die Speiseröhrenkrebse sind meist Plattenephitel-(Pflasterzell-)Karzinome, die am häufigsten im unteren Ösophagusdrittel, am seltensten im oberen Drittel auftreten. Bevorzugt werden Männer jenseits des 60. Lebensjahres befallen.

Als Präkanzerosen gelten: Zustand nach Laugen- und Säurenverätzung, Achalasie und das Plummer-Vinson-Syndrom. Nikotin- und Alkoholabusus fördern ebenfalls die Ösophaguskarzinom-Entstehung.

1. Klinisches Bild

Die *Dysphagie* ist das Leitsymptom des Speiseröhrenkrebses. Daher muß bei Schluckbeschwerden älterer Menschen immer an ein Ösophaguskarzinom gedacht werden. Retrosternale Schmerzen sind bereits ein Zeichen des Spätstadiums. Verlegt der Tumor die Ösophaguslichtung, so kommt es zum Regurgitieren.

Das Ösophaguskarzinom *metastasiert* früh, insbesondere in die umgebenden Lymphknoten, die Lungen und die Leber; es bricht häufig ins Mediastinum und in das Bronchialsystem ein. Typisch für den Einbruch des Tumors in das Bronchialsystem (Ösophago-Bronchialfistel) ist das Auftreten von massivem Hustenreiz beim Schlucken von Nahrung.

2. Diagnose

Die Unterscheidung zwischen Achalasie und Ösophaguskarzinom kann schwierig sein; sie läßt sich am sichersten durch *Ösophagoskopie* mit Biopsie durchführen.

3. Die Behandlung

Eine *Operation* in kurativer Absicht ist nur dann erfolgversprechend, wenn der Tumor auf die Wand der Speiseröhre begrenzt ist. Es wird dann der Ösophagus mit angrenzenden Lymphknoten und Gefäßen komplett entfernt. Auf

Bestrahlung sprechen Plattenepithelkarzinome des oberen und mittleren Ösophagusdrittels am besten an. Als Palliativmaßnahmen zur Aufrechterhaltung der Speisenpassage eignen sich z. B. die *Lasertherapie* oder das Einlegen eines *Tubus* oder sogenannter *Stents* (flexible, maschengitterartige Prothesen, die durch Druck das Lumen der Speiseröhre offenhalten).

D. Ösophagusvarizen

(Siehe Kap. Lebererkrankungen.)

E. Gastroösophageale Refluxkrankheit

Dieses Krankheitsbild umfaßt alle Beschwerden und die Veränderungen der Speiseröhre, die Folge eines *Refluxes vom Magensaft* in die Speiseröhre sind. Unter *Refluxösophagitis* versteht man die Epitheldefekte der Ösophagusschleimhaut, die von fleckiger Rötung bis zu flächigen Geschwüren reichen können.

1. Ätiologie

Der Reflux (Rückfluß) entsteht durch Bewegungsstörungen der Speiseröhre und des Magens, besonders des unteren Ösophagussphinkters. Aber auch mechanische Transportstörungen können die Ursache sein. Nikotin, Alkohol, fettreiche oder süße Nahrung begünstigen die Entstehung.

2. Klinisches Bild

Am häufigsten sind Schmerzen, vorwiegend hinter dem Brustbein, Sodbrennen und saures Aufstoßen. Manche Patienten geben nur Schmerzen im oberen Mittelbauch (Epigastrium) an. Selten führt Aspiration von Magensaft zu asthmatischen Beschwerden.

3. Verlauf

Die narbige Abheilung von Geschwüren kann zur Verengung der Speiseröhre führen, die Schluckstörungen zur Folge hat. Die Schleimhautgrenze zwischen Ösophagus und Magen wandert unter dem Säureeinfluß mundwärts, man spricht dann vom sogenannten *Barret-Ösophagus* (*Endobrachyösophagus*). Komplikationen sind Stenosen, z.T. tiefe Ulcera und in etwa 10% der Fälle das Auftreten eines Adenokarzinoms.

4. Behandlung

Die Therapie der Refluxkrankheit besteht neben der Beseitigung erkennbarer Ursachen (z. B. Adipositas, enge Kleidungsstücke) in kleinen Mahlzeiten, Schlafen mit erhöhtem Oberkörper und konsequenter Säureblockade (z. B. mit Omeprazol = Antra®). Selten ist eine Operation zu empfehlen.

F. Hiatushernie

(Siehe Kap. Lebererkrankungen)

Erkrankungen des Magens

I. Einführung

A. Aufgabe des Magens

Die Aufgabe des Magens besteht in der Nahrungsspeicherung und der Zubereitung des sog. Chymus (Magenspeisebrei). Man unterscheidet folgende **Magenabschnitte:** Kardia (Speiseröhreneinmündung), Fornix oder Fundus (Magengewölbe), Korpus (Körper), Antrum (dem Magenausgang vorgeschaltet), Pylorus (Pförtner; Einmündungsstelle in den Zwölffingerdarm), der linke, längere Magenrand wird *große Kurvatur*, der rechte *kleine Kurvatur* genannt. Die *häufigsten Magenerkrankungen,* nämlich Magengeschwüre und Magenkarzinome, *bevorzugen die kleine Kurvatur* (s. Abb. 2). Die in der Magenschleimhaut gelegenen *Belegzellen* bilden Salzsäure (HCl), die *Hauptzellen* proteolytische, d. h. eiweißspaltende Enzyme (z. B. Pepsinogen) und die *Nebenzellen* den Magenschleim, der den Magen als Film überzieht und ihn vor Selbstverdauung durch Salzsäure und Pepsin schützt.

B. Wichtige Untersuchungsmethoden

1. Endoskopie mit Biopsie

Die *Gastroskopie* (Magenspiegelung) wird mit flexiblen kabelartigen Instru-

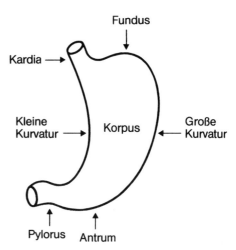

Abb. 2: Magen

menten durchgeführt, bei denen heute die Glasfiberendoskope zunehmend durch vollelektronische Chip-Geräte ersetzt werden. Sie erlaubt eine komplette Inspektion des sogenannten oberen Gastrointestinaltraktes, d. h. von Ösophagus, Magen und oberem Duodenum. Die korrekte Bezeichnung lautet daher »*Ösophago-Gastro-Duodenoskopie*«. Gleichzeitig können gezielt *Gewebsproben* entnommen werden. Die Gastroduodenoskopie ist in ihrer Aussagekraft der Röntgenuntersuchung des Magens überlegen und heute die zentrale Untersuchungsmethode des Magens.

Sie kann auch *therapeutisch* eingesetzt werden, z. B. zur endoskopischen Abtragung von Magenpolypen, Fremdkörperentfernung oder Absaugung bestimmter in suizidaler Absicht genommener Schlafmittel aus dem Magen.

Die Befunde können fotografisch bzw. heute auf Videokassetten und über einen Printer dokumentiert werden.

Indikationen zur Gastroskopie sind: Gastritisdiagnostik, Verdacht auf Ulkus, Tumor oder Blutung im oberen Gastrointestinaltrakt, Abklärung von Oberbauchbeschwerden, Fremdkörperentfernung aus dem Magen, Giftelimination (z. B. carbromalhaltige Schlafmittel, s. d.).

2. Röntgenuntersuchung

Die Röntgenuntersuchung hat ihre Bedeutung in der allgemeinen Magendiagnostik zwar zugunsten der Endoskopie eingebüßt, kann aber zu einzelnen Spezialfragen, z. B. zur Motilität (Wandbeweglichkeit) oder der Beziehung des Magens zur Umgebung, wertvolle Hinweise geben.

3. Säuremessung

Die früher häufig durchgeführte Magensekretionsanalyse ist heute durch moderne Verfahren der *Säuremessung* abgelöst worden, die mit Hilfe von pH-Elektroden die Säurewerte über eine gewählte Zeit, z. B. 24 Stunden, messen und der Datenverarbeitung zugängig machen. Mit der *pH-Metrie* kann z. B. der Erfolg einer proximal-selektiven Vagotomie (PSV) oder einer medikamentösen Therapie durch »Säureblocker« kontrolliert werden.

4. Gastrinbestimmung

Auch diese Methode hat in einem Teilbereich die Magensekretionsanalyse ersetzt. Der *Gastrinwert* kann im Serum radioimmunologisch bestimmt werden. Die normalen Nüchternspiegel liegen unter 100 µg/ml. Bei *gastrinproduzierenden Tumoren* (*Zollinger-Ellison-Syndrom*) ist der Gastrinwert um ein Vielfaches erhöht. Eine leichte Hypergastrinämie wird unter der Therapie mit H_2-Rezeptorenblockern (z. B. Zantic) oder Protonenpumpenblockern (z. B. Antra) beobachtet.

5. Nachweis von Blut im Stuhl

Nachweis okkulter (versteckter) Blutungen aus Geschwüren oder Tumoren des Magen-Darmtraktes.

Die früher bevorzugte Benzidinprobe gilt als überholt. Heute wird der *Haemoccult-Test*, der mit Guajak als Indikator arbeitet, am häufigsten verwendet. Der Test wird mit 3 Stuhlproben, die in Testbriefchen verpackt sind, durchgeführt. Falsch negative Ergebnisse sind bis zu 15% möglich.

Vier Tage vor dem Test sollen rohes Fleisch, Tartar und Blutwurst weggelassen werden. Vitamin-C-haltige Eisenpräparate können den Test verfälschen.

II. Klinik der Magen- und Zwölffingerdarmerkrankungen

Die wichtigsten Erkrankungen des Magens und Zwölffingerdarms sind das *Magen- und Zwölffingerdarmgeschwür* (*Ulcus pepticum*), das *Magenkarzinom*, die *Magenschleimhautentzündung* und die *Hiatushernie*.

A. Ulcus pepticum, gastroduodenales Ulcus

Ulcus pepticum heißt wörtlich: das durch Verdauung entstandene Geschwür. Es kann sich nur dort entwickeln, wo verdauungskräftiger Magensaft einwirkt: am häufigsten im Magen, dann spricht man vom *Ulcus ventriculi* (lat., Magengeschwür), oder im Duodenum, = *Ulcus duodeni* (lat., Zwölffingerdarmgeschwür). Das *Ulcus pepticum jejuni* gibt es nur bei Magenoperierten (s.d.). Das *Ulcus oesophagi* ist außerordentlich selten.

1. Häufigkeit und Vorkommen

Die Ulkuskrankheit ist häufig (4–6% der Erwachsenen) und stellt die *wichtigste Magenerkrankung* dar. Männer erkranken häufiger als Frauen, insbesondere an Ulcus duodeni (Männer : Frauen = 4:1). Bei jüngeren Menschen überwiegen Ulcera duodeni, während das Magenulkus häufiger bei älteren Patienten auftritt als bei jungen.

2. Ätiologie und Pathogenese

Beim Gesunden tritt, obwohl hochaktiver, proteolytisch wirksamer Magensaft vorhanden ist, keine Selbstverdauung der Magenschleimhaut ein, da diese durch eine doppelte »Barriere«, bestehend aus Magenschleim und rasch regenerierendem (sich neu bildendem) Schleimhautoberflächenepithel, geschützt ist. Ein Rückkoppelungsmechanismus verhindert darüber hinaus die Überproduktion von saurem Magensaft.

Die **normale Magensaftsekretion** erfolgt in *drei Phasen*:

– **Psychische Phase:** Geruch, Anblick oder Vorstellung von Speisen lösen über den Nervus vagus eine Magensaftsekretion aus.

– **Antrale Phase:** Kommt die Antrumschleimhaut mit Nahrung in Kontakt, so wird dort *Gastrin*, ein Gewebshormon, gebildet, das über den Blutweg die Belegzellen und damit die Salzsäurebildung stimuliert.

– **Darmphase:** Schwach saurer Mageninhalt löst in der Darmschleimhaut die Freisetzung eines gastrinähnlichen Stoffes aus.

Der *Rückkoppelungsmechanismus* besteht darin, daß mit zunehmender Säurung des Magensaftes die Gastrinbildung gebremst und das Hormon *Sekretin* in der Dünndarmschleimhaut gebildet wird. Sekretin bremst die Magensäurebildung und stimuliert das Pankreas. Schließlich löst ins Duodenum gelangtes Fett die Freisetzung von Gewebshormonen der Duodenalschleimhaut aus, die ebenfalls als Gegenspieler des Gastrin fungieren (s. Abb. 3). Als *GIP* (Gastric Inhibitory Polypeptide) werden körpereigene, die HCl-Produktion hemmende Substanzen bezeichnet. Das *vasoaktive intestinale Polypeptid VIP*, das im Gehirn und peripheren Nervensystem gebildet wird, steigert indirekt die Pankreassekretion. Die Über-

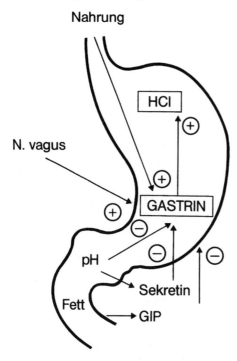

Nahrung

N. vagus

HCl

GASTRIN

pH

Fett

Sekretin

GIP

Abb. 3: Salzsäurebildung

produktion in einem Tumor (sog. Vipom) führt zu massiven Durchfällen.

3. Pathologische Anatomie

Peptische Ulzera sind runde oder ovale, scharf begrenzte, vorwiegend an der kleinen Kurvatur oder der oberen Hinterwand des Magens sowie im Anfangsteil des Duodenums (Bulbus duodeni) lokalisierte Magenschleimhautnekrosen. Doppelulzera sind möglich. Erosionen sind Substanzdefekte der obersten Schleimhautschicht.

Die *Ulkuskrankheit* wird durch zahlreiche Faktoren und Bedingungen beeinflußt. Neben geographischen Unterschieden im Auftreten und Verlauf des Geschwürsleidens ist auch eine erbliche Komponente für die Entstehung als gesi-

chert. Zum Beispiel erkranken Menschen mit der Blutgruppe 0 häufiger an Ulkus duodeni als andere. Nikotinmißbrauch, Kortikoide in hoher Dosierung und Antirheumatika begünstigen die Entstehung von Ulzera, ebenso einige Erkrankungen wie Herzinsuffizienz und Niereninsuffizienz (Dialyse-Patienten!). Schließlich treten peptische Ulzera gehäuft bei bestimmten Erkankungen auf, wie z. B. in 10% der Fälle von Nebenschilddrüsenüberfunktionen und regelmäßig beim *Zollinger-Ellison-Syndrom* (s. o.), das gekennzeichnet ist durch die Trias: Ulkus duodeni, hyperazider Magensaft und Tumoren des Inselzellapparates der Bauchspeicheldrüse. Nicht eindeutig bewiesen ist die Bedeutung der Ernährung oder ein Alkoholkonsum auf das Ulkusleiden. Als sogenanntes »*Streßulkus*« wird das meist schmerzlose, häufig zu Blutungen neigende Geschwür bei schwerstkranken Intensivpatienten bezeichnet.

Gerade auch am Beispiel des Streßulkus wird die große Bedeutung der *schleimhautschützenden* (protektiven) *Faktoren* deutlich. Zu ihnen gehört eine gute Durchblutung der Magenschleimhaut, ein intaktes Oberflächenepithel und die Rückkopplungsmechanismen (s. o.). Beim Gesunden halten sich diese Faktoren mit den *schleimhautangreifenden* (aggressiven) Faktoren die Waage, zu denen die Salzsäure und das Pepsin zählen. Dieses Gleichgewicht wird durch mehrere Substanzen vermittelt, z. B. durch Prostaglandine, Leukotriene u. a., die die Schleimhautvorgänge steuern. Erst wenn diese sogenannten Mediatoren gestört werden und die intakte Schleimhaut geschädigt ist durch Minderdurchblutung, Rheumamittel oder Helicobacter pylori (ein bakterieller Erreger in der Schleimhaut (s. d.), kann die Säure ein Geschwür verursachen. Der alte Merksatz: »*Kein Ulkus ohne Säure*« hat nach wie vor Bedeutung, muß aber durch die Komponente der Schleimhautschädigung ergänzt werden.

4. Klinisches Bild

Führendes Symptom ist der *nagende, brennende* oder *drückende Magenschmerz*, der in zeitlicher Abhängigkeit zur Nahrungsaufnahme steht (sog. »Stundenplan«). Der *Frühschmerz* setzt unmittelbar nach dem Essen ein, der *Spätschmerz* 1 bis 3 Stunden nach der Nahrungsaufnahme. Der *Nüchternschmerz* verschwindet, wenn gegessen wird. Hingegen nimmt beim Magenulkus der Schmerz nach dem Essen oftmals zu. Charakteristisch sind auch *nächtliche* Magenschmerzen. Man hat daher auch von den *3 N* der Ulkuskrankheit gesprochen: Nachschmerz, Nachtschmerz, Nüchternschmerz.

Milch oder säurebindende Mittel (Alkalien) bewirken rasch eine Linderung.

Die Beschwerden treten in 3–5 Wochen dauernden Schüben auf. Die oft zitierte Häufung von Ulkusschüben im Frühjahr und Herbst trifft wahrscheinlich nicht zu. Der Appetit ist ungestört. In der Mitte zwischen Schwertfortsatz und Nabel, beim Ulcus duodeni etwas rechts davon, läßt sich häufig ein lebhafter Druckschmerz auslösen. Es gibt jedoch auch Ulzera (besonders Medikamenten- und Streßulzera) ohne Beschwerden und andererseits typische »Ulkussymptome«, die auf einer Magenschleimhautentzündung oder einem Magenkarzinom beruhen.

Der Typ des Ulkuskranken ist gekennzeichnet durch das hagere Gesicht mit tief eingeschnittenen Nasen-Lippen-Falten (sog. Ulkusgesicht). Es entsprechen jedoch keineswegs alle Ulkus-Patienten diesem Typus. Ulkus-Patienten leiden öfter unter einer spastischen Obstipation mit schafkotartigem Stuhl.

Beim sog. *Reizmagen* (s. vegetative Regulationsstörung) können bei organisch völlig intaktem Magen Symptome auftreten, die durchaus an ein peptisches Ulkus denken lassen. Dies zeigt, daß die *klinische* Ulkusdiagnose sehr unsicher ist.

5. Diagnose

Die Diagnose wird *gastroskopisch-bioptisch* gestellt. *Röntgenologisch* kann durch Trinkenlassen von bariumhaltigem Kontrastmittel der typische Befund einer sog. »Ulkusnische« erhoben werden.

6. Verlauf

Das peptische Ulkus kann als einmaliges Ereignis auftreten oder über Jahre hinweg, meistens beginnend im 3. Lebensjahrzehnt, rezidivieren. Dann sprechen wir von *Ulkuskrankheit*.

7. Komplikationen

Dem Ulkuskranken drohen zahlreiche Komplikationen:

a) Ulkusblutung

Sie ereignet sich im Laufe der Zeit bei 15–30% aller Fälle. Die Blutung kann minimal (lediglich positiver Blutnachweis im Stuhl) oder so massiv sein, daß der Patient sich *akut verblutet* (s. akute Blutungsanämie). Am häufigsten ist die mittelschwere Magenblutung, die sich durch *Hämatemesis*, das ist *Bluterbrechen* (Erbrechen von kaffeesatzartigem Mageninhalt), *Malaena* (Entleerung teerfarbenen Stuhles) und Kreislaufkollaps (Volumenmangel!) bemerkbar macht.

Blutungen im oberen Gastrointestinaltrakt werden, je nach dem Endoskopiebefund, nach *Forrest* klassifiziert:

Forrest I:
I a: pulsierende, d. h. arterielle Blutung
I b: kapilläre Sickerblutung
I c: venöse Blutung.

Forrest II:
Zeichen der vorangegangenen, jetzt aber inaktiven Blutung:
II a: Hämatin, Koagel, Blut oder Fibrin an der Blutungsstelle
II b: sichtbarer Gefäßstumpf.
Forrest III:
keine Blutungszeichen.
Das blutende peptische Ulkus ist die häufigste Ursache (70%) einer Blutung aus dem oberen Verdauungstrakt.
Behandlung: siehe unten 8 b.

Tab. 1: Leitsymptom der großen oberen gastro-intestinalen Blutung

1. Bluterbrechen (Hämatemesis), Teerstuhl (Melaena)
2. Volumen-Mangel-Schock: Patient blaß, schweißig, Haut kalt
3. Pulsfrequenz $> 100-120/\text{min}$
4. RR systolisch < 100 mm Hg
5. Akute Blutungsanämie

b) Pylorusstenose

Peptische Ulzera am Magenausgang können durch narbige Schrumpfung oder durch Schwellung der Schleimhaut in der Umgebung zu einer *Einengung* (Stenose) des *Magenausgangs* führen.
Die *Leitsymptome* einer solchen Pylorusstenose sind Völlegefühl und *Erbrechen großer Mengen älterer Speisereste* (oft vom Vortage). Dauert der Zustand länger, so kommt es infolge Kalorien- und Flüssigkeitsmangel zur Unterernährung und Austrocknung (faltige Haut). Neben dieser sog. benignen (gutartigen) Pylorusstenose gibt es auch eine maligne, durch ein Magenkarzinom bedingte Stenosierung.
Behandlung: siehe unten 8 d.

c) Perforation

Durchbricht das Ulkus die Magenwand, so daß Mageninhalt in die freie Bauchhöhle übertritt, sprechen wir von *Perfo-*
ration (Durchbohrung). Die *Symptome* der Perforation sind der schlagartig auftretende, vernichtende Oberbauchschmerz, die bretthart gespannten, maximal berührungsempfindlichen Bauchdecken sowie Blässe, Schweißausbruch und verfallenes Aussehen. Die röntgenologische Abdomen-Übersichtsaufnahme im Stehen zeigt in ca. 70% Luftansammlungen unter dem Zwerchfell (sog. Luftsichel). Unbehandelt entwickelt sich innerhalb weniger Stunden eine *Bauchfellentzündung (Peritonitis)*, die in 1 bis 2 Tagen zum Tode führt.
Behandlung: siehe unten 8 c.

d) Penetration

Kommt es zu einer *Penetration* (lat. penetrieren = eindringen) des Ulkus in die Nachbarschaft, so tritt eine nur *umschriebene Peritonitis mit Verklebung der Nachbarorgane* wie Pankreas, Leber, Milz oder Kolon auf.
Eine *maligne Entartung*, d. h. der Übergang des Magengeschwürs in ein Magenkarzinom, ist wahrscheinlich selten und kommt beim Ulcus duodeni praktisch nicht vor.

8. Behandlung

a) Unklompliziertes peptisches Ulkus

Es wird heute ambulant behandelt. Zu vermeiden sind saure und gewürzte Speisen, Koffein, Alkohol und Nikotin. Zigarettenrauchen begünstigt die Entstehung eines Ulkus, verzögert die Heilung, läßt Rezidive früher und häufiger auftreten und verursacht öfter Komplikationen. Am besten sind zahlreiche kleinere Mahlzeiten (der Magen soll »nie ganz voll und nie ganz leer« sein). Strenge Diäten, wie sie früher häufig angewandt wurden, schaden mehr, als sie nützen. (Gefahr der einseitigen und daher qualitativ mangelhaften Ernärung). Überreichliche Milchzufuhr ist unangebracht. Alle Speisen, die dem Kranken keine Beschwerden bereiten, kann er ohne weiteres zu sich nehmen.

Die wirksamsten Substanzen zur Therapie des akuten Ulkus sind die sogenannten H_2-Rezeptorantagonisten (H steht für Histamin) wie Cimetidin (Tagamet®), Ranitidin (Zantic®) oder Famotidin (Pepdul®), sowie die sogenannten *Protonenpumpenblocker* wie Omeprazol (Antra®).

Antazida haben nicht nur eine rasch einsetzende schmerzlindernde Wirkung, sondern beschleunigen auch die Ulkusheilung. Sie enthalten Natriumbikarbonat, Calcium carbonicum, Magnesiumperoxyd oder Aluminiumhydroxyd (z. B. Maalox 70®, Gemisch aus Magnesiumhydroxyd und Aluminiumhydroxyd). Sie sollten ein bis zwei Stunden nach jeder Hauptmahlzeit und unmittelbar vor dem Schlafengehen genommen werden.

Ist eine *Helicobacterbesiedlung* der Magenschleimhaut bewiesen, kann die Beseitigung (Eradikation) dieses Keimes zu einem günstigen Verlauf der Ulkuskrankheit führen. In einigen Untersuchungen wird eine Heilung (= Rezidivfreiheit) beschrieben.

Medikamente, die die *Ulkusentstehung fördern* (z. B. Glukokortikoide, Acetylsalicylsäure, Antirheumatika), sind selbstverständlich kontraindiziert .

b) Ulkusblutung

Ziel der Behandlung sind Blutstillung und Beseitigung des Volumenmangels.
Vorgehen:
1. *Notfallendoskopie* zur *Lokalisation der Blutungsquelle* und *Blutstillung*.
Dies kann durch *Unterspritzen* mit Adrenalin oder Venenverödungsmittel (z. B. Polydocanol) oder hypertoner Kochsalzlösung geschehen. Gute Ergebnisse werden auch vom Einspritzen eines *Fibrinklebers* berichtet. Eine andere Möglichkeit ist die *Hitzekoagulation* mit Laserlicht oder elektrisch (*Elektrohydrothermosonde = EHT*).
2. Beginn der Therapie mit *Säureblokkern*, um die Ulkusabheilung zu beschleunigen.
3. *Blutersatz* und/oder Blutersatzmittel (siehe Kapitel Schock).
4. *Magensonde* und ggf. Reinspülung des Magens mit Wasser (Zimmertemperatur), bzw. Darmspülung zur Beseitigung der Blutreste.
5. Absolute Ruhe, evtl. leichte Sedierung.

Eine schwerere gastrointestinale Blutung sollte auf der *Intensivstation* überwacht und behandelt werden.

Die *Indikation zu einer Operation* hängt ab vom endoskopischen Befund, vom Blutstillungsbefund, von der Rezidivblutungssituation und vom Alter und Gesamtzustand des Patienten.

c) Perforation

Allein die *sofortige Operation* (Übernähung der Perforationsstelle, besser Teilentfernung des Magens) gibt reelle Überlebenschancen, da sich die Prognose stündlich rapide verschlechtert.

d) Pylorusstenose

Sie sollte *möglichst immer operiert* werden.

e) Operative Behandlung

Neben den *absoluten Operationsindikationen* (unstillbare Blutung, Perforation, Stenose) gibt es *relative Indikationen*, wie rezidivierende Ulkusschübe und mehrfache Blutungen. Am häufigsten angewandt werden:
– Die sog. *Billroth-I-Operation* (C. Th. Billroth, Wiener Chirurg, 1829–1894). Sie besteht darin, daß nach

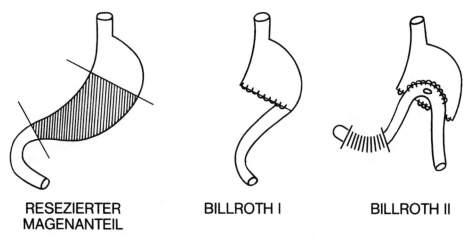

RESEZIERTER MAGENANTEIL   **BILLROTH I**   **BILLROTH II**

Abb. 4: Zweidrittel-Resektion des Magens

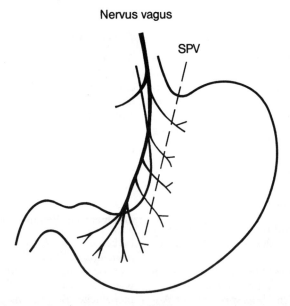

Abb. 5: Selektive proximale Vagotomie (SPV)
Bei der selektiven Vagotomie werden nur die proximalen (oberen) Anteile des den Magen versorgenden Nervus vagus isoliert (selektiv) durchtrennt (modifiziert nach *E. Hafter*)

operativer teilweiser Magenentfernung eine Vereinigung (Anastomose) des Magenstumpfes mit dem Zwölffingerdarmstumpf erfolgt.

– Bei der sog. *Billroth-II-Operation* wird der Magenstumpf blind verschlossen und eine Verbindung zwischen Restmagen und oberster Jejunumschlinge angelegt (s. Abb. 4). Da es nach 15–25 Jahren in bis zu 10% der Fälle zu *maligner Entartung* des Restmagens kommt, wird heute überwiegend die *Billroth-I*-Operation durchgeführt.

– Bei der *selektiven Vagotomie und Pyloroplastik* wird eine Durchtrennung von Ästen des Nervus vagus (verminderte Salzsäure- und Gastrinproduktion) und eine plastische Operation des Pylorus zur besseren Ableitung des Chymus vorgenommen (Abb. 5). Die Vagotomie erbringt – von geübter Hand ausgeführt – bei kleinerem Operationsrisiko gleich gute Ergebnisse wie die Billroth-Operation.

B. Beschwerden und Folgekrankheiten bei Magenoperierten

10–20% der Magenoperierten werden nicht beschwerdefrei oder entwickeln später neue, vorher nicht vorhandene Symptome:

1. Dumping-Syndrom
(engl. dump = entleeren, auskippen)

Eine halbe Stunde, in anderen Fällen erst 2–3 Stunden nach dem Essen (sog. Früh- bzw. Spätform), kommt es zu *Oberbauchbeschwerden, Blässe, Schweißausbruch, Kollapsneigung* und *Durchfällen*. Typisch ist die Auslösung durch Zucker oder Milch. Die Symptome beruhen z.T. auf einer Sturzentleerung des Mageninhalts in den Darm.

Die Beschwerden können durch kleine Mahlzeiten, Vermeiden von Zucker und Milch, Hinlegen nach dem Essen und straffe Leibbinden weitgehend behoben werden.

2. Beschwerden des kleinen Magens

Durch die Diskrepanz zwischen Magen- und Speisevolumen kommt es nach dem Essen zu Völle- und Druckgefühl im Epigastrium. Die Behandlung besteht in häufigen kleinen Mahlzeiten.

3. Mangelsymptome

Durch *Maldigestion* (mangelhafte Verdauung) und *Malabsorption* (gestörte Nahrungsaufnahme aus dem Darm) kann es zu Vitamin- (Vitamin A, Vitamin B_{12}), Eiweiß-, Eisen- oder Kalziummangel kommen, als deren Folge *Anämien, Eiweißmangel* und *Kalkarmut der Knochen* auftreten.

4. Ulcus pepticum jejuni (Anastomosenulkus)

Es entwickelt sich an der abführenden Jejunumschlinge in der Nähe der Anastomose (Verbindungsstelle) mit dem Restmagen. *Schmerzen* und *Blutungen* sind die Leitsymptome. Das insgesamt nicht sehr häufige Ulcus pepticum jejuni entwickelt sich vorwiegend bei zu großem Restmagen.

5. Magenstumpf-Karzinom

13

C. Magenkarzinom

Das Magenkarzinom ist der zweithäufigste bösartige Tumor beim Mann. 20–25% aller Karzinome gehen vom Magen aus.

Präkanzerosen des Magens sind:
- Perniziöse Anämie
- Zustand nach Magenoperation nach Billroth II (siehe oben)
- Chronisches Magenulkus (selten)
- Magenpolypen (sehr selten)

1. Ursachen

Die Ursachen sind weitgehend unbekannt. Gesicherte Risikogruppen sind Patienten mit perniziöser Anämie, Zustand nach Magenresektion, atrophischer Gastritis, Magenpolypen und familiärer Belastung mit Magenkarzinomen.

2. Häufigkeit und Vorkommen

Männer erkranken *doppelt so häufig* wie Frauen. Der Erkrankungsgipfel liegt zwischen dem 50. und 60. Lebensjahr.

3. Pathologische Anatomie

Die Mehrzahl der Magenkarzinome ist im *Antrum* lokalisiert. Das Karzinom kann sich tumorartig in die Magenlichtung vorwölben, die Wand infiltrieren oder einen Geschwürkrater bilden. Das sog. *Magenfrühkarzinom* ist auf die oberen Schleimhautschichten beschränkt. Das Magenkarzinom *metastasiert* regional in die umgebenden Lymphknoten oder Nachbarschaftsorgane, hämatogen in Leber, Lunge oder weiter entfernte Lymphknoten.

4. Klinisches Bild

Die Symptome des Frühstadiums, das Monate und u. U. Jahre dauern kann, sind uncharakteristisch. Häufig besteht nur ein »empfindlicher Magen«. In fortgeschrittenen Fällen kommt es zu *Druck, Völlegefühl, Oberbauchschmerzen* (z.T. wie beim peptischen Ulkus), *Übelkeit, Aufstoßen, Appetitlosigkeit* und *unüberwindliche Abneigung gegen Fleisch* und *Wurst.* Ein tastbarer, knolliger Magentumor, Blutarmut, Kachexie und Senkungsbeschleunigung zeigen Inoperabilität an. Gelegentlich entwickelt sich eine maligne Pylorusstenose (siehe oben 6 b).

5. Diagnose

Zum Zeitpunkt der Diagnosestellung kann die Hälfte der Kranken nicht mehr operiert werden.

Neben der *Röntgenuntersuchung* des Magens, die eine Wandstarre, Füllungsdefekte oder eine Nische aufdecken kann, ist vor allem die *Gastroskopie* von großer Bedeutung. Sie erlaubt eine direkte Betrachtung verdächtiger Bezirke der Magenwand und durch *gezielte Biopsien* eine *histologische* (feingewebliche) Diagnosesicherung. Bei der so wichtigen Erfassung des sog. *Frühkarzinoms* des Magens ist die Gastroskopie und Biopsie der Röntgenuntersuchung überlegen. Durch sorgfältige Endoskopie lassen sich 10–15% der Magenkarzinome bereits im Stadium des *Frühkarzinoms* entdecken.

6. Behandlung

Heilungsaussichten verspricht nur die Teilresektion oder die totale *Gastrektomie* (Magenentfernung) beim hochsitzenden Magenkarzinom. Bei kombinierter Chemotherapie sind gute Remissionsraten und teilweise eine Verlängerung der Überlebenszeit beschrieben.

Die *5-Jahres-Heilung* bei Frükarzinomen des Magens beträgt ca. 90% (!), bei fortgeschrittenen Karzinomen nur noch 5–10%.

D. Gastritis

Es handelt sich um eine Entzündung des Magens, insbesondere seiner Schleimhaut, weshalb man auch von *Magenschleimhautentzündung* spricht.

1. Akute Gastritis

Sie entsteht meist durch *Diätfehler*, vor allem übermäßigen Alkoholgenuß, durch bestimmte Medikamente wie Salicylate oder Antirheumatica, seltener als Begleiterscheinung bei Infektionskrankheiten oder Nierenversagen.

Das *klinische Bild* ist durch die Symptome des »verdorbenen Magens« gekennzeichnet: *Übelkeit, Appetitlosigkeit, unangenehmer fader* oder *pappiger Geschmack, Aufstoßen, Magendruck* und *Erbrechen.*

Unbehandelt klingen die Beschwerden meistens innerhalb weniger Tage ab. Die *Therapie* besteht in Fasten bzw. Tee und Zwieback, lokaler Wärmeanwendung und krampflösenden Medikamenten.

2. Chronische Gastritis

Nach einer neuen Klassifikation der Gastritis liegt eine *chronische Gastritis* vor, wenn eine unterschiedlich starke Infiltration der Magenschleimhaut mit Lymphozyten und Plasmazellen besteht. Unterschieden davon wird die *chronisch-aktive Gastritis*, die ihre Graduierung durch die Ansammlung von neutrophilen Granulozyten findet. Diese Zellen bewirken über mehrere Mechanismen verschiedene Schleimhautdefekte. Als weitere Charakterisierung der Schleimhaut werden einige Veränderungen aufgelistet, z. B. ob eine *Atrophie* des Drüsenkörpers vorliegt, ob *Erosionen* sichtbar sind oder ob der Keim *Helicobacter pylori* nachweisbar ist und in welcher Anzahl. Dieser Erreger wird heute für einen Großteil der Gastritiden

und einen Teil des Ulkusleidens verantwortlich gemacht.

Nach der Ursache teilt man die Gastritis wie folgt ein (»ABC« der chronischen Gastritis):

1. Typ-A-Gastritis = Autoimmungastritis (Atrophie, Perniziosa).
2. Typ-B-Gastritis = Erregerbedingte Gastritis (besonders Helicobacter pylori).
3. Typ-C-Gastritis = Chemisch-toxisch bedingte Gastritis.
4. Sonderform (z. B. Crohn-Gastritis).

Die *Diagnose* ist nur mittels Magenschleimhautbiopsie zu stellen. In letzter Zeit sind auch endoskopische Klassifikationsmerkmale erarbeitet worden.

a) Klinisches Bild

Die dyspeptischen Beschwerden, wie Druck- und Völlegefühl, Brennen und Speisenunverträglichkeiten, sind nach Vorkommen und Graduierung nicht sicher mit den Magenschleimhautveränderungen in Deckung zu bringen. Lediglich bei der hochgradigen Helicobacter pylori-bedingten Typ-B-Gastritis scheint dies doch der Fall zu sein.

b) Behandlung

In der Regel genügt es, wenn der Patient die Speisen, Medikamente oder andere Noxen meidet, denen er die Beschwerden zuschreibt. Bei der Helico-bacter-pylori-Besiedlung kann eine Behandlung mit Wismut-Präparaten und Antibiotika zu einer Keimbefreiung und einem Rückgang der entzündlichen Schleimhautveränderungen führen. Häufig wird es zweckmäßig sein, den histologischen Befund gar nicht mitzuteilen, um beschwerdefreie Menschen nicht zu »Magenkranken« zu stempeln.

E. Hiatushernie

Treten Teile des Magens (meist Fornix-region) durch die Durchtrittsstelle der Speiseröhre im Zwerchfell (Hiatus oeso-phageus) in den Thoraxraum über, so sprechen wir von *Hiatushernie* (Hernie d. h. Bruch) (siehe Abb. 1).

1. Vorkommen und Häufigkeit

Die Erkrankung wird besonders bei älteren, übergewichtigen Menschen angetroffen. Sie ist relativ häufig (ca. 40% aller über 50jährigen). Etwa 15% der Oberbauchbeschwerden beruhen auf einer Hiatushernie.

2. Klinisches Bild

Im Verhältnis zur Häufigkeit sind Beschwerden relativ selten und meist durch einen Magensaftreflux in die Speiseröhre und die dadurch bedingten entzündlichen Veränderungen hervorgerufen.

3. Diagnose

Die Diagnose kann häufig schon klinisch aus den recht typischen Beschwerden gestellt werden: *Hinter* dem *Brustbein* bzw. im linken Oberbauch bestehen *Druck*, *Schmerz* und *Krampfgefühl*, daneben Aufstoßen und Sodbrennen. Die *Beschwerden verstärken* sich im *Liegen*, beim *Bücken* oder bei Anspannung der Bauchpresse, weil sich dabei der Bruch vergrößert. Durch kohlensäurehaltige Getränke, in abgeknickter Körperhaltung getrunken (Bier oder Sekt in tiefen Sesseln), lassen sich die Beschwerden provozieren.

4. Komplikationen

Komplikationen der Hiatushernie sind *Reflux-Ösophagitis* (Ösophagusschleim-hautentzündung durch Rückfluß von Magensaft) und *Schleimhautblutungen* im Hernienbereich mit chronischer Blutungsanämie (ca. 10%).

5. Behandlung

Vor allem muß flaches Liegen mit vollem Magen vermieden werden. Der Patient sollte mit erhöhtem Oberkörper schlafen. Ungünstig sind kohlensäure-haltige Getränke (Mineralwasser, Cola, Bier, Sekt). *Antazida* mildern die Beschwerden. Bei höhergradigen Reflux-veränderungen ist eine *Säureblockade* Therapie der Wahl. Eine *Operation* ist angezeigt bei Versagen der konservativen Therapie; die Resultate sind nicht immer befriedigend.

F. Mallory-Weiss-Syndrom

Das Mallory-Weiss-Syndrom ist gekennzeichnet durch Hämatemesis nach heftigem Erbrechen. Blutungsquelle sind Schleimhauteinrisse im Kardiabereich, die sich endoskopisch meist gut nachweisen lassen. Das Syndrom tritt bevorzugt bei Alkoholikern auf und ist eine keineswegs seltene Ursache des Bluterbrechens.
Die *Therapie* entspricht derjenigen des Ulcus pepticum.

G. Magenpolypen

Einzelne Magenpolypen sind ein häufiger Befund. Diese Polypen sind fast immer gutartig, sollten jedoch zur Sicherheit biopsiert werden. Sie bereiten in der Regel *keine Beschwerden*. Bei *multiplen Magenpolypen* sind jährliche Endoskopien indiziert, um die Entwicklung eines Magenkarzinoms, das bei diesen Patienten häufiger auftritt, nicht zu übersehen.

Lebererkrankungen

I. Einführung

A. Aufgaben der Leber

Die Leber stellt sozusagen das »*Zentrallaboratorium*« des menschlichen Körpers dar. Sie erfüllt lebenswichtige Funktionen im *Kohlenhydrat-, Eiweiß-* und *Fettstoffwechsel*, sie *baut Gifte ab*, inaktiviert sie, bildet *Gerinnungsfaktoren* und dient als *Speicherorgan* für zahlreiche Substanzen.

Das Versagen der Leber wird *Leberzellinsuffizienz* genannt. Als *Coma hepaticum* wird eine Bewußtseinsstörung infolge schweren Leberversagens bezeichnet.

B. Untersuchungsmethoden

1. Tastbefund

Beim Gesunden ist die Leber nicht tastbar oder bei tiefer Einatmung eben am rechten Rippenbogenrand anstoßend. Eine *Vergrößerung* oder *Induration* (Verhärtung) beweist, daß eine Lebererkrankung vorliegt. Bei einigen Lebererkrankungen besteht auch eine *Milzvergrößerung*.

2. Sonographie

Die Sonographie stellt eine wertvolle, nicht belastende, wichtige Untersuchung bei Lebererkrankungen dar. Sonographisch können Form und Größe der Leber exakt bestimmt werden. Die Sonographie erlaubt den Nachweis von erweiterten Gallengängen innerhalb der Leber. Umschriebene Veränderungen von mehr als einem halben Zentimeter Durchmesser wie Metastasen, Zysten oder Abszesse sind sonographisch nachweisbar. Auch eine intensive Leberverfettung ist sonographisch zu erkennen, nicht hingegen akute und chronische Hepatitiden und geringgradige Verfettungen. Ebenso ist sonographisch die quantitative Erfassung eines Aszites (s. d.) möglich.

3. Leberblindpunktion (perkutane Leberbiopsie)

Sie stellt eine wertvolle und weitgehend gefahrlose Methode zur Gewinnung von Lebergewebe für histologische Untersuchungen dar. Sie ist vorzugsweise zur Diagnose *diffuser Lebererkrankungen* (Hepatitis, Leberzirrhose, s. d.) und vor allen zur *Verlaufskontrolle* geeignet. Unter Ultraschallkontrolle wird mit einem Einmalbesteck nach Hautdesinfektion und Lokalanaesthesie in einer raschen Biopsie (»Sekundenbiopsie«) ein Leberzylinder ausgestanzt und zur histologischen Weiterverarbeitung geleitet.

Lebererkrankungen

Die Leberblindpunktion ist *kontraindiziert* bei hämorrhagischer Diathese, Stauungsleber bei Herzinsuffizienz oder Lebervenenthrombose, Stauungsikterus, Fieber, extrahepatischem Verschluß der Gallenwege (s. d.), stärkerem Aszites sowie Verdacht auf Leberabszeß oder Leberechinokokkus (s. d.).

4. Laparoskopie
(gr., Bauch, besehen)

Die laparoskopische Technik hat in letzter Zeit in den operativen Fächern einen enormen Aufschwung durch Anwendung moderner Verfahren erlebt, so daß heute z. B. die Appendektomie und die Cholezystektomie häufig als *minimalinvasive Operationstechnik* durchgeführt wird. Für den Internisten ist die Laparoskopie fast ausschließlich ein *diagnostischer* Weg, um Erkrankungen der Leber, der Gallenblase und der Milz sowie des Peritoneums u. a. erkennen zu können, soweit sie durch die bildgebenden Vefahren wie Sonographie und Computertomographie nicht hinreichend dargestellt werden können. Ein weiterer Vorteil der Laparoskopie ist die gezielte Probeentnahme unter Sicht. Die Komplikationsrate beträgt 2,5 %, die Letalität 0,02 %.

Durchführung:
In örtlicher Betäubung wird ein Trokar etwa 2 QF links oberhalb des Nabels eingeführt, nachdem zuvor ca. 2–5 l Gas (CO_2 oder N_2O) in die Bauchhöhle eingeblasen wurden. Dann wird unter aseptischen Bedingungen ein optisches Instrument (Laparoskop) eingeführt.

5. Laboruntersuchungen

a) Serum-Bilirubin
(**direktes und indirektes Bilirubin**):

Das Gesamt-Bilirubin liegt normalerweise unter 2 mg/dl (siehe Tab. 2).

b) SGOT und SGPT:

Enzyme, die in der Leberzelle enthalten sind und deren Gehalt im Blut daher bei *Zerstörung von Lebergewebe* ansteigt.

c) Alkalische Phosphatase:

Im Knochen und in der Leber vorkommendes Enzym, das über die Galle ausgeschieden wird.

d) Gerinnungsfaktoren:

II, V, VII, IX und X (siehe Bd. I S. 142 ff). Ein Abfall der Gerinnungsfaktoren bei

Tab. 2: Bilirubin-Formen

Bilirubin	indirekt	direkt
Synonyma:	freies Bilirubin prähepatisches Bilirubin nicht gebundenes Bilirubin	posthepatisches Bilirubin gebundenes Bilirubin
Entstehung	aus Hämoglobin im RES	aus indirektem Bilirubin + Glukuronsäure in der Leber
wasserlöslich harnfähig Ausscheidung durch Galle	∅ ∅ ∅	+ + +
Erhöht bei:	Hämolyse	Leberparenchymschädigung, Verschluß der Gallenwege

Lebererkrankungen weist auf eine schwere Leberfunktionsstörung hin.

e) Elektrophoresediagramm:
(siehe Bd. I S. 116, 139)

f) LAP (Leuzin-Aminopeptidase):

Eiweißspaltendes Leberenzym. Im Serum erhöht bei *Lebererkrankungen* und *Gallenwegsverschlüssen*.

g) Serologische »Hepatitis-Marker«:
(siehe S. 25 Abb. 9 und 10)

Sie dienen dem Nachweis oder Ausschluß bzw. der Verlaufskontrolle von *Hepatitis* A, B und C.

h) Serum-Kalium:

Bei *zahlreichen Lebererkrankungen erniedrigt* (Ursache: sekundärer Hyperaldosteronismus, siehe Bd. I S. 43, 48).

i) γ-GT (γ-Glutamyltranspeptidase):
(siehe Bd. I S. 221)

Enzym, das bei zahlreichen *Leber-Galle-Erkrankungen erhöht* ist.

j) GLDH (Glutamat-Dehydrogenase):

Erhöhung spricht für eine *tiefgreifende Leberzellschädigung*. Sie wird auch bei *Leberstauung* beobachtet.

k) ChE-Aktivität
(Cholinesterase-Aktivität):

6. Leberszintigramm

Die Leberszintigraphie mit 99 m Technetium ist heute weitgehend durch die Sonographie verdrängt.

7. Röntgenuntersuchungen

Angiographie zur Darstellung der Lebergefäße. Mittels der Computertomographie können Zysten, Tumoren, Metastasen und Abszesse in der Leber nachgewiesen werden.

8. Kernspintomografische Untersuchungen.

C. Häufige Symptome bei Leberkrankheiten

1. Ikterus (Gelbsucht)

Die *Gelbfärbung* der *Haut* und *Schleimhaut* durch *Bilirubinablagerung* wird Ikterus genannt. Besteht nur ein ganz leichter Ikterus, so sprechen wir von *Subikterus*. Bei mittelschwerem Ikterus liegen die Serum-Bilirubinwerte zwischen 10 bis 20 mg/dl.

Das *Bilirubin* kommt im Blut in *zwei Formen* vor:
– *Indirektes Bilirubin*: Es entsteht im RES durch Abbau aus Hämoglobin. Da es nicht *in*, sondern »vor« der Leber gebildet wird, spricht man auch von *prähepatischem Bilirubin*.

Das indirekte Bilirubin wird im Blut an Albumin gebunden transportiert; es ist *nicht wasserlöslich* und kann daher auch nicht im *Harn* oder in der *Galle* ausgeschieden werden.

Es wird indirektes Bilirubin genannt, da es mit der van-den-Bergschen Methode (Methode zum Bilirubinnachweis) nicht direkt, sondern erst nach Vorbehandlung nachweisbar ist.

Eine *Erhöhung des indirekten Bilirubins* findet sich vorzugsweise bei *Hämolyse* durch Abbau aus dem vermehrt freiwerdenden Hämoglobin (siehe Abb. 6).
– *Direktes Bilirubin*: Das *direkte* Bilirubin wird in der Leber an Glukuronsäure gebunden, wodurch es wasserlöslich wird und über Galle und Harn

ausgeschieden werden kann. Das an Glukuronsäure gebundene Bilirubin wird *direktes* Bilirubin genannt. Das direkte Bilirubin gelangt über die Galle in den Darm. Dort wird es bakteriell zu *Urobilinogen* und *Sterkobilin* abgebaut und mit dem Stuhl ausgeschieden (Braunfärbung des Stuhlgangs). Ein Teil des Urobilins und Bilirubins wird im Darm rückresorbiert und gelangt so wieder in den Kreislauf *(sog. enterohepatischer Kreislauf des Bilirubins,* siehe Abb. 6). Etwa 10% des Urobilinogens erscheinen im Harn wieder.

a) Ikterus-Formen

Nach der Entstehung lassen sich *drei Ikterusformen* unterscheiden:

– *Prähepatischer (*Ursache liegt »vor« der Leber) oder *hämolytischer Ikterus*: Durch gesteigerte *Hämolyse* (z. B. hämolytische Anämie, Hämolyse-Gifte, Transfusionszwischenfall usw.) fällt vermehrt *indirektes Bilirubin* an. Da es nicht harnfähig ist, besteht keine Bilirubinurie. Der Ikterus ist meist *leicht*, d. h. der Bilirubinwert liegt in der Regel unter 5 mg/dl.

– *Hepatischer* (parenchymatöser, hepatozellulärer) *Ikterus*: Bei *Schädigung der Leberzellen*, z. B. durch eine Virushepatitis oder bei einer Leberzirrhose, tritt das direkte, wasserlösliche Bilirubin aus den Gallekapillaren der Leber in das Blut über. Die Bilirubinwerte sind wesentlich höher als beim prähepatischen Ikterus; es besteht eine Bilirubinurie.

– *Posthepatischer* (Ursache liegt »hinter« der Leber), *mechanischer* oder *Verschlußikterus*: Es besteht ein *Abflußhindernis*, z. B. durch Steine im Ductus choledochus, Entzündung der Gallengänge oder einen Tumor. Der daraus resultierende *Gallestau* (Cholestase) bewirkt, daß Bilirubin rück-

läufig ins Blut übertritt. Da es sich um direktes Bilirubin handelt, kommt es zur *Bilirubinurie*. Häufig besteht starker Juckreiz durch gleichzeitigen Rückstau von Gallesäuren. Je nach dem Sitz des Abflußhindernisses kann eine *extrahepatische* (Hindernis liegt außerhalb der Leber, z. B. im Choledochus) oder eine *intrahepatische* (Abflußhindernis liegt innerhalb der Leber) *Cholestase* unterschieden werden. Zu einer intrahepatischen Cholestase können zahlreiche Medikamente und toxische Substanzen führen, insbesondere die sog. Psychopharmaka (die Psyche beeinflussende Medikamente). Wir kennen heute mehr als 200 leberzellschädigende Arzneimittel!

b) Differentialdiagnose des Ikterus

Die *Unterscheidung* dieser drei Ikterusformen ist von großer praktischer Bedeutung und nicht selten außerordentlich schwierig. Am leichtesten ist der *prähepatische (hämolytische)* Ikterus zu erkennen: Erhöhung des indirekten Bilirubins, nur mäßiger Ikterus und fehlende Bilirubinurie sowie andere Hämolysezeichen (z. B. Retikulozytose) erlauben rasch die Diagnosestellung.

Schwierigkeiten entstehen vorwiegend bei der Unterscheidung zwischen *hepatischem und posthepatischem Ikterus*. Die Differenzierung dieser beiden Ikterusformen ist deswegen so wichtig, weil beim Verschlußikterus (Ursache: Stein, Tumor) zur Beseitigung des Abflußhindernisses meist *operiert* werden *muß*, während beim hepatischen Ikterus (Hepatitis, Leberzirrhose) jede Operation eine schwere Belastung des Kranken darstellt; bereits die Narkose als »gesteuerte Vergiftung« belastet durch Beanspruchung der Entgiftungsfunktion die Leber wesentlich.

Neben dem klinischen Bild ist das Ergebnis der *Laboruntersuchungen* für die

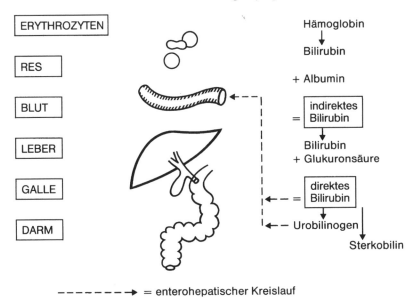

Abb. 6: Bilirubin-Stoffwechsel

Differentialdiagnose des Ikterus entscheidend:
- *Hepatischer Ikterus* (z. B. Hepatitis): Da das Leberparenchym geschädigt ist, treten vermehrte Enzyme ins Blut über: *SGPT* und *SGOT* sind daher *deutlich* bis *stark erhöht*. Da der Gallenabfluß unbehindert ist, bleiben die Werte für *alkalische Phosphatase* und Cholesterin (beide werden über die Galle ausgeschieden) weitgehend normal; eine leichte Erhöhung ist möglich. Die gestörte Speicherfunktion der Leber führt zu einem Anstieg des *Serum-Eisenspiegels*.
- *Posthepatischer Verschlußikterus*: Typisch ist die *Erhöhung* der *alkalischen Phosphatase*, der LAP und des Cholesterins. *SGOT* und *SGPT* sind anfänglich, solange der Gallerückstau das Leberparenchym noch nicht geschädigt hat, nur *gering erhöht*, der *Eisenspiegel ist normal* (siehe Abb. 6).

2. Subjektive Beschwerden bei Lebererkrankungen

Sie sind vielfältig und daher meist wenig charakteristisch. Die Kranken klagen häufig über
- Appetitlosigkeit, Übelkeit, Mattigkeit, Abgeschlagenheit,
- Druck- und Völlegefühl im Oberbauch,
- Blähungen (Meteorismus, zu gr. meteoros = in die Höhe gehoben),
- Wechsel zwischen Verstopfung und Durchfällen oder
- Juckreiz (Verdacht auf Cholestase).

3. Hämorrhagische Diathese

Eine *gesteigerte Blutungsbereitschaft* bei Leberkranken (Petechien, kleinere flächenhafte Blutungen) zeigt, daß die Leberfunktion bereits deutlich eingeschränkt ist. *Hauptursache* der hämor-

21

rhagischen Diathese ist eine *verminderte Bildung der Faktoren II, V und VII in der Leber*. Hinzutreten können eine *Thrombopenie* (Milztumor), Störung der Kapillarwanddurchlässigkeit und eine *gesteigerte Fibrinolyse* (siehe Bd. 1 S. 140/141.

4. Portale Hypertension
(= Pfortaderstauung)

Die portale Hypertension (Pfortaderstauung) ist die folgenreichste Komplikation, die bei chronischen Lebererkrankungen (meist Leberzirrhose) auftritt. Die Pfortader (Vena portae) sammelt das venöse Blut der unpaaren Bauchorgane und führt es der Leber zu. Nach Durchströmung der Leber gelangt es über die Lebervenen in die untere Hohlvene. Eine *Blockierung* im Pfortaderkreislauf bewirkt eine *Drucksteigerung im Pfortadergefäßsystem*. Je nachdem, ob der Block vor, in oder hinter der Leber liegt, spricht man von *prä-, intra- oder posthepatischem Block*.

Am *häufigsten* (90%) ist der *intrahepatische*, meist auf einer *Leberzirrhose* beruhende Block: Durch die narbigen und schrumpfenden Lebergewebsprozesse sowie knotige Lebergewebsneubildung (sog. Regeneratknoten) bei Leberzirrhose wird die venöse Strombahn der Leber eingeengt. Ein prähepatischer Block liegt beispielsweise bei der sog. *Pfortaderthrombose* vor, die in der Regel eine Komplikation einer anderen Erkrankung im Bauchraum (Blinddarmentzündung, Tumor, operativer Eingriff) darstellt. Ein posthepatischer Block entsteht durch die (sehr seltene) Thrombose der Lebervenen oder bei Pericarditis constrictiva (siehe Bd. I S. 69).

Als Folge der portalen Hypertension entwickeln sich *venöse Umgehungskreisläufe*. Sie sind Ursache der vermehrten *Venenzeichnung* im Bereich der Bauchhaut, die bei vielen Kranken beobachtet werden kann. Eine extreme Venenerweiterung, vorwiegend in der Umgebung des Nabels, wird Medusenhaupt (Caput medusae, nach dem schlangentragenden Haupt der Medusa, eines weiblichen Ungeheuers der gr. Sage) genannt. Die Gefahr des Pfortaderhochdrucks besteht vor allem darin, daß ein Teil des Pfortaderblutes über die Magen- und Ösophagusvenen zur Vena cava abgeleitet wird. Dabei bilden sich *Krampfadern* in den *unteren Ösophagus-* und *oberen Magenabschnitten*, sog. *Ösophagusvarizen* bzw. *Fornixvarizen*. Die Blutung aus solchen Ösophagusvarizen (*Ösophagusvarizenblutung*) ist häufig (hämorrhagische Diathese!). Bei etwa der Hälfte der Leberzirrhosekranken stellt sie die *Todesursache* dar.

5. Aszites

Der Aszites (Flüssigkeitsansammlung in der freien Bauchhöhle), der vor allem bei fortgeschrittener Leberzirrhose auftritt, hat folgende *Ursachen*:

– *Portale Hypertension*: Durch den erhöhten Venendruck tritt vermehrt Flüssigkeit in den Bauchraum aus.
– *Albuminmangel*: Die Albuminbildung in der Leber ist herabgesetzt. Albuminmangel bedeutet jedoch herabgesetzte Wasserbindungsfähigkeit des Blutes.
– *Natriumretention*: Sie ist Folge eines Hyperaldosteronismus (s. Kapitel Herzinsuffizienz), der bei portaler Hypertension häufig vorliegt. Eine weitere Folge des Hyperaldosteronismus ist die häufig anzutreffende *Hypokaliämie*.
– *Lymphabflußstauung*: Bei schwerem Aszites können sich zehn oder mehr Liter Flüssigkeit im Bauchraum ansammeln. Nachgewiesen wird ein Aszites durch Perkussion und Palpation und Sonographie des Abdomens.

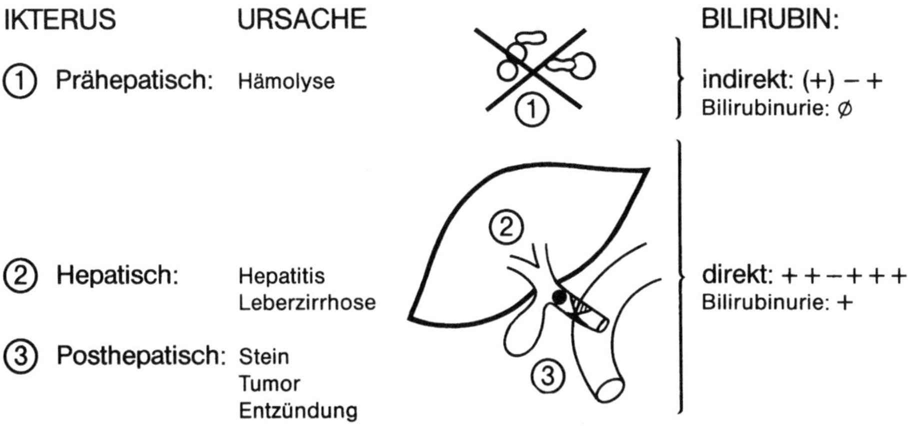

IKTERUS   **URSACHE**

① Prähepatisch: Hämolyse

BILIRUBIN:

indirekt: (+) – +
Bilirubinurie: ∅

② **Hepatisch:**   Hepatitis
Leberzirrhose

direkt: + + – + + +
Bilirubinurie: +

③ **Posthepatisch:** Stein
Tumor
Entzündung

Abb. 7: Ikterus-Formen

Tab. 3: Typische Befundkonstellationen bei Verschlußikterus und Hepatitis (nach W. Siegenthaler)

	Verschlußikterus	Hepatitis
Juckreiz	häufig	selten
Fieber	bei Steinverschluß häufig	±
Schmerzen	bei Steinverschluß häufig	diffus
Ikterusentwicklung	bei Tumor langsam progredient bei Stein wechselnd	rasch
tastbare Gallenblase	bei Tumor häufig (*Courvoisiersches Zeichen*)	±
Urobilinogenurie	bei kompl. Verschluß negativ	±
Transaminasen	< 400 U/l	> 400 U/l
alkalische Phosphatase	stark erhöht	normal oder gering erhöht
Eisen	normal	erhöht
Prothrombinzeit	häufig verlängert, Besserung nach Vitamin K	häufig verlängert, keine Besserung nach Vitamin K
Sonographie	erweiterte Gallengänge	normal weite Gallengänge
endoskopisch retrograde Cholangiographie (ERC)	erweiterte Gallengänge (Stein oder Tumor)	normal weite Gallengänge
Perkutane transhepatische Cholangiographie (PTC)	erweiterte Gallengänge (Stein oder Tumor)	normal weite Gallengänge

II. Klinik der Leberkrankheiten

A. Akute Hepatitis

Die akute Hepatitis (syn. epidemische Hepatitis, infektiöse Hepatitis, Serumhepatitis) ist eine durch Viren bedingte diffuse Leberentzündung.

1. Häufigkeit und Vorkommen

Die akute Virushepatitis ist eine der häufigsten Infektionskrankheiten (jährlich über 20.000 Erkrankungen in der BRD). Bei Ärzten und im Pflegebereich ist sie eine der wichtigsten Berufskrankheiten. Rauschgiftsüchtige (Fixer) sind in hohem Maße durch Hepatitis-B, -C und -D-Infektionen gefährdet. Jeder Erkrankungs- und Todesfall an Hepatitis ist meldepflichtig.

2. Erreger

Man unterscheidet heute 5 Erreger einer Virushepatitis, das Hepatitis-A-Virus (HAV), das Hepatitis-B-Virus (HBV), das Hepaitis-C-Virus (HCV), das Hepatitis-D-Virus (HDV) und das Hepatitis-E-Virus (HEV). Alle Viren können heute direkt und über ihre spezifischen Antikörper nachgewiesen werden.

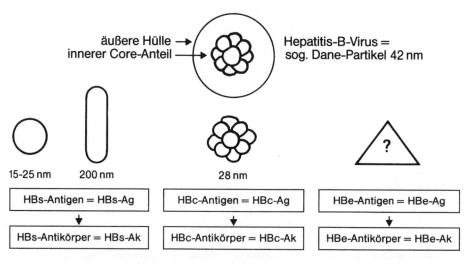

Abb. 8: Hepatitis-B-Virus und serologische Marker (Antigen und Antikörper) (modif. nach R. Seelig) – Die Bestandteile des Hepatitis-B-Virus, die bei Hepatitis-B-Infektion als Antigene (HB_s-Ag, HB_c-Ag, HB_e-Ag) wirken und zur Antikörperbildung (HB_s-Ak, HB_c-Ak, HB_e-Ak) führen.

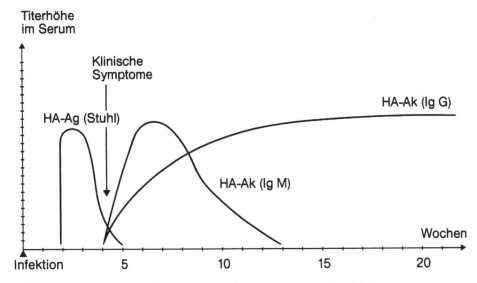

Abb. 9: Hepatitis-A-Marker im Verlauf einer Hepatitis-A-Infektion
(modif. nach *R. Seelig*)

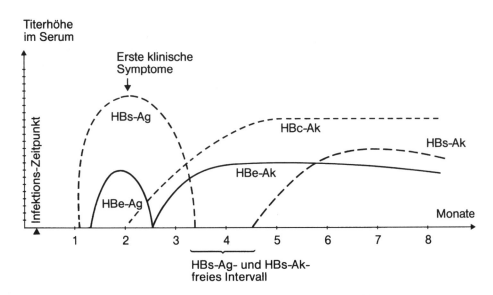

Abb. 10: Hepatitis-B-Marker im Verlauf einer Hepatitis-B-Infektion
(modif. nach *R. Seelig*)

a) Hepatitisvirus A

Es ruft die *epidemische Hepatitis* hervor, wird meist *oral* (infizierte Nahrungsmittel, Schmierinfektion, verseuchtes Wasser), selten *parenteral* (unter Umgehung des Verdauungstraktes), z. B. durch infizierte Instrumente wie Skalpelle, Messer, Schnepper, Spritzen, Kanülen, übertragen und ist 27 nm groß. Die *Inkubationszeit* der epidemischen Hepatitis beträgt 6–50 *Tage*. Ein fulminanter Verlauf ist äußerst selten, ein Übergang in die chronische Hepatitis oder eine Leberzirrhose kommt *nicht* vor. Ausgeschieden wird das HAV mit dem Stuhl schon etwa 1–2 Wochen vor Beginn der Erkrankung mit einem Maximum vor dem Höhepunkt der Erkrankung. Das Anti-HAV bleibt normalerweise das ganze Leben lang bestehen. Der Anti-HAV-Nachweis erfolgt nuklearmedizinisch. Da in Deutschland HA-Antikörper bei 40–60% (!) aller Übervierzigjährigen nachweisbar sind, muß man annehmen, daß in der Jugend oder Kindheit durchgemachte symptomlose Infektionen mit Hepatits-A-Virus sehr häufig sind. HA-Antikörper der IgG-Klasse weisen auf eine zurückliegende, HA-Antikörper der IgM-Klasse auf eine akute Hepatitisvirus-A-Infektion hin.

Die Hepatitis hinterläßt eine lebenslange Immunität. Chronische Träger von HAV sind nicht bekannt.

Bei *erhöhtem Infektionsrisiko* (Kontakt mit Erkrankten, Aufenthalt in Gebieten mit schlechten hygienischen Verhältnissen) kann prophylaktisch handelsübliches Gammaglobulin injiziert werden. Der Impfschutz beträgt 6–8 Wochen. Eine Hepatitis-A-Vakzine ist seit kurzem auf dem Markt und erlaubt somit eine aktive Impfung.

b) Hepatitisvirus B

Es verursacht die *Serumhepatitis* (»Spritzenhepatitis«). Die Hepatitis B wird vorwiegend *parenteral* (z. B. durch infiziertes Blut und Blutprodukte, unsterile Nadeln und Instrumente) sowie durch Intimverkehr übertragen. Auch eine Übertragung von der infizierten Mutter auf das Kind, besonders perinatal, ist möglich. Das sog. HBs-Ag (s. u.) ist in Speichel, Samen, Vaginalsekret, Brustmilch, Aszites und Pleuraergüssen nachgewiesen worden. Die *Inkubationszeit* beträgt 2–3 Monate (60–90 Tage). Im Blut von Hepatitis-B-Patienten lassen sich 42 nm große, morphologisch an Viren erinnernde Körper, die sog. *Dane-Partikel*, nachweisen. Die äußere Eiweißhülle wird *Hepatitis-B-Surface-Antigen*, abgekürzt *HBs-Ag* genannt. Da das HBs-Ag 1965 erstmals bei einem australischen Ureinwohner nachgewiesen wurde, wird es auch als »Australia-Antigen« bezeichnet.

Der *Nachweis* dieses Antigens *beweist* die Infektion mit dem Hepatitis-B-Virus. Das HBs-Ag ist schon während der Inkubationsphase nachweisbar und erreicht meist vor dem Transaminasengipfel seinen höchsten Titer. Nach dem Krankheitsausbruch ist es mit abfallender Tendenz noch 1–6 Wochen lang im Serum nachweisbar. Bei etwa 5% der Hepatitis-B-Kranken ist es lebenslang nachweisbar. Der direkte Nachweis der *HBV-DNA im Serum* gilt heute als die genaueste Nachweisart der Virusreplikation (Neubildung).

Das Virus enthält im Kern das sog. *HBc-Antigen* (Core-Antigen). Es sind auch *Antikörper* gegen *HBs-* und *HBc-Antigen* nachweisbar. Die *gefährlichste Infektionsquelle bei der Hepatitis-B ist das Blut!* Bereits 0,0001 ml Blut reichen für die Infektion aus! Antikörper gegen HBc der IgM-Klasse eignen sich zum Nachweis einer akuten Hepatitis-B (Siehe Abb. 8).

Das *HBe-Antigen* tritt während der Akutphase der Hepatitis B und der Virusvermehrung auf, besonders bei Personen, die später eine HBs-Ag-positive chronische Hepatitis entwickeln. HBe-Antigen-positives Blut ist hochinfektiös! Die Mehrzahl der Patienten entwickelt Antikörper gegen das HBe-Antigen, also HBe-Ak. Das Fehlen der HBe-Ak-Entwicklung kann als Hinweis auf den Übergang in die chronische Verlaufsform angesehen werden. Hepatitis-B-Antigene und -Antikörper werden zusammen als *Hepatitis-B-Marker* bezeichnet. Das Verhalten der Hepatitis-B-Marker im Serum bei normalem (!) Hepatitis-B-Verlauf zeigt die Abb. 10.

Etwa 5–10% der Fälle von Hepatitis B gehen in eine chronische HBs-Antigen-positive Form über. Durch die modernen serologischen Nachweismethoden mit der verbesserten Möglichkeit, infektiöse Spender auszuschließen, wird die Hepatitis B heute wesentlich seltener durch Transfusionen übertragen als früher.

Eine passive *Schutzimpfung* gegen Hepatitis B ist nicht mit normalem Gammaglobulin möglich, sondern nur mit sog. Hepatitis-B-Immunserum (z. B. Gammaprotect®-Hepatitis). Der Impfstoff muß möglichst innerhalb von 6–12 Stunden nach der Infektion gegeben werden.

c) Hepatitis C

1988 gelang die Isolierung des Hepatitis-C-Virus (HCV), das für ca. 90% der *Posttransfusionshepatitiden* sowie für viele Hepatitis-Virus-Infektionen bei Drogenabhängigen, Homosexuellen, Hämophilen und Dialysepatienten der verantwortliche Erreger ist. Man kann heute HCV-RNA und Antikörper gegen HCV nachweisen. Die Hepatitis-C ähnelt der Hepatitis-B, hat eine lange Inkubationszeit (bis zu 100 Tagen), weist keine jahreszeitliche Häufung und keine Altersabhängigkeit auf. Die Übertragung erfolgt wie bei der Hepatitis-B. Ein hoher Prozentsatz (bis über 50%) geht in eine chronische Verlaufsform (bis zur Leberzirrhose) über. Die früher als Hepatitis Non A – Non B bezeichneten Hepatitiden waren zu einem großen Teil Hepatitis C-Erkrankungen.

d) Hepatitis D

Der Erreger der Hepatitis D (= HDV) ist ein defektes RNA-Virus. Seine Hülle ist vom Hepatitis B-Virus »geliehen«, so daß die HDV-Infektion nur gleichzeitig bei einer akuten oder chronischen Hepatitis-B-Virusinfektion auftreten kann. Das HDV ist also eine Art »Trittbrett-Fahrer«, das zu einer Ko- oder Superinfektion führt, die meist gefährlicher als die reine HBV-Infektion ist und häufig in eine Zirrhose übergeht. Eine HDV-Infektion kann durch den Nachweis von Delta-Antikörpern bestätigt werden. Mit modernen diagnostischen Verfahren kann neuerdings auch die HDV-RNA im Serum und im Lebergewebe nachgewiesen werden.

3. Klinisches Bild

Im *Prodromalstadium* (Vorläuferstadium) bestehen neben Übelkeit, Appetitlosigkeit, Blähungen, Wechsel zwischen Verstopfung und Durchfall, Abneigung gegen Fett und Nikotin (selbst bei passionierten Rauchern!) häufig Gelenkbeschwerden und Fieber sowie starke Kopfschmerzen (Fehldiagnose: akutes rheumatisches Fieber, grippaler Infekt). Dazu kommen Oberbauchsymptome.

Die *subjektiven Beschwerden* lassen meist beim Auftreten des Ikterus deutlich nach; gleichzeitig wird der Stuhl hell und der Urin bierbraun (Bilirubinurie). Die Leber ist immer vergrößert, druckschmerzhaft und glatt. Eine Milzvergrößerung besteht in 20–30% der Fälle. Hautausschläge, mäßige Lymphknotenschwellungen am Hals und Juckreiz sind selten. Meist besteht eine Bradykardie. Der Ikterus klingt in der Regel nach

Tab. 4: Differentialdiagnose der Virus-Hepatitiden

	Hepatitis A	Hepatitis B	Hepatitis C
Inkubationszeit	6–50 Tage	30–180 Tage	
jahreszeitliche Häufung	Herbst-Winter	Ø	keine
Lebensalter	Kinder, Jugendliche	jedes Alter	jedes Alter
Erreger	Hepatitisvirus A	Hepatitisvirus B	Hepatitis-C-Virus
Infektionsweg	oral, selten parenteral	parenteral, selten oral	parenteral
Posttransfusions-hepatitis	Ø	(–)	(+)
HBs-Antigen	negativ	positiv	negativ
Übergang in chronische Verlaufsform	Ø	möglich	häufig

4–6–8 Wochen ab. Es gibt jedoch (vor allem im Kindesalter) Hepatitisfälle ohne Ikterus (*anikterische Hepatitis*); sie werden häufig als »Grippe« verkannt. Die Serumhepatitis verläuft meist schwerer als die epidemische Hepatitis. Die *Hepatitis C* ist meist durch einen langwierigen und stark wechselnden Verlauf gekennzeichnet.

Die *fulminante Hepatitis* ist eine schwer verlaufende akute Hepatitis-A, B oder E mit akutem Leberversagen. Die Pro-

gnose ist sehr schlecht; Koma hepaticum sowie der Zusammenbruch der Gerinnung führen unbehandelt meist unaufhaltsam zum Tode. Eine Lebertransplantation kann dann eine lebensrettende Maßnahme darstellen.

4. Diagnose

Das *Bilirubin* (vorwiegend direktes Bilirubin) ist meist auf 10–20 mg/dl, in schweren Fällen auf 30 und mehr mg/dl

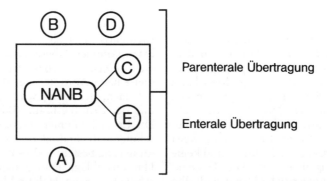

Parenterale Übertragung

Enterale Übertragung

Abb. 11: Die verschiedenen Hepatitis-Erreger (A, B, D, C oder E) und ihre Übertragungswege (mod. nach *Hess*)

erhöht. Es bestehen *Bilirubinurie* und *Urobilinogenvermehrung* im Harn. Die *Erhöhung* der Transaminasen *SGOT* und *SGPT* (mehrere hundert Einheiten) stellt den besten *Gradmesser* für die *Schwere des Entzündungsprozesses* dar. Der Eisenspiegel ist erhöht, der Kupferspiegel im Blut niedrig. Die alkalische Phosphatase weist allenfalls eine mäßiggradige Erhöhung auf, nur bei der cholestatischen Verlaufsform (5–10% der Patienten) sind γ-GT und alkalische Phosphatase auf das Fünf- bis Siebenfache der Norm erhöht.

5. Verlauf und Prognose

Während die Hepatitis-A und die Hepatitis-E keine chronischen Verläufe kennen, kommt es bei der Hepatitis-B in ca. 10–15% und bei der Hepatitis-C in bis zu über 50% der Infektionen zu einer *chronischen Verlaufsform* bis hin zu einer Zirrhose. Für die Hepatitis-B ist der mögliche Übergang in ein *Leberzellkarzinom* gut belegt, für die Hepatitis-C ist der Weg in die maligne Entartung noch unklar.

Die Letalität der *Hepatitis B* ist mit 0,2–0,4% gering. Etwa 5% der Kranken weisen später eine (harmlose) *geringfügige Bilirubinerhöhung* im Blut auf (sog. posthepatitische Hyperbilirubinämie). Häufig haben die Patienten jedoch nach Abklingen des Ikterus mehrere Monate lang unter »*vegetativen*« Beschwerden wie Abgeschlagenheit, Schweißneigung, Schwindel, Leistungsminderung usw. zu leiden.

6. Behandlung

Die Therapie besteht in *Bettruhe*, solange der Patient sich abgeschlagen fühlt und die Laborwerte noch schlecht sind. Das Einhalten irgendwelcher Diäten ist ohne nachweislichen Sinn. Der Patient soll eine *Wunschkost* bekommen, das heißt, das essen, was er gerne ißt, und zwar dann, wenn er dies gerne ißt. Am zweckmäßigsten ist eine wohlschmeckende, eiweißreiche und abwechslungsreiche Kost. Vitaminzusätze sind unnötig. Wichtig ist eine *Alkoholabstinenz* für ein Jahr.

Kortikoide sind bei der akuten Virushepatitis *kontraindiziert*. Neue Therapieformen (Immunstimulantien, Virustatika, Interferon) sind in der klinischen Erprobung. Von ihnen hat sich insbesondere die Behandlung mit *Interferon alpha* bei chronischen Virushepatitiden

Tab. 5: Empfehlungen zur Kontrolle des Impferfolges und zur Auffrischungsimpfung (nach *Jilg et al.*)

Anti-HBs nach Grundimmunisierung (IU/I)	Vorgehen
< 10	Wiederimpfung 3 Monate nach Grundimmunisierung
11 – 100	Wiederimpfung 3–6 Monate nach Grundimmunisierung, ggf. Wiederimpfung
101 – 1000	Anti-HBs-Kontrolle 1/2–1 1/2 Jahre nach Grundimmunisierung ggf. Wiederimpfung*
1001 – 10000	Anti HBs-Kontrolle 1 1/2–3 1/2 Jahre nach Grundimmunisierung ggf. Wiederimpfung*
> 10000	Anti-HBs-Kontrolle 3 1/2–6 Jahre nach Grundimmunisierung, ggf. Wiederimpfung*

*) wenn Anti-HBs < 10 IU/I

bereits einen festen Platz für manche Hepatitisformen erobert. Jedoch sind auch hier weitere Fragen in der Erforschung.

Bei manchen Formen, z. B. bei der fulminanten Hepatitis, ist eine Lebertransplantation Therapie der Wahl.

7. Prophylaxe

Eine Krankenhausbehandlung ist nur notwendig, wenn die hygienischen Verhältnisse nicht gewährleistet sind, der Patient keine Pflege hat, in einer geschlossenen Gemeinschaft lebt oder es sich um eine besonders schwere Hepatitis handelt. Im Krankenhaus ist eine Isolierung nicht erforderlich. Wichtig hingegen ist, daß Ärzte und Pflegekräfte bei Blutentnahmen und Hantieren mit Stuhl und Urin Handschuhe tragen.

Prophylaktische Y-Globulin-Injektionen haben sich nur bei der Hepatitis A bewährt. Inzwischen besteht die Möglichkeit der *aktiven Impfung* besonders für gefährdete Ärzte, Pflege- und Laborpersonal (z. B. Tätigkeit auf Isolierstationen, Dialyseabteilungen oder im klinisch-chemischen Labor). Impfstoffe: H-B-Vax® und Hevac B®. Vier Monate nach der Impfung ist bei 90–95% der Geimpften Anti-HBs-Ag nachweisbar. Eine aktive Impfung gegen Hepatitis-C und Hepatitis-E existiert noch nicht. Richtlinien zur Auffrischungsimpfung s. Tab. 5.

B. Chronische Hepatitis

Als chronische Hepatitis werden entzündliche Lebererkrankungen bezeichnet, bei denen histologische und laborchemische Veränderungen im Sinne einer Hepatitis *länger als sechs Monate* anhalten.

1. Formen

Es können zwei Formen einer chronischen Hepatitis unterschieden werden:
- *Chronisch persistierende Hepatitis.* Sie heilt in der Regel aus, führt kaum zur Zirrhose und weist daher eine gute Prognose auf.
- *Chronisch aggressive Hepatitis* oder *chronisch aktive Hepatitis.* Sie kann sich aus einer Hepatitis-B, C oder D entwickeln bzw. primär durch Autoimmunprozesse (*Autoimmunhepatitis*) bedingt sein. Ebenso ist eine Auslösung durch Alkohol (häufig) und Medikamente (selten) möglich. Bei der HBs-Ag-positiven chronischen Hepatitis dominieren Männer, bei der Autoimmunhepatitis jüngere Frauen.

2. Klinisches Bild

Fast immer besteht eine Vergrößerung oder Verhärtung der Leber. Die Patienten klagen über Müdigkeit, Übelkeit, unbestimmte Verdauungsbeschwerden. Ein wechselnd starker Ikterus kann vorliegen.

3. Diagnose

Diagnose und Einordnung erfolgen in erster Linie durch *Laparoskopie* und *Leberbiopsie*, ergänzt durch *laborchemische Untersuchungen* (Transaminasen, Bilirubin, Gerinnungsfaktoren, Hepatitis-Marker, antimitochondriale und antinukleäre Antikörper).

4. Verlauf

Gefürchtet ist der *Übergang in die Leberzirrhose.* Die HBs-Ag-positive, chronisch aktive Hepatitis hat eine etwas bessere Prognose als die Autoimmunhepatitis. Nach einer großen Statistik sieht der Spontanverlauf der chronischen HBs-Ag-positiven Hepatitis folgendermaßen aus: Unveränderter Verlauf über vier bis fünf Jahre in ca. 50%, Übergang in Zirrhose in 10–30%, in den restlichen Fällen Ausheilung innerhalb von acht Jahren.

5. Behandlung

Neben den Allgemeinmaßnahmen (siehe akute Hepatitis und Leberzirrhose) kommt es bei einer Therapie mit Interferon Alpha über 6 Monate zu einer Ansprechrate über 40%, wobei jedoch die komplette Beseitigung des HBsAg mit Bildung von HBsAk nur bei weniger als 15% der Patienten gelingt. Andererseits liegt die Rezidivrate unter 5%. Bei der chronischen Hepatitis-C liegt zwar die Ansprechrate mit bis zu 50% etwas höher, jedoch kommt es in bis zu 50% der behandelten Fälle zu einem Entzündungsrezidiv. Bei der Hepatitis-Delta sind die Ergebnisse zur Zeit noch deutlich schlechter.

C. Fettleber

Eine Fettleber liegt vor, wenn eine Verfettung der Hälfte aller Leberzellen oder mehr besteht. Die Fettleber ist wahrscheinlich die häufigste Lebererkrankung und damit auch Hauptursache einer Lebervergrößerung.

1. Entstehung

Zahlreiche Faktoren können zur Fettleber führen. Die wichtigsten sind:
- chronischer Alkoholismus (30–50%)
- Übergewicht
- Zuckerkrankheit
- Eiweißmangel (z. B. in Entwicklungsländern)
- Hyperlipidämie (Typ IV nach Fredrickson)

2. Pathologische Anatomie

In ausgeprägten Fällen kann die Leber 1/4–1/3 ihres Gewichtes an Fett enthalten (normalerweise 3,5%).

3. Klinisches Bild
Häufig bestehen keine Symptome, in anderen Fällen uncharakteristische Oberbauchbeschwerden. Die Leber ist regelmäßig vergrößert, relativ weich, aber auch induriert (verhärtet) und kaum druckschmerzhaft.

4. Diagnose

Sie wird durch *Biopsie* gestellt. Meist besteht eine starke *Erhöhung* der y-GT bei mäßiger Transaminasenerhöhung. Beim Nachweis einer Fettleber muß immer eine *Zuckerkrankheit ausgeschlossen* werden.

5. Behandlung

Kann die Ursache erkannt und beseitigt werden (Alkoholverbot, Beherrschung der diabetischen Stoffwechsellage, Gewichtsverminderung, Eiweißzufuhr, weniger Kohlenhydrate etc.), so bildet sich die Leberverfettung meist rasch und erstaunlich gut zurück. Dieses Vorgehen ist die wirksamste Therapie. Ungünstiger ist die Prognose, wenn entzündliche Prozesse hinzukommen und Leberzellnekrosen auftreten (Fettleberhepatitis). Der Übergang in eine Leberzirrhose (Fettzirrhose) ist dann möglich.

D. Funktionelle Hyperbilirubinämien

Der in diese Gruppe gehörende *Morbus Meulengracht* ist eine harmlose Erkrankung, gekennzeichnet durch eine Störung der Bilirubinaufnahme in die Leberzelle und die Bindung an Glukuronsäure. Dadurch kommt es intermittierend zu einer leichten Erhöhung des freien Bilirubins. Meist handelt es sich um Kinder und Jugendliche mit einem zeitweise auftretenden leichten Ikterus (Serum-Bilirubin 2–4 mg/dl). Diese nicht behandlungsbedürftige Störung hat ihre Bedeutung lediglich darin, daß sie bei Unkenntnis des Krankheitsbildes mit einer Lebererkrankung verwechselt werden kann.

E. Alkohol-Hepatitis

Durch massiven Alkoholkonsum kann eine akute Alkoholhepatitis hervorgerufen werden.

1. Klinisches Bild

Die Erkrankung beginnt meist akut mit Erbrechen, Durchfall, Appetitlosigkeit, Ikterus, Fieber und Bewußtseinseintrübung. Die Leber ist groß und schmerzhaft, es kann sich massiver Aszites entwickeln.

2. Diagnose

Neben dem klinischen Bild und der Anamnese sprechen die Erhöhung von Transaminasen, alkalischer Phosphatase, y-GT und y-Globulinen für eine akute alkoholinduzierte Hepatitis.

3. Verlauf

Die Prognose ist, insbesondere bei fortgesetztem Alkoholkonsum, ungünstig. Massiver Ikterus, reichlich Aszites, Enzephalopathie und Niereninsuffizienz sind die klinischen Symptome der häufig zum Tode führenden Erkrankung.

4. Behandlung

Sie besteht in Bettruhe, totaler Alkoholabstinenz und hyperkalorischer, proteinreicher Kost. Eine gesicherte medikamentöse Behandlung steht nicht zur Verfügung.

F. Morbus Wilson (hepatozerebrale Degeneration)

Es handelt sich um eine angeborene, rezessiv-autosomal vererbte Erkrankung, die durch einen *Mangel an Zäruloplasmin*, das für den Kupfertransport im Organismus verantwortlich ist, hervorgerufen wird. Es kommt zu Kupferablagerungen in Gehirn, Leber, Nieren und Augen. Diese chronische Kupfervergiftung führt u. a. auch zu einer Leberschädigung mit Ikterusschüben. Ein typisches Spätsymptom ist ein durch Kupfereinlagerung hervorgerufener braungrüner Ring in der Hornhaut (Kayser-Fleischerscher Kornealring).

Die Behandlung besteht in kupferarmer Diät und dem Versuch, Kupfer durch D-Penicillamin aus dem Körper zu eliminieren.

G. Leberzirrhose

Das Wesen der Leberzirrhose besteht in einer *fortschreitenden, narbig-bindegewebigen Umwandlung* der Leber und einer *ungeordneten Leberzellregeneration* (sog. Regeneratknoten), was eine Zerstörung des normalen Leberläppchenaufbaus, einen tiefgreifenden Umbau der Leberarchitektur und eine Behinderung des Durchflusses des aus der Pfortader stammenden Blutes zur Folge hat.

1. Ätiologie

In mindestens 50% der Fälle spielt ein chronischer Alkoholmißbrauch die entscheidende Rolle: Werden über Jahre täglich mehr als 100 g reiner Alkohol getrunken (Alkoholgehalt in Vol.-% ca. 5 bei Bier, 11 bei Wein, 40 bei Schnaps), so ist mit großer Wahrscheinlichkeit eine Fettleber und später in einem bestimmten Prozentsatz eine Leberzirrhose zu erwarten. Etwa 1/4 der Leberzirrhosen beruht auf einer früher durchgemachten, chronisch gewordenen *Virushepatitis B oder C* (posthepatitische Leberzirrhose). *Langdauernde Cholestase* (biliäre Zirrhose) und *Herzinsuffizienz mit Leberstauung* (Stauungszirrhose, Cirrhose cardiaque) sind weitere Ursachen. Nicht selten kombinieren sich mehrere Faktoren.

Eine Sonderform stellt die sog. *primär biliäre Zirrhose* dar, die sich aus einer *chronischen, nichteitrigen Cholangitis* entwickelt. Das Leiden befällt vorwiegend Frauen zwischen 30–60 Jahren; typisch ist der serologische Nachweis sog. anti-mitochondrialer Antikörper (AMA) in über 90%.

2. Klinisches Bild

Der *Aspekt des Kranken* erlaubt häufig bereits die »Blickdiagnose« Leberzirrhose. Besonders charakteristisch sind die *Hautveränderungen*: die Haut ist braungrau pigmentiert, dünn und besonders an den Händen pergamentartig (Geldscheinhaut), die Handinnenflächen weisen eine Rötung, das sog. Palmarerythem, auf (lat., Handteller, gr. Rötung). Im Gesicht, am Hals, am Rücken und auf der Brust finden sich Lebersternchen (Syn. Spider naevi, Eppinger-Sternchen, s. auch Abb. 12). Es handelt sich um stecknadelkopf- bis pfennigstückgroße rötliche Flecken, die aus sternförmig auseinanderlaufenden arteriellen Hautgefäßen bestehen. Sie kommen allerdings auch bei anderen Lebererkrankungen und (selten!) bei Gesunden vor. Die *Behaarung in den Achselhöhlen* ist stark vermindert, die Schamhaare bei Männern feminin, eine Bauchbehaarung fehlt (»Bauchglatze«). *Hodenatrophie* und *Gynäkomastie* (verstärkte Brustbildung beim Mann; gr. Frau, Brust) kommen wahrscheinlich dadurch zustande, daß ein Ungleichgewicht zwischen männlichen und – auch beim Mann gebildeten – weiblichen Sexualhormonen besteht. Die *Zunge* ist glänzend, glatt und gerötet (»Lackzunge«). Petechiale und flächenförmige Hautblutungen zeigen, daß eine hämorrhagische Diathese besteht. Die portale Hypertension ist an der *verstärkten Bauchvenenzeichnung* und im fortgeschrittenen Stadium am Aszites erkennbar.

Die *Leber* ist meist vergrößert, verhärtet und weist eine unregelmäßige, fein- oder grobgehöckerte Oberfläche auf. Häufig besteht eine *Milzvergrößerung*. In Spätstadien kann sich die Leber durch weitere Schrumpfung wieder verkleinern (s. Abb. 12).

Die *Beschwerden* sind anfänglich gering. Der Aszitesbildung gehen oft Phasen mit starken Blähungen voraus. (Merksatz der Franzosen: »Erst der Wind und dann der Regen«). Oberbauchbeschwerden, Appetitmangel, Gewichtsverlust, Übelkeit, Juckreiz, gelegentlich Fieber, mürrisch-depressive Verstimmung und Nachlassen der sexuellen Potenz sind weitere Symptome.

3. Laborbefunde

Charakteristisch sind: Verminderung der Albumine, Vermehrung der Gamma-Globuline, im »Schub« Transaminasen- und Bilirubinerhöhung sowie Verminderung der Gerinnungsfaktoren. Anämie, Leukopenie und Thrombopenie (Milztumor) können hinzutreten.

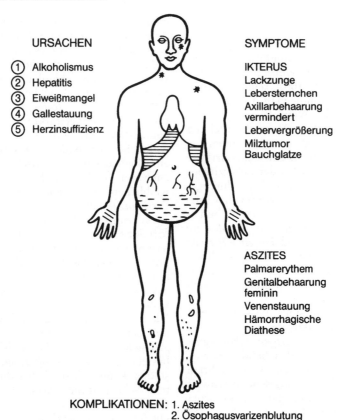

URSACHEN

① Alkoholismus
② Hepatitis
③ Eiweißmangel
④ Gallestauung
⑤ Herzinsuffizienz

SYMPTOME

IKTERUS
Lackzunge
Lebersternchen
Axillarbehaarung
vermindert
Lebervergrößerung
Milztumor
Bauchglatze

ASZITES
Palmarerythem
Genitalbehaarung
feminin
Venenstauung
Hämorrhagische
Diathese

KOMPLIKATIONEN: 1. Aszites
2. Ösophagusvarizenblutung
3. Leberkoma

Abb. 12: Leberzirrhose

4. Verlauf und Komplikationen

Inaktive Phasen (kompensierte Zirrhose) werden von aktiven Phasen (dekompensierte Leberzirrhose) abgelöst. Folgende Möglichkeiten der Dekompensation bestehen:
- *Pfortaderhochdruck* mit *Aszites* und *Ösophagusvarizenblutung*. Die erste Ösophagusvarizenblutung führt in 1/3 der Fälle zum Tode.
- Sog. *dystrophischer Schub* mit *Verschlechterung der Leberfunktion* und *Bilirubin-* und *Transaminasenanstieg*.

– Infolge des Pfortader-Hochdrucks werden toxische Stoffe wie Ammoniak, Amine und/oder Phenole (aus stickstoffhaltigen Substanzen von Darmbakterien gebildet) durch einen Umgehungskreislauf an der Leber vorbei in den großen Kreislauf geleitet und gelangen so in das Gehirn. Die Folge davon ist die sog. *portocavale Encephalopathie*. Man versteht darunter Störungen der Bewußtseinslage verschiedenen Ausmaßes (Stadium I bis IV) von leichter Schläfrigkeit im Wechsel mit Unruhe, Reizbarkeit, intellektuellen Störungen, Erregungszuständen, flapping tremor (grobes Muskelzittern und flügelartige Armbewegungen bei ausgestreckten Armen und nach oben gebeugten Händen) bis zum Koma (griech. tiefer Schlaf). Leitsymptome des Komas sind Bewußtseinstrübung bis zur Bewußtlosigkeit, Foetor hepaticus (schwer beschreibbarer, faulig-süßlicher oder erdiger Mundgeruch) und Ikterus. Das EEG erlaubt die zuverlässige Bestimmung des Komastadiums.

5. Behandlung

a) Kompensiertes Stadium

Im kompensierten Stadium genügt eine *ausgewogene, kalorisch ausreichende Kost*, die Kohlenhydrate, Fett und Eiweiße im Verhältnis 40:40:20 enthält. *Völlige Alkoholkarenz* und das *Vermeiden aller* nicht dringend erforderlichen *Medikamente* ist selbstverständlich.

Bei *parenteraler Ernährung* (Leberkoma, Bewußtlosigkeit) sind Glukoseinfusionen Hauptenergieträger, die Aminosäurenzufuhr wird auf maximal 1,5 g/kg pro Tag begrenzt. Eine sorgfältige *Bilanzierung des Wasser- und Elektrolythaushaltes* ist notwendig.

Bei drohender Enzephalopathie ist eine *proteinarme Ernährung* notwendig.

b) Aszites

Die *Aszitesausschwemmung* soll langsam und schonend (Gewichtsreduktion pro Tag maximal 0,5 kg) unter täglicher Kontrolle von Körpergewicht, Flüssigkeitszufuhr und Urinausscheidung durchgeführt werden. *Regelmäßige Natrium- und Kaliumkontrollen* in Serum sind notwendig. Wichtig ist eine *natriumarme Kost* (maximal 50 mval Natrium täglich). Die diuretische Behandlung wird mit Aldosteron-Antagonisten (z. B. Aldactone®, Osyrol®) oder Diuretika

(z. B. Aquaphor®) durchgeführt. Ascitespunktionen sind auf jeden Fall indiziert zur Entlastung bei massiven Flüssigkeitsansammlungen im Bauch. Ein Eiweißverlust muß vermieden bzw. ausgeglichen werden (z. B. mit Humanalbuminlösung).

Bei *therapierefraktärem Aszites* kommen ausnahmsweise *Aszitesreinfusionen* in Frage: Aszitesflüssigkeit aus dem Bauchraum wird über eine Infusionspumpe oder ein Spezialventil in die obere Hohlvene infundiert.

c) Ösophagusvarizenblutung

Wegen der hohen Letalität (ca. 60% im akuten Stadium) ist eine sofortige intensivmedizinische Behandlung notwendig. Neben der Schockbekämpfung durch Volumensubstitution mit Frischblut (enthält aktive Gerinnungsfaktoren und Thrombozyten) kommen folgende Maßnahmen in Betracht:

- *Sklerosierung*: die Therapie der Wahl bei gesicherter Blutung aus Ösophagusvarizen ist die Verödung (Sklerosierung) mit dem flexiblen Endoskop. Durch Injektion (unter Sicht) von Aethoxysklerol in die Ösophagusschleimhaut unmittelbar neben die Varizen wird die Verödung in mehreren Sitzungen vorgenommen.
- *Kompression der Ösophagusvarizen* durch eine sog. *Sengstaken-Blakemore-Sonde*. Dabei handelt es sich um eine dreiläufige Doppelballonsonde zum Einlegen in die Speiseröhre und den oberen Magenanteil. Nach Einführung der Sonde wird zuerst der Magenballon aufgeblasen und bis an die Kardia zurückgezogen. Der aufblasbare Ösophagusballon komprimiert die Ösophagusvarizen, der ballonfreie dritte Sonderkanal dient der Absaugung von Mageninhalt bzw. der Zufuhr von Nahrung oder Medikamenten. Die *Linton-Nachlass-Son-*

de (Einballonsonde) eignet sich zur Kompression von Magenfundusvarizen. Die Ballonsonden können im Notfall die Blutung stillen bis zur weiteren Versorgung durch die Sklerosierungstherapie.

– Die *medikamentöse Senkung des Pfortaderdruckes* ist im akuten Blutungsfall heute nicht so sehr von Bedeutung. Langfristig kann durch Betarezeptorenblocker (z. B. Dociton®, Beloc®) oder Molsidomin die Blutungs-Rezidivneigung verringert werden.

d) Coma hepaticum

Jeder Patient mit Leberzirrhose und gastrointestinaler Blutung ist durch ein *Coma hepaticum* bedroht: Toxische Abbauprodukte des Blutes, die im Darm entstehen, können von der Leber nicht ausreichend entgiftet werden. Prophylaktisch muß daher mit Abführmitteln, Neomycin oder Paromomycin (Humatin®) und Lactulose (Bifiteral®) behandelt werden. In geeigneten Fällen wird ein sog. *portokavaler Shunt* (End-zu-Seit-Verbindung zwischen Vena portae und unteren Hohlvenen bzw. anderen Venen wie der V. renalis) angelegt, der eine Druckentlastung des Pfortaderkreislaufs darstellt. Die Folge ist nicht selten ein weiterer *Anstieg des Blutammoniaks* mit Dämmerzuständen und komaähnlichen Bildern (sog. episodischer Stupor), weil größere Mengen des Pfortaderblutes an der Leber vorbeigeleitet und nicht mehr entgiftet werden. Der deprimierende Merksatz »Der Kranke mit Ösophagusvarizen hat die Wahl zwischen Verbluten (Ösophagusvarizenblutung) oder Verblöden (Ammoniakvergiftung, Stupor)« hat daher eine gewisse Berechtigung. Wichtig sind *Verminderung des Nahrungseiweißes, Sterilisierung des Darmes* mit Antibiotika (z. B. Neomycin), um einen Eiweißabbau im Darm zu verhindern, *Infusionen* mit *Laevulose* (Kohlehydratzufuhr), *Ausgleich der Elektrolyte, Humanalbumin-Infusionen*, bei erheblicher *Anämie Bluttransfusion* und die Gabe von Laktulose (z. B. Bifiteral®). Wegen der Gefahr von gastrointestinalen Blutungen sollte eine Blutungsprophylaxe durch Schleimhautprotektion (s. o.) oder Säureblockade durchgeführt werden.

6. Prognose

Sie ist sehr schlecht: die Hälfte der Kranken stirbt im Leberkoma, 1/3 an der Ösophagusvarizenblutung. In 1–5% der Fälle entwickelt sich ein Leberkarzinom.

H. Leberkarzinom

Das *primäre* (nicht metastatisch entstandene) Leberkarzinom entwickelt sich häufig auf dem Boden einer alkoholischen Leberzirrhose und führt zu Kachexie, blutigem Aszites, Oberbauchschmerzen und Anämie. Alpha-1-Fetoprotein (AFP) im Serum (siehe Bd. I S. 33) ist meist deutlich erhöht. Ausnahmsweise kann eine Heilung durch Entfernung größerer Leberanteile erreicht werden. Die Erfolgsaussichten der Lebertransplantation haben sich in den letzten Jahren deutlich verbessert. Die Einjahresüberlebenszeit bei Lebertransplantierten liegt bei 50–80%.
Die erste Lebertransplantation in Deutschland wurde im Juni 1969 von Prof. *A. Gütgemann* (Bonn) vorgenommen.

I. Lebermetastasen

Die *Metastasenleber* ist sehr hart, knotig und vergrößert. Lebermetastasen entstehen *hämatogen* beim Mann am häufigsten durch Magen-, Pankreas-, Lungen- oder Dickdarmkarzinome, bei der Frau durch Metastasierung eines Brust-, Dickdarm-, Magen- oder Uteruskarzinoms. Rund 30% aller Karzinome führen zur Ansiedlung von Lebermetastasen. Sobald Lebermetastasen bestehen, ist der Primärtumor inoperabel. Lebermetastasen ab ca. 1 cm Durchmesser lassen sich sonographisch gut nachweisen und eventuell zu diagnostischen Zwecken punktieren. Ausgedehnte oder multiple Lebermetastasen führen zu Ikterus und Erhöhung von SGOT, SGPT, y-GT und alkalischer Phosphatase.

J. Gutartige Lebertumoren

Gutartige Lebertumoren sind relativ *selten*. Meist handelt es sich um *Hämangiome* (Gefäßgeschwülste) oder *Adenome*. *Hepatome* als ebenfalls gutartige Lebertumoren wurden auch nach Einnahme von Ovulationshemmern beschrieben.

K. Leberechinokokkus

Nimmt der Mensch durch Schmierinfektion Finnen (geschlechtslose Jugendform) des Hundebandwurms als Zwischenwirt (Finnenträger) auf, so kann es zur *Echinokokkenansiedlung* in der Leber (65%), seltener in der Lunge (10%) kommen. Der *Echinococcus cysticus* bildet große *Einzelzysten* (Zyste, gr. Blase), der seltenere *Echinococcus alveolaris* wächst tumorartig infiltrierend innerhalb der Leber. Leberechinokokken kommen bei Bewohnern des Mittelmeerraumes (Gastarbeiter!) gehäuft vor. Die *Diagnose* kann sonographisch, durch Computertomographie bzw. serologisch (Komplementbindungsreaktion)

gestellt werden. Eine *Heilung* ist nur operativ möglich.

L. Leberabszesse

Sie können sich im Rahmen einer Sepsis, bei eitrigen Bauchhöhlenprozessen (Blinddarmentzündung, Divertikulitis, Kolitis (siehe S. 59), Amöbeninfektion oder durch eine Cholangitis entwickeln. Sie werden sonographisch oder mittels Computertomographie diagnostiziert. Eine Gewinnung von Abszeßmaterial kann durch (sonographisch gesteuerte) Punktion erfolgen. Die mikrobiologische Untersuchung ermöglicht eine gezielte antibiotische Behandlung, die heute dem Patienten eine operative Behandlung meist ersparen kann.

M. Medikamentöse Leberschäden

Medikamentös bedingte Leberschäden können in unterschiedlicher Form auftreten:
- *Hepatitisähnliche Bilder*, z.T. mit Fieber (»drug fever«), Hautexanthemen und Eosinophilie, Medikamente: Alpha-Methyldopa (Hochdruckmittel), Paracetamol (in vielen Schmerzmitteln enthalten), das Narkosegas Halothan (ein Fall von Halothan-Hepatitis auf ca. 10 000 Narkosen).
- *Cholestase-Syndrom*, z. B. durch Immunsuppressiva (z. B. Imurek®), Neo-Gilurytmal®, Testosteron, Östrogene, Ovulationshemmer, Chlorpromazin (Megaphen®).

Da die Zahl der potentiell leberschädigenden Medikamente sehr groß ist, muß bei *jedem* ätiologisch unklaren Ikterus eine sehr sorgfältige Arzneimittelanamnese erhoben werden. Die meisten medikamentös bedingten Leberschäden sind nach Absetzen des Medikaments voll reversibel.

N. Ikterus in der Schwangerschaft

Einer Gelbsucht während der Schwangerschaft können folgende Ursachen zugrunde liegen:
- Sog. *benigne (gutartige) Schwangerschaftscholestase*: Es bestehen Juckreiz, ein leichter Ikterus und laborchemisch die Zeichen der Cholestase.

Meist handelt es sich um eine harmlose Erscheinung, die allerdings bei weiteren Schwangerschaften immer wieder auftritt (genetisch bedingt).
- *Akute Virushepatitis*: Sie ist die häufigste Ursache des Schwangerschaftsikterus (40%). Kindliche Mißbildungen sind nicht zu befürchten.
- *Akute Schwangerschaftsfettleber*: Sie ist eine sehr seltene, schwer verlaufende Lebererkrankung mit schlechter Prognose, die in etwa dem Bild der fulminanten Virushepatitis entspricht
- *Verschlußikterus*: durch Gallensteine.

Gallenblasen- und Gallenwegserkrankungen

I. Einführung

A. Untersuchungsmethoden

Neben der sorgfältigen *Palpation* (Abtasten) des rechten Oberbauches (lokaler Druckschmerz? tastbare Gallenblasenvergrößerung?) sind folgende Untersuchungen wertvoll:

1. Sonographie

Sonographie bedeutet Untersuchung mittels gebündelter Ultraschallwellen, die an Grenzflächen von Geweben verschiedener Dichte reflektiert und als »Echo« optisch in ein zweidimensionales Bild umgewandelt werden.

Die großen *Vorteile* der Sonographie, die allerdings viel Erfahrung voraussetzt, sind:
- als nicht invasives Verfahren völlige Gefahr- und Schmerzlosigkeit,
- keine Belastung durch Kontrastmittel oder radioaktive Strahlen,
- beliebige Wiederholbarkeit.

Im Bauchraum lassen sich sonographisch folgende *Organe* gut beurteilen: Leber (Metastasen, Zysten, Abszeß), Gallenblase und -wege (Steine, Cholestase, Hydrops, Tumorbildung), Milz (Größe), Bauchspeicheldrüse (Zysten, Tumoren), Aorta (Aneurysma), Nieren (Größe, Zysten, Tumoren, Aufstau der ableitenden Harnwege, größere Steine), untere Hohlvene (Stauung), ferner Uterus, Harnblase, Prostata, vergrößerte Lymphknoten. *Nicht* geeignet ist die Sonographie zur Beurteilung von Magen und Darm.

2. Röntgenuntersuchung

Die Gallenblase und Gallenwege werden mit jodhaltigen *Kontrastmitteln* dargestellt, *die peroral, intravenös* bzw. als Infusion appliziert werden. Die Untersuchung dient vor allem dem Nachweis von Gallenblasen- oder Gallenwegssteinen. Bei Ikterus (über 2–3 mg% Serum-Bilirubin) oder stärkerer Leberfunktionsstörung ist die Darstellung der Gallenblase (Cholezystogramm) bzw. der Gallengänge (Cholangiogramm) nicht möglich. Sollte eine ERCP (s. 3.) nicht zum Ziel führen, lassen sich die gestauten größeren Gallengänge in der Leber durch die Haut punktieren und röntgenologisch darstellen (*perkutane transhepatische Cholangiographie, PTC*)

3. ERCP

Bei der *ERCP* (= *endoskopische retrograde Cholangio-Pankreatikographie*) wird mit einem flexiblen Gastro-Duodenoskop die Papilla vateri (gemeinsame Einmündungsstelle von Ductus choledochus und großem Pankreasgang ins Duodenum) aufgesucht und mit einem

Katheter sondiert. Durch Injektion von Röntgenkontrastmittel können Gallen- und Pankreasgänge dargestellt werden.

B. Häufige Symptome bei Gallenerkrankungen

Schmerzen im rechten Oberbauch, Übelkeit und *Fettunverträglichkeit* sind die *Leitsymptome*. Der Schmerz beruht auf einer Drucksteigerung im Gallenwegssystem durch ein Abflußhindernis (Stein, entzündliche Stenose, Tumor). *Fieber, Schüttelfrost* und *Leukozytose* deuten auf eine Entzündung der Gallenblase oder Gallengänge hin. Ein wichtiges Symptom ist der *Verschlußikterus,* den wir bereits kennengelernt haben (siehe S. 20).
Starker Juckreiz spricht für Cholestase.

II. Klinik der Gallenblasen- und Gallenwegserkrankungen

A. Cholelithiasis

Gallensteinträger weisen Steine in der Gallenblase oder in den Gallenwegen ohne Beschwerden oder Symptome auf. *Gallensteinkranke* haben unter den Komplikationen ihrer Steine (Koliken, Verschlußikterus, Entzündung) zu leiden (ca. 25%).
Das Vorliegen von Gallensteinen in den Gallen*wegen* (Choledocholithiasis) führt fast immer zu Symptomen.

1. Häufigkeit und Vorkommen

Gallensteine findet man bei etwa 15% der Bevölkerung, das heißt bei ca. 11 Millionen Bundesbürgern. Frauen erkranken etwa 3mal so häufig wie Männer. Die Cholelithiasis ist eine typische Wohlstandserkrankung. Sie ist nicht selten mit anderen Oberbaucherkrankungen wie peptischen Ulzera, Hiatushernien oder Pankreasaffektionen kombiniert. Auch Medikamente (z. B. Clofibrat) können die Entstehung von Gallensteinen begünstigen.

2. Ätiologie und Pathogenese

Die *Disposition* zur Gallensteinbildung – öfter auch kombiniert mit Neigung zu Nierensteinen – kann *vererbt* werden. *Fördernde Faktoren* sind Fettsucht, Schwangerschaft, Zuckerkrankheit, hämolytische Anämie, Erhöhung des Blutcholesterinspiegels und der heute selten gewordene Typhus. Jede Abflußbehinderung der Gallenflüssigkeit begünstigt die Steinentstehung.
Hinsichtlich der *Entstehung* unterscheidet man Cholesterinsteine und Pigment-(Bilirubin-)Steine. *Cholesterinsteine* entstehen, wenn über längere Zeit eine an Cholesterin übersättigte Galle vorliegt (z. B. exzessive Cholesterinsektion, Hemmung der Gallensäuresynthese). *Pigmentsteine* entstehen in der Gallenblase oder in den Gallenwegen, wenn vermehrt nicht an Glukuronsäure gebundenes, d. h. wasserunlösliches Bilirubin in der Galle vorliegt (z. B. Hämolyse, Infektion der Gallenblase und Gallengänge). Häufig liegen *Mischsteine* vor, die überwiegend aus Cholesterin beste-

hen und wechselnde Anteile von Pigment oder Kalk haben.

Die Gallensteine können winzig sein (*Gallengrieß*) oder im Extremfall Hühnereigröße erreichen. Die meisten Gallensteine sind etwa kirschkern- bis haselnußgroß. Fast immer besteht eine mehr oder minder starke chronische Gallenblasenentzündung.

3. Klinisches Bild

Die typische *Gallensteinkolik* geht mit massiven, zum Rücken oder zur rechten Schulter ausstrahlenden, rechtsseitigen Oberbauchschmerzen sowie Übelkeit und Erbrechen einher. Unbehandelt kann sie über Stunden anhalten; meist vergehen bis zur völligen Beschwerdefreiheit 1–3 Tage (crise de trois jours = 3-Tage-Krise der Franzosen). Ausgelöst werden die Koliken nicht selten durch fette oder überreichliche Mahlzeiten. Die zum Kolikschmerz führende Drucksteigerung im Gallenwegssystem beruht meist auf einer *Steineinklemmung* im Ductus cysticus oder choledochus. Nicht alle Patienten haben unter Koliken zu leiden. Doch weisen Oberbauchdruck, Fettunverträglichkeit und die Unfähigkeit, beengende Kleidungsstücke (Gürtel, Mieder, enge Kleider) zu tragen, auf eine Gallenwegserkrankung hin.

4. Komplikationen und Folgezustände

Der *Verschluß des Ductus cysticus* durch einen Stein bedingt eine Flüssigkeitsansammlung in der Gallenblase. Ein solcher *Gallenblasenhydrops* läßt sich öfter als größerer, prall-elastischer, druckschmerzhafter Oberbauchtumor tasten (Diagnosesicherung durch Sonographie). Ein *länger bestehender Verschluß des Ductus choledochus* führt zum *Verschlußikterus* (siehe Abb. 13). *Gallenblasen-* und *Gallengangsentzün-*dung, *Gallenblasenempyem* (Eiteransammlung in der Gallenblase) sowie die *Perforation* (Durchbruch) einer vereiterten Gallenblase in die freie Bauchhöhle oder in den Darm (*Gallensteinileus*) und die Entwicklung eines *Gallenblasenkarzinoms* in 1–5% sind weitere Komplikationen.

5. Behandlung

a) Kolik

Die Kolik wird mit *krampflösenden Injektionen* (z. B. Buscopan®), ggf. kombiniert mit schmerzstillenden Medikamenten (z. B. Aspisol®) und heißen Kompressen behandelt. Letztere führen bei häufiger Anwendung zu einer typischen Pigmentierung der Bauchhaut, die eine Anhiebsdiagnose erlaubt.

Morphin und Morphinderivate sind bei Choledochussteinen *kontraindiziert*.

b) Diät

In den ersten 24 Stunden ist Nahrungskarenz angezeigt.

Wichtig sind danach häufige *kleine Mahlzeiten* und das *Vermeiden* von Fettgebackenem, Gebratenem und eisgekühlten sowie blähenden Speisen.

c) Nichtoperative Behandlungsverfahren

– **Medikamentöse Litholyse** (Steinauflösung)
Voraussetzungen sind:
– normal funktionierende Gallenblase,
– Cholesteringallensteine (= 80% aller Gallenblasensteine),
– röntgennegative Konkremente,
– Durchmesser von weniger als 15 mm.
Die Behandlung wird mit einer Kombination von Ursodeoxycholsäure und Chenodeoxycholsäure (Ursofalk, Chenofalk) per os durchgeführt. Je nach

Steingröße dauert die Behandlung ein bis zwei Jahre, die Erfolgsquoten liegen zwischen 30 und 70%. Bei der Hälfte der Patienten muß mit Steinrezidiven gerechnet werden, Kontraindikationen sind Schwangerschaft, entzündliche und ulzerierende Erkrankungen des Magen-Darm-Traktes, Lebererkrankungen und Hypercholesterinämie.

– Direkte Litholyse

Die Gallenblase wird percutan transhepatisch punktiert. Über einen Katheter werden die Gallensteine (reine Cholesterinkonkremente) ein bis drei Tage lang durch Einbringen von tertiärem Methyl-Butyl-Äther gespült. Der lytische Effekt beruht darauf, daß die Substanz cholesterinlösend wirkt.

Auf diese Weise können nicht nur einzelne, sondern auch mehrere große Steine beseitigt werden. Mit diesem Verfahren gelingt es, etwa 80% der behandelten Patienten steinfrei zu bekommen. Es wird jedoch nur in wenigen Zentren durchgeführt.

– Extrakorporale Stoßwellenlithotripsie (ESWL)

Bei den neueren *Lithotriptern* (Steinzertrümmerungs-Geräte) ist eine Lagerung des Patienten im Wasserbad nicht mehr erforderlich. Der Patient wird auf ein Wasserkissen gelagert, welches durch Ultraschallgel mit der Haut Kontakt hat. Die Behandlung dauert ca. 40 Minuten, eine Narkose ist nicht mehr erforderlich, bei 80% der Patienten reicht die intravenöse Gabe von Analgetika. Voraussetzungen für eine Stoßwellenbehandlung von Gallenblasensteinen sind:

– Gallenkoliken bzw. Gallenbeschwerden,
– ein einzelner nicht verkalkter (allenfalls randverkalkter) Stein bis zu 3 cm

oder bis zu 3 Steine gleichen Gesamtvolumens,
– eine normale Funktionsfähigkeit der Gallenblase,
– normale Gerinnungsverhältnisse des Blutes.

Die ESWL darf *nicht* durchgeführt werden bei akuter Cholezystitis oder Cholangitis, Einengung der Gallenwege oder Gallengangsteine (die durch Zertrümmerung entstehenden Fragmente können nicht abgehen), akuter Pankreatitis, gastroduodenalen Ulzera, Gerinnungsstörungen, Antikoagulanzienbehandlung und Schwangerschaft. Eine anschließende Gallensäuretherapie soll die durch Lithotripsie enstandenen Steintrümmer komplett auflösen. Die Stoßwellenbehandlung hat keine ernsthaften Nebenwirkungen, nach zwei Jahren sind rd. 90% der Patienten steinfrei. Das Verfahren kommt für etwa ein Viertel der symptomatischen Patienten in Betracht.

d) Cholezystektomie

Die operative Gallenblasenentfernung ist absolut indiziert bei Zystikus- und Choledochusverschluß, nach akuter Cholezystitis und bei Verdacht auf Gallenblasenkarzinom. Rezidivierende Koliken stellen eine relative Indikation dar. Die Letalität liegt bei 0,5–1%.

Die *laparoskopische Gallenblasenentfernung* ist heute die Methode der Wahl. Man nennt dieses Verfahren »minimalinvasive surgery« (= minimal invasive Chirurgie). Die Belastung des Patienten durch dieses Verfahren ist geringer als bei der konventionellen Operation, der postoperative Verlauf deutlich verkürzt. Als Kontraindikationen gelten die akute Cholezystitis mit Peritonitis, eine Schrumpfgallenblase, das Vorliegen einer portalen Hypertension und Voroperationen am Magen.

Ein Viertel der cholezystektomierten Kranken klagt weiterhin über Beschwerden. Ursachen dieses sog. *Postcholezystektomie-Syndroms* sind vorbestehende unbekannte Oberbaucherkrankungen (peptisches Ulkus, Hiatushernie), übersehene Choledochussteine, narbige oder entzündliche Stenosen im Gebiet der Papille (Einmündungsstelle des Choledochus in das Duodenum) sowie funktionelle Gallenwegsstörungen.

e) Endoskopische Papillotomie

Bei papillennahen Choledochussteinen kann mit einem speziellen Gastro-Duodenoskop die Papille dargestellt, mit einem sog. Papillotom gespalten und der Stein mit einem Greifinstrument (z. B. Dormia-Körbchen) extrahiert werden. Diese Methode ist besonders bei älteren Patienten mit stark erhöhtem Operationsrisiko indiziert. Die *Erfolgsquote* liegt bei 60–80%. Mögliche *Komplikationen*, die evtl. einen operativen Eingriff notwendig machen, sind Blutung, Pankreatitis und Cholangitis. Sind Gallengangssteine endoskopisch nicht extrahierbar, so kann die Auflösung durch eine endoskopisch in den Gallengang eingelegte Sonde mit tertiärem Butyl-Methyl-Äther bzw. EDTA versucht werden.

B. Cholezystitis

Die akute oder chronische Entzündung der Gallenblase wird Cholezystitis genannt. Ist der Gallenblaseninhalt infiziert, so liegt ein *Empyem* vor.

1. Entstehung

Gallenblasen-, Zystikus- oder Choledochussteine sind in der Mehrzahl der Fälle Ursache der Cholezystitis. Beim Thyphus kann ohne Steine durch Ausscheidung von Salmonellen mit der Galle eine Cholezystitis entstehen.

2. Klinisches Bild

Die *Leitsymptome* der akuten Cholezystitis entsprechen denjenigen der Gallensteinkolik, kompliziert durch Fieber, Leukozytose und evtl. Schüttelfrost (Gallenblasenempyem, Cholangitis). Die zahlreichen Komplikationsmöglichkeiten, wie gedeckte oder freie Perforation, welche zur galligen Peritonitis (Bauchfellentzündung) führt, Fistelbildungen mit dem Darmtrakt, Pankreatitis (siehe S. 47 f) sowie Sepsis zeigen, daß es sich um eine ernst zu nehmende Erkrankung handelt (s. Abb. 13). Die *chronische Cholezystitis* verläuft schubweise und weniger stürmisch. Sie kann zur Schrumpfung der Gallenblase oder durch Verhärtung der Gallenblasenwand infolge Kalksalzablagerungen zur »Porzellangallenblase« führen.

3. Behandlung

Bei der akuten Cholezystitis sind *Antibiotika, Schmerzmittel, Eisblase, Fasten* und parenterale Flüssigkeitszufuhr die wichtigsten Maßnahmen. Es sollte möglichst rasch *cholezystektomiert* werden, insbesondere wenn der Verdacht auf eine Perforation oder Peritonitis besteht. Bei weniger stürmischem Verlauf kann die Cholezystektomie nach Abklingen der akuten Beschwerden (Operation im Intervall) durchgeführt werden.

C. Cholangitis

Die Gallengangsentzündung verläuft als *akute* oder *chronisch-rezidivierende Entzündung der Gallenwege*. Meist sind auch die kleinen in der Leber gelegenen Gallengänge mitbetroffen (*Cholangiolitis*). Sie ist eine häufige Begleiterschei-

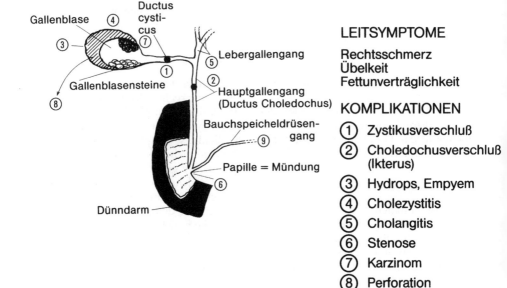

Abb. 13: Cholezystolithiasis: Symptome und Komplikationen (nach *J. Holl*)

nung bei Cholelithiasis, Cholezystitis, Gallenwegskarzinom sowie Leber- und Pankreaserkrankungen.

1. Entstehung

Die Cholangitis beruht fast immer auf einer *Behinderung* des Gallenabflusses durch Steine, narbige Einengungen oder Tumor, wodurch die bakterielle Infektion begünstigt wird (Kolibakterien, Strepto- und Staphylokokken).

2. Klinisches Bild

Die *Leitsymptome der akuten Cholangitis* sind Oberbauchschmerzen, Fieber, Juckreiz und Ikterus. Septischer Verlauf mit Schüttelfrösten (Blutkulturen anlegen!) ist möglich. Leukozytose und Blut-

senkungsbeschleunigung beruhen auf der Entzündung, die Erhöhung der alkalischen Phosphatase und der *y*-GT auf der Cholestase. Die *chronische Cholangitis* kann schwer zu erkennen sein; an sie muß gedacht werden, wenn unklare Fieberschübe, Juckreiz und Senkungsbeschleunigung bestehen. Eine druckschmerzhafte und vergrößerte Leber zeigt, daß die Entzündung sich auch in diesem Organ ausgebreitet hat (Cholangio-Hepatitis). Eine Milzvergrößerung ist möglich.

3. Behandlung

Entscheidend ist die endoskopische oder operative Beseitigung des Abflußhindernisses. Der Infekt wird z. B. mit Ampicillin (z. B.Unacid®) Mezlocillin (Baypen®)

oder Cephalosporinen (z. B. Rocephin®) behandelt, kombiniert mit Metronidazol (Clont®).

D. Tumoren der Gallenblase und Gallenwege

Sie sind meist im *Gallenblasenhals*, seltener in den *Gallengängen* oder an der *Papille* lokalisiert. In 80% der Fälle bestehen Gallensteine (Präkanzerose!).

1. Vorkommen und Häufigkeit

Es erkranken vorwiegend Frauen jenseits des 60. Lebensjahres.

2. Klinisches Bild

Die *Leitsymptome* sind langsam entstehender Verschlußikterus, rechtsseitige Oberbauchschmerzen und tastbare Gallenblasenvergrößerung. Dieses Syndrom wird auch *Courvoisiersches Zeichen* genannt. Hinzu kommen Übelkeit, Erbrechen und Gewichtsverlust.

Die *Diagnose* wird gestellt auf Grund der Laborbefunde (siehe Tab. 3) sowie durch Röntgenuntersuchung, Sonographie oder ERCP, gegebenenfalls durch PTC oder Computertomographie.

3. Behandlung

Da die Diagnose meist zu spät gestellt wird, ist eine *radikale operative Behandlung* nur selten möglich.

Palliativ kann versucht werden, durch operative Maßnahmen oder Drainage mit einem Katheter den Galleabfluß zu erreichen. Chemotherapie und Strahlenbehandlung sind weitgehend wirkungslos. Die durchschnittliche Fünfjahres-Überlebenszeit liegt bei 2%.

Erkrankungen der Bauchspeicheldrüse

I. Einführung

A. Funktion der Bauchspeicheldrüse

Die aus Kopf, Körper und Schwanz bestehende, mit dem Kopfteil der Duodenalschlinge anliegende Bauchspeicheldrüse erfüllt zwei Aufgaben:
- *Exokrine* (gr., nach außen ausscheidend) *Funktion:* Es wird ein Verdauungssaft ins Duodenum abgesondert, der *eiweißspaltende* (z.T. Trypsin und Chymotrypsin), *fettspaltende* (z. B. Pankreaslipase) und *kohlenhydratspaltende Enzyme* (z. B. Amylase) enthält.
- *Endokrine* (nach innen ausscheidend), d. h. hormonelle *Funktion:* In den sog. Langerhansschen Inseln (Inselapparat) der Bauchspeicheldrüse wird in den *B-Zellen Insulin* und in den *A-Zellen Glukagon* gebildet. Insulin bewirkt eine Blutzuckererniedrigung, Glukagon eine Blutzuckererhöhung.

B. Untersuchungsmethoden

1. α-Amylase und Lipasebestimmung

Eine α-Amylaseerhöhung im Blut und Urin spricht für akute Pankreatitis (siehe S. 47), ohne beweisend zu sein. Eine Erhöhung der α-Amylase kommt auch bei Niereninsuffizienz, Parotitis oder nach Gabe von Opiaten vor.

2. Serumlipase

Die Serumlipase ist pankreasspezifisch. Der Normbereich beträgt je nach Methode 20–240 U/I.

3. Stuhluntersuchung

Fettstühle (salbenartig, fettig glänzend) kommen bei chronischer Pankreasinsuffizienz, aber auch bei Darmerkrankungen vor.
Chymotrypsinwerte im Stuhl unter 20 U/g sprechen für eine exsekretorische Pankreasinsuffizienz. Eine *Stuhlfettausscheidung* bis 6 g/24 Stunden bei mindestens 100 g Nahrungsfett täglich ist normal, höhere Werte sprechen ebenfalls für eine Pankreasinsuffizienz.

4. Sekretin-Pankreozymin-Test

Nach Legen einer doppelläufigen Sonde wird der Duodensaft vor und nach Stimulierung des Pankreas mit Sekretin und Pankreozymin auf Pankreasenzyme untersucht. Der Test ist jedoch sehr aufwendig und schwer standardisierbar. Weitere Pankreasfunktionstests sind der *PABA-Test* und der *Pankreolauryltest.* Letzterer ist sehr einfach und hat eine

Treffsicherheit von über 90%. Das Prinzip beruht darauf, daß die peroral zugeführte Testsubstanz über die Nieren ausgeschieden und im 10-Stunden-Sammelurin nachgewiesen wird.

5. Sonographie (siehe S. 39)

6. Röntgenuntersuchungen

ERCP, Computertomographie des Abdomens sowie eine röntgenologische Beurteilung der Arteria coeliaca, die u. a. die Bauchspeicheldrüse mit Blut versorgt (Zoeliakographie), dienen der Beurteilung von Größe, Form und Struktur der Bauchspeicheldrüse.

II. Klinik der Bauchspeicheldrüsenerkrankungen

A. Akute Pankreatitis

Bei der akuten Pankreatitis (akute Pankreasnekrose) handelt es sich um eine meist schwere Erkrankung infolge einer *Selbstverdauung der Bauchspeicheldrüse* durch ihre eigenen *aktivierten Enzyme* (Lipase, Trypsin).

1. Ätiologie

Die *Aktivierung der Pankreasenzyme* erfolgt im Dünndarm. Die *Hauptursache* der akuten Pankreatitis sind ein behinderter Sekretabfluß, Störungen der Gallenzusammensetzung und des Gallenflusses, gesteigerte Pankreassekretion und Durchblutungsstörungen des Pankreas. Dadurch kommt es zur Autodigestion, d. h. quasi einer Selbstverdauung der Bauchspeicheldrüse. Ausgelöst wird die akute Pankreatitis daher häufig durch überreiche Mahlzeiten bei gleichzeitigem Alkoholgenuß, ferner durch Erkrankungen der Nachbarschaftsorgane (Gallenwegserkrankungen, Papillenstenose), selten durch Pankreassteine.

2. Klinisches Bild

Leitsymptome sind der meist nach einem Essen auftretende, brutale, mehr links, aber auch in der Mitte oder rechts lokalisierte, zum Rücken ausstrahlende Oberbauchschmerz mit Übelkeit und Erbrechen und den Zeichen des Kreislaufschocks. Die auffallende Gesichtsröte (Histaminwirkung?) täuscht gelegentlich über die Schwere des Zustands hinweg. Im Gegensatz zur Ulkusperforation ist die *Bauchdecke nicht bretthart* gespannt. Hinzu kommen *Fieber* und in schweren Fällen *Subileus, Ikterus, Nierenversagen* und *Ateminsuffizienz*.

3. Diagnose

Der wichtigste Befund sind erhöhte *Blutlipasewerte* sowie eine *Erhöhung der Blut- und Urinamylasewerte,* die nach etwa 12–24 Std. nachweisbar sind. Darüber hinaus bestehen *Leukozytose, Blutzuckererhöhung* und *Eiweißausscheidung* im Urin.

Die *differentialdiagnostische Unterscheidung* Ulkusperforation – akute Pankreatitis ist wichtig und schwierig, da bei der Ulkusperforation sofort operiert werden *muß,* wohingegen bei der akuten Pankreatitis Operationen eine zusätzliche Gefährdung des Kranken bedeuten.

4. Komplikationen

Zu den Frühkomplikationen gehört der paralytische Ileus. Mögliche weitere

Komplikationen sind Durchwanderungspleuritis und Pneumonie, Perikarditis, Enzephalopathie, Abszeßbildung und Pseudozysten in der Bauchspeicheldrüse, die in der Regel operativ angegangen werden müssen, sowie akutes Nierenversagen. *Pseudozysten* in der Bauchspeicheldrüse können mehrere Wochen nach akuter Pankreatitis auftreten. Moderne Punktions- und Drainageverfahren haben für den Patienten mit Pankreaspseudozyste deutliche Fortschritte gebracht (Operation nur selten nötig).

5. Behandlung

Strenge Bettruhe ist erforderlich. Jede Stimulierung der Pankreassekretion muß vermieden werden. Diesem Zweck dienen *völlige Nahrungskarenz* (Flüssigkeits- und Kalorienzufuhr durch Infusionen) und die ständige *Absaugung von Magensaft* über eine Sonde.

Wegen der Schmerzen sind meist *Analgetika* erforderlich, Morphin ist jedoch zu vermeiden. Auch die Gabe von Kalzitonin scheint schmerzlindernd zu wirken. Spielen bakterielle Infekte eine Rolle, so muß antibiotisch, z. B. mit Mezlocillin (Baypen®), behandelt werden. Bei dem Verdacht auf eine gallensteinbedingte Pankreatitis ist eine rasche ERCP indiziert, um einen möglichen abflußhindernden Gallengangstein zu entfernen nach Papillotomie.

Bei der Schwere des Krankheitsbildes ist eine *intensivmedizinische Behandlung* der akuten Pankreatitis in fast allen Fällen angezeigt. Schocktherapie, künstliche Beatmung und Dialyse können notwendig werden.

Die Tendenz der Behandlung der Pankreatitis ist *konservativ*. Eine enge Zusammenarbeit mit dem Chirurgen ist aber zwingend, um zum richtigen Zeitpunkt eine erforderliche Operation durchzuführen, z. B. bei zunehmenden

Nekrosen und dabei sich verschlechterndem Zustand des Patienten.
Pankreasabszesse werden (chirurgisch) drainiert.

6. Prognose

Sie ist ernst, da die Sterblichkeit 10% beträgt.

B. Chronische Pankreatitis

Sie ist relativ selten, betrifft vorzugsweise Männer (häufig Alkoholiker) und führt zur Schrumpfung, bindegewebiger Verhärtung und teilweise auch Verkalkung der Bauchspeicheldrüse. Hauptursache ist ein *Alkoholabusus* (80%), während Erkrankungen der Gallenwege – bei der akuten Pankreatitis noch führender Grund – in der Entstehung der chronischen Pankreatitis wahrscheinlich keinen Stellenwert haben. Zu den seltenen Auslösern einer chronischen Pankreatitis gehört der Hyperparathyreoidismus (s. d.). (siehe S. 146).

1. Klinisches Bild

Typisch sind die gürtelförmigen, durch Fett und Alkoholgenuß provozierbaren *Oberbauchschmerzen*, die sich im Gegensatz zum Ulkusschmerz durch Nahrungsaufnahme und Antazida nicht lindern lassen, rezidivierende Durchfälle sowie *Fettstühle* und die zusammengekrümmte Haltung während der Schmerzattacken. Oft besteht aber nur ein unbestimmtes Druck- und Völlegefühl im Epigastrium. Längere Intervalle von Wohlbefinden sind möglich. In den Spätstadien finden sich *Abmagerung* bis zur Kachexie und in 1/4 der Fälle ein *Diabetes mellitus* (siehe S. 102) als Folge einer endokrinen Pankreasinsuffizienz.

2. Diagnose

Sie ist schwierig. Röntgenologisch können Pankreasverkalkungen erkennbar sein. Typisch sind in schweren Fällen fetthaltige glänzende Stühle. Die ERCP (siehe S. 39) kann weiterführen. Der *Sekretintest* und der *Glukose-Toleranztest* fallen pathologisch aus, die Stuhlfettausscheidung ist erhöht, der Chymotrypsingehalt des Stuhles erniedrigt.

3. Behandlung

Eine Ausheilung ist kaum möglich. Schmerzmittel, Pankreasenzyme in hohen Dosen, Alkoholabstinenz, fettarme sowie eiweiß- und kohlenhydratreiche Nahrung können eine Besserung bewirken. In manchen Fällen ist eine Operation angezeigt.

C. Pankreaskarzinom

Das Pankreaskarzinom ist vorwiegend im Kopfteil der Bauchspeicheldrüse lokalisiert. Es zeigt zunehmende Tendenz und tritt meist im 6.–7. Lebensjahrzehnt auf.

1. Klinisches Bild

Der *Schmerzcharakter* entspricht dem der chronischen Pankreatitis. Manchmal dominieren »Rückenschmerzen«. Bei Lokalisation des Tumors im Pankreaskopf ist der *Verschlußikterus* (Kompression der Gallengänge) häufig das erste Symptom. Auffallenderweise kommt es bei mehr als 1/4 der Kranken zu *rezidivierenden Thrombophlebitiden*. Das Pankreasschwanzkarzinom kann in die linke Niere und den Magen einwachsen. Die *Metastasierung* erfolgt in die Leber, Wirbel und die Lunge.

2. Diagnose

Die Diagnose des Pankreaskarzinoms, insbesondere des Pankreasschwanzkarzinoms, kann schwierig sein. Die Sicherung der Diagnose gelingt oft erst durch den Einsatz mehrerer Untersuchungsverfahren: Röntgenuntersuchung von Magen und Zwölffingerdarm, Sonographie, ERCP und Computertomographie des Abdomens. Der Tumormarker CA 19-9 ist meist stark erhöht. Dennoch wird das Pankreaskarzinom fast immer erst im inoperablen Stadium diagnostiziert. Ausnahme ist das seltene, lediglich auf die Papille beschränkte Karzinom (Papillenkarzinom).

3. Behandlung

Die selten mögliche chirurgische Behandlung ist eingreifend (Entfernung von Duodenum und Pankreas, sog. *Whipplesche Operation*) und wenig befriedigend. Die Mehrzahl der Kranken stirbt im 1. Jahr nach der Diagnosestellung.

D. Weitere Pankreaserkrankungen

1. Pankreaszysten

Es gibt echte Zysten und Pseudo-Zysten (falsche Zysten) der Bauchspeicheldrüse. Die *echten Zysten* sind durch eine Gewebskapsel abgeschlossene Gewebehohlräume mit Epithelauskleidung und dünn- oder dickflüssigem Inhalt; sie sind gelegentlich mit Zystennieren und Leberzysten kombiniert. Die echten Zysten können bis Kinderkopfgröße erreichen. Die *Pseudozysten,* d. h. falsche Zysten, sind Gebilde ohne Epithelauskleidung; sie entstehen durch eine stumpfe Verletzung der Bauchspeicheldrüse oder eine Pankreatitis. Die Diagnose kann meist sonographisch gestellt werden.

2. Pankreassteine

Sie sind selten und meist Folge einer chronischen Pankreatitis.

3. Zollinger-Ellison-Syndrom

Durch *Tumoren des Inselzellapparates*, die teils benigne, teils maligne sind und *Gastrin* bilden, kommt es zur *Salzsäure-überproduktion* des Magens mit atypisch lokalisierten *peptischen Ulzera*, die auf die übliche Behandlung nicht ansprechen (sog. Gastrinome).

Beim sog. *Vipom*, das »*v*asoaktive *inte*stinale *P*olypeptide« bildet, stehen exzessive Durchfälle im Vordergrund.

Darmerkrankungen

I. Einführung

A. Untersuchungsmethoden

1. Stuhluntersuchung

Der Stuhl wird untersucht auf:
- *Blut*: Haemoccultprobe (s. S. 6).
- *Mikroorganismen*: z. B. Bakterien, Amöben, Viren
- *Parasiteneier*
- *Schleim- und Eiterbeimengungen*
- *Stuhlfettbestimmung*: Bestimmung des Stuhlfettgehaltes (normal 2–6 g/ 24 Stunden). Eine Steatorrhoe (pathologisch erhöhte Stuhlfettausscheidung) spricht für Malabsorption oder Maldigestion (siehe Seite 57).
- *Stuhlgewicht*: Das Stuhlgewicht ist bei chronischer Pankreatitis häufig erhöht.
- *d-Xylose-Test*: Es wird die Ausscheidung von oral verabreichter Xylose im Harn gemessen. Eine verminderte Ausscheidung spricht bei intakter Nierenfunktion für eine eingeschränkte Dünndarmabsorption.

2. Blutuntersuchung

Eine Erhöhung des CEA (carcino embryonales Antigen, Normalwert: unter 2,5 ng/ml) über 10–20 ng/ml spricht für ein (metastasierendes) Dickdarm- oder Pankreaskarzinom. Bei ausgedehnten karzinomatösen Prozessen kann das CEA auf mehrere 100 ng/ml erhöht sein. Die CEA-Bestimmung ist kein Such-, sondern ein *Verlaufstest*.

3. Röntgenuntersuchungen

Der *Dünndarm* wird durch perorale bariumhaltige Kontrastmittel, das *Kolon* durch einen Kontrastmitteleinlauf dargestellt.

4. Endoskopie

Nach gründlicher Reinigung können mit einem optischen Instrument (Rektoskop) Rektum und Teile des Sigmas bis etwa 25–30 cm Tiefe eingesehen werden. Bei Verdacht auf Rektumkarzinom ist die *Rektoskopie* die wichtigste Untersuchung.

Mit flexiblen, durch den Mastdarm eingeführten optischen Instrumenten ist heute auch eine Beurteilung höherer Dickdarmabschnitte, nämlich des Sigma (*Sigmoidoskopie*) oder Kolon (*Koloskopie*) möglich. Mit dem *Proktoskop* werden Anus und anusnahe Abschnitte inspiziert (Hämorrhoiden, Analfissuren etc.). Mit modernen Endoskopen kann man die oberen 50–100 cm des Jejunums spiegeln, allerdings mit begrenzter Inspektionsmöglichkeit.

Die Koloskopie erfordert eine *gründliche Darmreinigung mit Salzlösungen,* die erst ausreichend ist, wenn aus dem Darm nur noch klare Flüssigkeit entleert wird.

5. Biopsien

Material zur histologischen Untersuchung kann aus dem gesamten Dickdarm und dem angrenzenden Ileum gezielt entnommen werden.

6. Funktionstests

– *d-Xylose-Test*: Text siehe Seite 51 unten links.
– *Schilling-Test* (siehe Band I). Er dient der Funktionsprüfung des terminalen Ileum.
– *Lactose-Belastungstest*: Mit ihm kann man einen *Lactasemangel* aufdecken.

Tab. 6: Ursachen akuter und chronischer Durchfälle

Ursachen:	I. Akuter Durchfall
1. Bakterien:	Salmonellen (Typhus, Paratyphus)
	Shigellen (Bakterienruhr)
	Staphylokokken
	Clostridium botulinum (Botulismus)
	Escherichia coli
	Yersinia enterocolitica
	Campylobacter jejuni
2. Viren:	Enteroviren (ECHO-Viren, Coxsackie-Viren, Rota-Viren)
3. Parasiten:	Amöben (Amöbenruhr)
	Choleravibrionen (Cholera)
	Lamblien, Würmer, Pilze
4. Medikamente:	Antibiotika
	Abführmittel, Digitalis, Zytostatika, Mannit, Sorbit
5. Toxine:	Pilze, Staphylokokken-Endotoxin
Ursachen:	II. Chronischer Durchfall
1. Funktionelle Störungen:	Reizkolon, Colica mucosa
2. Organische Erkrankungen:	
a) Entzündungen:	Kolitis, Ileitis, Divertikulitis, Tuberkulose
b) Tumoren:	Karzinome, Polypen
3. Maldigestion:	fehlerhafte Verdauung, (Salzsäuremangel), Pankreaserkrankungen, Zustände nach Magen-Darm-Operation
4. Malabsorption:	Störung der Nahrungsaufnahme aus dem Darm
5. Chronische Infekte:	Tuberkulose, Amöben
6. Nahrungsmittel:	Nahrungsmittelallergie, Milchunverträglichkeit
7. Endokrine Erkrankungen:	Hyperthyreose, Karzinoid-Syndrom (s. d.), Vipome
8. Chronischer Alkoholabusus:	
9. HIV-Infektion (s. d.)	

Beim Gesunden wird das Disaccharid Lactose ohne Bauchbeschwerden und in Form seiner Bestandteile Glukose und Galaktose im Darm aufgenommen, ein Testtrunk mit Lactose führt zu einem Blutzuckeranstieg. Entsprechend umgekehrt ist die Situation bei Laktasemangel.

– *Wasserstoff-Atemtest*: Das Prinzip dieser heute in der gastroenterologischen Diagnostik eingesetzten Untersuchung ist, daß Wasserstoff (H_2) bei der Vergärung von Kohlenhydraten durch Bakterien im Darm (normal nur im Colon) vermehrt gebildet, durch die Darmschleimhaut ins Blut aufgenommen und in der Lunge abgeatmet wird. Der H2-Anstieg in der Atemluft kann gemessen werden. Eingesetzt wird diese Untersuchung z. B. bei der Diagnostik von Laktasemangel, bakterieller Fehlbesiedlung im Dünndarm oder bei Motilitätsprüfungen des Darmtrakts.

B. Häufige Symptome bei Darmkrankheiten

1. Durchfälle

Als Durchfälle bezeichnet man *gehäufte, breiig-flüssige Stuhlentleerungen*. Sie beruhen meistens auf einer beschleunigten Kolonpassage (mangelhafte Eindickung des Stuhles).
Ursachen akuter und chronischer Durchfälle zeigt Tab. 6.
Enthalten die Durchfälle Blut, Schleim und Eiter, so spricht man von *Dysenterie* (Hauptursachen: Shigellen und Amöben), die sog. Touristendiarrhö (je nach Besuchsland »Tourista«, »Rache Montezumas«, »Delhi-Bauch« etc. genannt) wird am häufigsten durch Salmonellen, Shigellen oder spezielle Kolibakterien

(Nahrungsmittel- und Trinkwasserverunreinigung) hervorgerufen.

2. Obstipation

Die *verzögerte Entleerung* eines meist *harten Stuhles* wird Obstipation (Verstopfung) genannt. Die Krankheit kann als jahrelang bestehendes *selbständiges Leiden (habituelle Obstipation)* vorkommen oder *Folge anderer Erkrankungen* bzw. Zustände sein (Fieber, längere Bettruhe, Ortswechsel, Tumoren des Dickdarms).

3. Meteorismus

Einen *vermehrten Gasgehalt* im Magen-Darmtrakt nennt man Meteorismus. Er kann folgende *Ursachen* haben:
– Luftschlucken (Aerophagie)
– Behinderung der Darmpassage (Subileus, Ileus)
– Leberzirrhose (Meteorismus im Vorstadium der Aszitesbildung)
– blähende Speisen (Kohl, Bohnen, Linsen, Zwiebeln)
– bakteriell bedingte Gärungs- und Fäulnisprozesse
– Tonus- und Motilitätsstörungen des Darmes.

4. Darmblutung

Frisches, rotes Blut stammt meist aus dem Sigma, Rektum oder After (Tumor, Entzündung, Fissuren, Hämorrhoiden). *Melaena (Teerstühle)* setzen eine Blutung von mindestens 100 ml aus Speiseröhre, Magen, Duodenum oder Dünndarm voraus. *Hauptursachen* einer Melaena in der Reihenfolge ihrer Häufigkeit sind:
– peptische Ulzera und Erosionen, d. h. flache Defekte der Magenschleimhaut (60–70%),
– Ösophagusvarizen (10%),

- Ösophagus- oder Magenkarzinom,
- Hiatushernie,
- Polypen,
- Mesenterialinfarkte
- Antikoagulantienbehandlung.

5. Ileus

Als Ileus (gr. Darmverschluß) bezeichnet man eine *Darmunwegsamkeit*. Sie kann durch ein mechanisches Hindernis (*mechanischer Ileus*) zustande kommen oder durch eine Darmlähmung (*paralytischer Ileus*), welche ebenfalls einen Weitertransport des Darminhaltes verhindert.

a) Mechanischer Ileus

– Ursachen:

Der mechanische Ileus kann durch eine Strangulation (Abschnürung) des Darmes von außen (*Strangulations-Ileus*) oder durch eine Verlegung des Darmlumens (*Okklusions-Ileus*) zustande kommen.
Zur *Strangulation führen Einklemmungen* von *Eingeweidebrüchen, Briden* (Verwachsungssträngen) oder eine Achsendrehung des Darmes, die *Volvulus* genannt wird und meist das Sigma oder Zökum betrifft. Die *Okklusion* entsteht vor allem durch *maligne Tumoren,* seltener durch narbige Veränderungen, Fremdkörper oder eine *Invagination*, d. h. die Einstülpung eines Darmabschnittes in einen benachbarten. Die Invagination, vor allem des Ileums in das Zökum, ist eine häufige Ursache des kindlichen Ileus. Beim Erwachsenen entsteht der mechanische Ileus vorwiegend durch *Brucheinklemmung* (Leisten-, Schenkel- und Nabelbrüche) und *Dickdarmkarzinome*.

– Klinisches Bild

Leitsymptome des mechanischen Ileus sind heftige, wehenartige Leibschmerzen, Erbrechen (z.T. Koterbrechen), Stuhl- und Windverhaltung und Meteorismus. Hinzu kommen Schocksymptome durch Verlust von großen Mengen elektrolythaltiger Flüssigkeit. Gasblähung und Stockung des Darminhaltes führen zu einer Schädigung der Darmwand, die ihrerseits eine Hemmung der Peristaltik (Darmbewegung) zur Folge hat.

– Diagnose:

Sie kann meist schon aus *Anamnese* (Stuhl- und Windverhaltung) und *klinischem Bild* (Schmerzen, Erbrechen) gestellt werden. Die im Stehen angefertigte *Röntgenaufnahme* zeigt zahlreiche Flüssigkeitsspiegel im Darm mit Gaskuppeln darüber.
Die sofortige Diagnose ist unerläßlich, da sich mit jeder Stunde die Prognose verschlechtert.

b) Paralytischer Ileus

– Ursachen:

Hauptursache des paralytischen Ileus ist die *diffuse Bauchfellentzündung (Peritonitis)* durch Eitererreger (z. B. perforierte Appendizitis), Durchbruch eines peptischen Ulkus, Gallenblasenperforation oder eine akute Pankreatitis, Thrombose oder Embolie der Darmgefäße (Mesenterialthrombose/Embolie; Mesenterium, gr. mittlerer Teil des Darmes) führen zum Absterben (blauschwärzliche Verfärbung) der betroffenen Darmabschnitte (Mesenterialinfarkt) und so zur Darmlähmung.
Andere Ursachen des paralytischen Ileus sind stumpfe Bauchverletzungen, Blutungen im Bauchraum, Nierenversagen, Kaliumverluste und Coma diabeticum (s. d.) (Abb. 14).

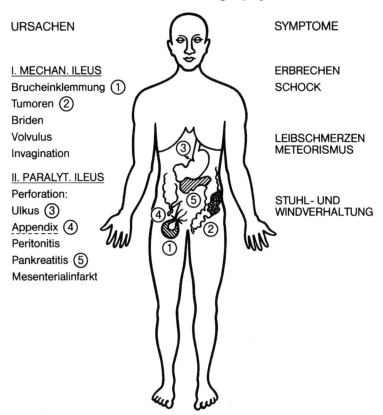

URSACHEN

SYMPTOME

I. MECHAN. ILEUS
Brucheinklemmung ①
Tumoren ②
Briden
Volvulus
Invagination

ERBRECHEN
SCHOCK

LEIBSCHMERZEN
METEORISMUS

II. PARALYT. ILEUS
Perforation:
Ulkus ③
Appendix ④
Peritonitis
Pankreatitis ⑤
Mesenterialinfarkt

STUHL- UND
WINDVERHALTUNG

Abb. 14: Ileus

– Klinisches Bild:

Leibschmerzen, Abwehrspannung der stark berührungsempfindlichen Bauchdecken, verfallenes Aussehen mit tiefliegenden Augen, spitze, kalte Nase, Blässe und Erbrechen (vorwiegend als »Überlaufen« von Magen-Darm-Inhalt), zunehmender Meteorismus sowie Stuhl- und Windverhaltung sind die *Leitsymptome.*

– Diagnose:

Für die Unterscheidung mechanischer/ paralytischer Ileus sind die Darmgeräusche ausschlaggebend:

– Beim *mechanischen* Ileus finden sich verstärkte, oft schon ohne Stethoskop hörbare Darmgeräusche (gesteigerte Peristaltik zur Überwindung der Stenose).
– Beim *paralytischen* Ileus fehlen die Darmgeräusche (Darmlähmung) u. U. völlig; man spricht bezeichnenderweise von »Totenstille« im Bauchraum.

– Behandlung:

Jede perorale Nahrungs- und Flüssigkeitszufuhr ist verboten!
Die Flüssigkeits- und Elektrolytzufuhr erfolgt durch *Infusionen.* In erster Linie muß der *geschädigte Darm entlastet*

Darmerkrankungen

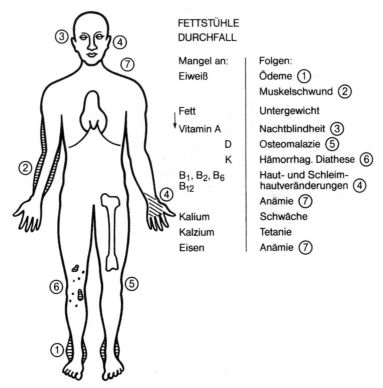

Abb. 15: Malabsorption

werden (*Dekompression*), was am besten durch *Absaugen des Darminhaltes* erfolgt.

Der *mechanische Ileus* stellt eine *absolute Operationsindikation* dar (Beseitigung der Brucheinklemmung, Durchtrennung von Verwachsungssträngen, Tumorentfernung).

Beruht der *paralytische Ileus* auf einer Perforation oder Peritonitis, muß ebenfalls sofort operiert werden. Bei leichteren Verläufen kommen Bepanthen, Paspertin und Prostigmin zur Peristaltikanregung in Betracht.

II. Erkrankungen des Dünndarms

Die *Absorption,* d. h. die Aufnahme von Nahrungsstoffen aus dem Darmlumen, vollzieht sich überwiegend im Dünndarm. Erkrankungen, welche diffus den Dünndarm befallen, führen daher häufig zu *Absorptionsstörungen,* die man als *Malabsorption* bezeichnet.

Folgen der Malabsorption sind ein Mangel an Fett, Kohlenhydraten, Eiweiß, Elektrolyten (Natrium, Kalium, Kalzium), Wasser und Vitaminen (fettlösliche Vitamine: A, D, K, wasserlösliche: B-Vitamine). *Leitsymptome* der Malabsorption sind Durchfälle in Form voluminöser Fettstühle und verschiedene Mangelerscheinungen.

Die *Maldigestion* (mangelhafte Verdauung) kann folgende Ursachen haben: Achylie, ausgedehnte Magenresektionen, Pankreasinsuffizienz, entzündliche Darmerkrankungen und Störungen der Darmbakterienflora. Zur Unterscheidung zwischen Maldigestion und Malabsorption dienen verschiedene Absorptionstests (siehe Abb. 15).

A. Sprue/Zöliakie

Die beim Kind als *Zöliakie* bezeichnete Krankheit wird beim Erwachsenen *Sprue* genannt.

Die Zöliakie oder einheimische Sprue (*idiopathische Steatorrhoe*) ist eine hereditäre kongentiale Erkrankung, die chronisch verläuft und mit Fettstühlen und Malabsorptionssymptomen der Dünndarmerkrankung einhergeht.

1. Ätiologie

Die eigentliche Ursache der Krankheit ist unbekannt. Die Symptome werden durch das im Weizen und Roggen enthaltene *Gluten* (Klebereiweiß) ausgelöst und bessern sich bei glutenfreier Ernährung.

2. Pathologische Anatomie

Typisch ist eine *Atrophie der Schleimhautzotten* im *Jejunum* und damit eine Abnahme der resorbierenden Darmoberfläche.

3. Klinisches Bild

Die Erkrankung, die in jedem Alter vorkommen kann und Frauen häufiger betrifft, führt zu *chronischen Durchfällen* mit *Fettstühlen* und zahlreichen *Mangelerscheinungen:*

- Der *Fettmangel* bedingt neben Gewichtsabnahme ein Defizit an fettlöslichen Vitaminen. Daher kommt es zu Nachtblindheit (Vitamin A), Rachitis beim Kind und Knochenerweichung (*Osteomalazie*) beim Erwachsenen (Vitamin D) sowie zu hämorrhagischer Diathese (Vitamin K, siehe auch Bd. I S. 192).

- *Der Mangel an wasserlöslichen Vitaminen* der B-Gruppe führt zu neurologischen Ausfallerscheinungen, Hautveränderungen und perniziosaähnlichen Anämien (Vitamin B_{12}, siehe Bd. I S. 192).

- Folgen des *Eiweißmangels* sind Muskelschwund, Gewichtsabnahme, Verminderung der Bluteiweiße und Ödeme. Hinzu kommen *Eisen-, Kalium-* und *Kalziummangel* (Muskelkrämpfe, Osteoporose).

4. Behandlung

Wichtig ist eine *fettarme, glutenfreie Kost* (Mais, Reis, Kartoffeln, glutenfreies Brot) und die *parenterale Zufuhr der fehlenden Vitamine, Elektrolyte* und des *Eisens.*

B. Crohnsche Krankheit

Die Crohnsche Krankheit (Ileitis terminalis, Enteritis regionalis) ist eine chronisch-entzündliche Erkrankung, die vorwiegend den untersten Ileumabschnitt (terminales Ileum) befällt. Es können jedoch alle Anteile des Verdauungskanals vom Ösophagus bis zum Anus befallen werden. Die Entzündung betrifft die ganze Darmwand bis in die Nachbarschaft hinein.

1. Ätiologie

Die Ätiologie ist unklar, möglicherweise handelt es sich um eine immunologisch bedingte Erkrankung auf dem Boden einer erblichen Veranlagung.

2. Klinisches Bild

Die Erkrankung, die meist jüngere Menschen betrifft, verläuft *schubweise* mit *Schmerzen* im *rechten Mittel-Unterbauch*, *Durchfällen*, die zum Teil blutig sind, Fieber, Gelenkschmerzen und Fistelbildungen im Ileozoekal- und Analbereich. Nicht selten wird unter der Fehldiagnose Blinddarmentzündung operiert.
Bei längerem Verlauf kommt es zu *Malabsorptionserscheinungen*.
Typisch ist die Fistelbildung zu *Nachbarorganen* wie Blase, Kolon oder anderen Dünndarmabschnitten. Miterkrankungen anderer Organe (Haut, Augen, Gelenke) sind möglich.

3. Diagnose

Die Diagnose wird durch Röntgenuntersuchungen des Dünn- und Dickdarms sowie durch Endoskopie und Biopsien gestellt.

4. Behandlung

Die Kost sollte leicht und ausgewogen, ggf. milcharm sein. Mittel der ersten Wahl sind Kortikoide, Salazosulfapyridin (z. B. Azulfidine und 5-ASA (Salofalck®, Claversal®). Als Medikament der zweiten Wahl gilt Metronidazol (z. B. Clont®, Flagyl®), als Reservemedikament Imurek. *Operationsindikation* sind innere Fistelbildungen, Darmstenosen oder die allerdings seltene Perforation. Die Operation soll möglichst darmerhaltend sein. Eine Heilung der Krankheit durch Operation ist nicht möglich.

5. Prognose

Die Prognose ist wegen des chronischen Verlaufs und der Rezidivneigung wenig günstig.

C. Morbus Whipple

Es handelt sich um eine sehr seltene Dünndarmerkrankung, die klinisch zu folgenden *Symptomen* führt: subfebrile Temperaturen, Lymphknotenschwellungen, Bauchschmerzen, Malabsorptionssyndrom und evtl. Polyarthritis.
Die Erkrankung spricht gut auf Tetrazykline an.

D. Dünndarmtumoren

Dünndarmtumoren sind *wesentlich seltener* als Geschwülste des Magens oder Dickdarms.

Karzinoid

Eine Sonderstellung nimmt das sog. Karzinoid ein. Das Karzinoid ist ein meist im Wurmfortsatz und terminalen Ileum lokalisierter, oft nur kirschgroßer Tumor, der erst nach Jahren in die Leber und die Lungen metastasiert. Seine Eigenart besteht in der *Produktion* von *Serotonin*, einem Gewebshormon. Wahrscheinlich ist die Ausschüttung größerer Mengen Serotonins in den Kreislauf verantwortlich für die *klinischen Symptome*: Durchfälle, anfallsartige, für wenige Minuten auftretende Rötung des Gesichts mit Hitzegefühl (sog. »*flush*«, engl., auflodern, aufblitzen), und Atemnot. Karzinoide kommen ausnahmsweise auch im *Magen* oder *Bronchialsystem* vor.

Die *Diagnose* läßt sich durch den Nachweis von Serotoninabbauprodukten im Harn stellen. In Spätstadien finden sich Veränderungen am Endokard des rechten Herzens.
Die *Therapie* besteht in chirurgischer Entfernung des Tumors.
Die Durchfälle können durch Deseril, einen Gegenspieler des Serotonins, bekämpft werden.

III. Dickdarmerkrankungen

A. Colitis ulcerosa

Wie der Name sagt, handelt es sich um eine chronische Entzündung des Dickdarms (Kolitis), die zu geschwürigen Schleimhautdefekten (Ulkus = Geschwür) führt.

1. Vorkommen und Häufigkeit

Die Colitis ulcerosa ist eine wichtige, relativ häufige Dickdarmerkrankung, die vorwiegend jüngere und nicht selten besonders intelligente und differenzierte Menschen befällt.

2. Ätiologie

Als ätiologische Faktoren werden *Nahrungsmittelallergien*, *Autoimmunprozesse* und *psychische Einflüsse* diskutiert. Letztere sind zweifelsohne bedeutungsvoll, wie das Auftreten neuer Schübe bei seelisch belastenden Situationen zeigt.

3. Pathologische Anatomie

Am häufigsten werden das *Rektum* und das *absteigende Kolon* betroffen, nicht selten ist der *gesamte Dickdarm* erkrankt. Im fortgeschrittenen Stadium

bestehen *ausgedehnte Geschwürsflächen* mit Zerstörung der Schleimhaut. Schließlich kommt es zur *Schrumpfung des Dickdarms*, der sich allmählich in ein starres Rohr verwandelt.

4. Klinisches Bild

Das *Leitsymptom* sind schleimig-blutige Durchfälle, die in den meisten Fällen allmählich auftreten. Eitrige Stuhlabgänge, Fieber und Leukozytose können hinzukommen. Die Stuhlentleerungen gehen manchmal mit schweren Darmkrämpfen und quälenden rektalen Tenesmen einher.
Begleitsymptome wie Polyarthritis (Entzündung mehrerer Gelenke), Iritis (Regenbogenhautentzündung) und Hauterscheinungen zeigen, daß es sich um eine Allgemeinerkrankung handelt. Sie verläuft meist *schubweise*.
Gefürchtet ist die relativ seltene *akute Verlaufsform (toxische Colitis)* mit heftigen eitrig-blutigen Stühlen, septischen Temperaturen, schwer gestörtem Gesamtzustand und Anämie. Dabei ist das Kolon *massiv* erweitert und gasgefüllt (sog. *toxisches Megakolon*), es kommt zu lokalisierter Peritonitis und zum Ileus mit drohender Perforation. Der Zustand

kann innerhalb weniger Tage zum Tode führen.

5. Komplikationen

Das Auftreten von *Abszessen* im Analbereich, *Fistelbildungen, Perforation,* schwere *Anämie* und *paralytischer Ileus* zeigen, daß es sich um eine gefährliche Erkrankung handelt. Mit zunehmender Erkrankungsdauer steigt die Gefahr der Entstehung eines *Kolonkarzinoms.* Die Colitis ulcerosa ist somit eine echte *Präkanzerose;* engmaschige Verlaufskontrollen sind daher erforderlich.

6. Diagnose

Sie ist aus dem klinischen Bild, den endoskopisch-bioptischen Befunden und den röntgenologisch nachweisbaren Kolonveränderungen zu stellen.
Die Abgrenzung zur Ileitis terminalis kann schwierig sein.

7. Verlauf und Prognose

Die Prognose ist *ungünstig,* da eine Ausheilung auf Dauer nur bei 20% der Kranken gelingt, aber günstiger als beim Morbus Crohn. Bei den meisten Patienten bestehen über Jahre mehr oder minder schwere Symptome.

8. Behandlung

a) Diät

Schlackenarme, kalorienreiche, leicht verdauliche Kost (evtl. sog. Astronautenkost).

b) Medikamente

Am wirksamsten sind Salazosulfapyridin (z. B. Azulfidine®), 5-ASA-Präparate (z. B. Salofalk®, Claversal®) und Kortikoide.

c) Psychotherapie

Sie kann bei bestimmten Patienten als begleitende Therapie wertvoll sein.

d) Operative Maßnahmen

Operiert werden muß bei unstillbaren Blutungen und Perforationen. In medikamentös nicht beherrschbaren Fällen muß fast das ganze Kolon *entfernt* und eine *Ileostomie* angelegt werden. Sie besteht im Einnähen des Ileumstumpfes in die Bauchwand. Die Entleerung der Stühle erfolgt in einen luft- und wasserdicht anliegenden Ileostomiebeutel. Durch moderne Op.-Verfahren kann das Ileostoma vermieden werden. Man stellt eine Verbindung des terminalen Ileum mit dem Enddarm bei Entfernung des gesamten Dickdarms her, einschließlich der Beseitigung der Rektumschleimhaut. Es wird dann ein Reservoir aus Dünndarm gebildet, Pouches genannt. Die Krankheit ist mit dieser Operation geheilt.

B. Irritables Kolon

Als irritables oder Reizkolon bezeichnet man häufige, funktionell bedingte Kolonerkrankungen, bei denen es zu *Spasmen* (Spasmus = Verkrampfung) des Dickdarms kommt.
Die *Symptome* bestehen in krampfartigen Leibschmerzen wechselnder Lokalisation, Druck oder Stechen im Kolonverlauf (»Rahmenschmerz«) und Wechsel zwischen Obstipation und Durchfall. Das Krankheitsbild wird, wenn gleichzeitig glasiger Schleim abgeht, auch *Colica mucosa* (mucosus, lat. schleimig) genannt.

Die *Diagnose* darf nur bei Ausschluß einer organischen Ursache für die Beschwerden gestellt werden.

Durch lokale Wärmeanwendung, Schonkost und krampflösende Präparate kann eine *Linderung* erzielt werden. Für die Langzeitbehandlung sind ballastreiche Kost, Gaben von Weizenkleie und Stuhlgangregulierungen wichtig.

C. Kolondivertikel

Divertikel sind umschriebene Wandausstülpungen eines Hohlorgans. Die Kolondivertikel sind »falsche Divertikel«, da Ausstülpungen lediglich der Darmschleimhaut durch die Muskelschicht hindurch vorliegen.

1. Häufigkeit und Vorkommen

Jenseits des 40. Lebensjahres nimmt die Häufigkeit der Kolondivertikel ständig zu. Kolondivertikel finden sich bei 40% der über Sechzigjährigen.

2. Pathologische Anatomie

Die meist bohnengroßen Divertikel, aus denen sich Darminhalt gegen das Darmlumen auspressen läßt, finden sich im gesamten Dickdarm, bevorzugt jedoch im Sigma.

3. Klinisches Bild und Komplikationen

Zu Beschwerden kommt es meist erst, wenn Komplikationen auftreten: Die Entzündung der Divertikel (*Divertikulitis*) führt zu Unterbauchschmerzen mit tastbarer Resistenz im linken Unterbauch, Obstipation, Fieber und Leukozytose (sog. »Linksappendizitis«). *Abszedierung* und *Einbruch* der Eiterherde in *Nachbarorgane* (Einbruch in die Harnblase; kothaltiger Urin!) oder in die Blutbahn mit *Sepsis* sind möglich. Die chronische Divertikulitis birgt die Gefahr der *narbigen Darmstenose*.

4. Diagnose

Die Diagnoseerstellung erfolgt durch *Kontrasteinlauf* oder *Rekto-Sigmoidoskopie*.

5. Behandlung

Die akute Divertikulitis wird mit Wärme, leichter Kost, milden Abführmitteln und Antibiotika behandelt. Perforation, Abszedierung, Fistelbildung und stärkere Stenosierungen zwingen zur Operation.

D. Gutartige Dickdarmtumoren

Am wichtigsten sind die sog. *Polypen*, d. h. Gewebsneubildungen, die von der Schleimhaut ausgehen und im Darmlumen vortreten. Histologisch handelt es sich um tubuläre, villöse oder tubulovillöse Adenome. Mit einer *malignen Entartung* ist bei tubulo-villösen Adenomen, die größer als 1 cm sind, zu rechnen (*endoskopische Abtragung* erforderlich).

Von einer *Polyposis* spricht man, wenn mehr als einhundert Polypen vorliegen. Die *familiäre generalisierte Polypose* ist ein sehr seltenes Erbleiden. Im Jugendalter ist bereits das gesamte Rektum und Kolon mit zahllosen Polypen übersät. Fast regelmäßig kommt es zur *karzinomatösen Entartung*, so daß möglichst frühzeitig das gesamte Kolon und Rektum entfernt und eine Ileostomie (siehe S. 60) angelegt werden muß.

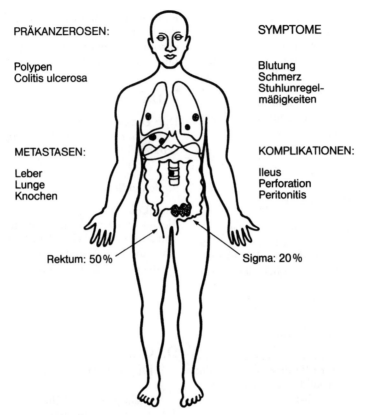

PRÄKANZEROSEN:

Polypen
Colitis ulcerosa

METASTASEN:

Leber
Lunge
Knochen

Rektum: 50%

SYMPTOME

Blutung
Schmerz
Stuhlunregel-
mäßigkeiten

KOMPLIKATIONEN:

Ileus
Perforation
Peritonitis

Sigma: 20%

Abb. 16: Kolonkarzinom

E. Kolonkarzinom

Das Kolonkarzinom ist ein *bösartiger* Tumor des Dickdarms, der in der Häufigkeitsskala maligner Tumoren an dritter Stelle steht und meist zwischen dem 55.–65. Lebensjahr auftritt.

1. Ätiologie

Als *Präkanzerosen* des Kolons gelten Colitis ulcerosa, Morbus Crohn des Dickdarms und adenomatöse Kolonpolypen.

2. Pathologische Anatomie

Kolonkarzinome entwickeln sich (geordnet nach der Häufigkeit) vorwiegend im Sigma, im *absteigenden Kolon, Zoekum* und an der *rechten Kolonflexur.* Das Karzinom kann papillomatös wachsen und so die Darmlichtung verlegen, zu einem Ulkus führen oder die Wand infiltrieren.

3. Klinisches Bild

Zu *Beschwerden* kommt es erst relativ spät. Sie bestehen in Darmblutungen (rotes oder schwarzes Blut, je nach Höhe des Sitzes), plötzlich auftretenden Stuhlunregelmäßigkeiten (bei älteren Menschen immer verdächtig!), *krampfartigen Schmerzen* im Tumorbereich, Meteorismus sowie Subileus- und Ileuszeichen. Die *Metastasierung* erfolgt in die umgebenden Lymphknoten, die Leber, Lunge und das Skelettsystem. Eine *Perforation* in die Bauchhöhle ist möglich.

4. Diagnose

Die Diagnose wird endoskopisch (*Koloskopie* mit *Biopsien*) oder röntgenologisch gestellt.

5. Behandlung

Wenn möglich, sollte *operiert* werden: Es wird – je nach Tumorsitz – die links- oder rechtsseitige *Hemikolektomie* (Entfernung einer Kolonhälfte) vorgenommen und eine Verbindung zwischen Ileum und Transversum (*Ileotransversostomie*) bzw. Transversum und Sigma (*Transversosigmoidostomie*) hergestellt. In der Regel versucht man, ohne Anlage eines Anus praeter (siehe S. 64), d. h. »kontinenzerhaltend« zu operieren.

6. Prognose

Sie ist bei rechtzeitiger Diagnose *relativ günstig*: Die Mehrzahl der Patienten ist zum Zeitpunkt der Diagnosestellung operabel. Nach 5 Jahren leben noch 50% der Operierten.
Engmaschige Nachuntersuchungen (Endoskopie, Sonographie, CT, CEA) sind erforderlich. Die Chemotherapie bei Inoperabilität ist bisher wenig erfolgversprechend.

F. Rektumkarzinom

Das Rektumkarzinom ist der *häufigste maligne* Dickdarmtumor. Das Haupt-erkrankungsalter ist das 6. Lebensjahrzehnt. Männer erkranken etwas häufiger am Rektumkarzinom als Frauen. Als *Präkanzerosen* gelten, wie beim Kolonkarzinom, die Colitis ulcerosa und die Polyposis.

1. Pathologische Anatomie

Der Tumor kann geschwürig wachsen, die Wand infiltrieren oder sich knollig bzw. blumenkohlartig in das Darmlumen vorwölben und es verlegen.

2. Klinisches Bild

Leitsymptome sind blutige Stühle, Tenesmen (schmerzhafter Stuhlgang), abnorme Stuhlentleerungen und Stuhlabgang mit den Winden (»falscher Freund«).

3. Diagnose

Die wichtigsten diagnostischen Maßnahmen sind die *Austastung des Mastdarms* mit dem Finger und die *Rektoskopie*.

4. Komplikationen

Als Komplikationen des Tumors können *Blutungen, Perforationen* in die Bauchhöhle mit Bauchfellentzündung, *Fistelbildungen* zu Nachbarorganen, *Ileus* und *Metastasen* (Lymphknoten, Leber, Lunge) auftreten. *Jede Darmblutung muß daher sorgfältig abgeklärt werden*. Die Annahme, es habe sich um eine Hämorrhoidalblutung gehandelt, kann verhängnisvoll sein und stellt einen Kunstfehler dar.

5. Behandlung

Die Operation sollte immer angestrebt werden. Sie ist bei 55–60% der Patienten möglich. Meist muß das gesamte

Rektum amputiert und ein bleibender künstlicher Ausgang, ein sog. *Anus praeter* (eigentlich Anus praeternaturalis = After »an der Natur vorbei«) angelegt werden, indem der Kolonstumpf in die Bauchwand eingenäht wird (*Kolostomie*). Bei hochsitzendem Rektumkarzinom ist eine kontinenzerhaltende Resektion möglich.

6. Prognose

Sie ist um so ungünstiger, je tiefer das Karzinom sitzt. Nach 5 Jahren leben noch 50% der operierten Kranken.

G. Durchblutungsstörungen der Mesenterialgefäße

Hauptursachen akuter mesenterialer Durchblutungsstörungen sind vom Herzen ausgehende Embolien in die Mesenterialarterien oder eine Thrombose von Mesenterialvenen. Aufgrund der Mangeldurchblutung kommt es zu mehr oder minder schweren Ernährungsstörungen der Darmwand, die vom Ödem bis zur totalen Nekrose reichen können. Der akute Verschluß eines großen Mesenterialgefäßes führt zu abdominellen Schmerzen, paralytischem Ileus, Peritonitis und Schock.

Die Diagnose ist schwierig. Wird sie rechtzeitig gestellt, besteht die Chance, den Patienten durch eine Resektion der betroffenen Darmabschnitte zu retten. Die Prognose ist jedoch im allgemeinen schlecht, zumal da die Diagnose häufig sehr spät gestellt wird und es sich meist um ältere Patienten handelt.

IV. Akutes Abdomen

Mit dem wenig glücklichen Ausdruck »akutes Abdomen« (lat., abdomen = Bauch) bezeichnet man binnen kurzer Zeit auftretende Zustände mit umschriebener oder diffuser Bauchfellreizung bzw. -entzündung. Die Differentialdiagnose des akuten Abdomens ist schwierig und verantwortungsvoll, da je nach Ursache eine sofortige chirurgische Behandlung notwendig ist, in anderen Fällen jedoch eine Operation nur eine Gefährdung des Kranken darstellt.

1. Klinisches Bild

Die innerhalb von Stunden oder wenigen Tagen auftrenden *Symptome* sind alarmierend: *heftige Bauchschmerzen, Erbrechen, Abwehrspannung* der Bauchdecken, sog. Entlastungs- oder Loslaßschmerz (intensive Schmerzzunahme, wenn nach langsamem Eindrücken der Hand in die Bauchdecke die Hand rasch abgehoben wird), starker *Meteorismus* (»Trommelbauch«) und *Schock*. Hinzutreten können Wind- und Stuhlverhaltung. Die ganze Symptomatik läßt sich mit den Stichworten *Bauchfellentzündung-Ileus-Schockzustand* charakterisieren.

2. Ursachen

Aus praktischen Erwägungen wollen wir zwischen Ursachen trennen, die eine *sofortige operative* Behandlung notwendig machen, und solchen, bei denen (zunächst) *nicht* operiert werden soll:

a) Ursachen, die sofortige operative Behandlung erfordern:

- Mechanischer Ileus (Hernie, Bride, Tumor, Fremdkörper)
- akute Appendizitis (Blinddarment-zündung)
- Perforation, (Ulkus, Gallenblase, Divertikel, Tumor)
- Mesenterialinfarkt (siehe S. 54)
- Tubarruptur (geplatzte Eileiter-schwangerschaft)

b) Ursachen, die eine konservative Behandlung zulassen:

- Akute Pankreatitis
- Koliken oder Entzündungen:
- Gallenwege
- Darm
- Harnwege
- weibliches Genitale

3. Differentialdiagnose

Es gibt eine Reihe von Erkrankungen, die ein *akutes Abdomen vortäuschen* können und deren Verkennung verhängnisvoll sein kann. Dazu zählen: Herzinfarkt (besonders Hinterwandinfarkte), Lungeninfarkt, akute Perikarditis, Spontanpneumothorax, Coma diabeticum und die Porphyrie.

4. Behandlung

Wichtig ist die *rechtzeitige* Entscheidung zur *operativen* bzw. *konservativen The-*

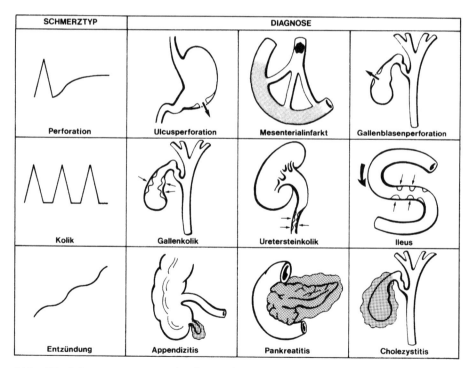

Abb. 17: Schmerztypen verschiedener akuter abdomineller Erkrankungen (nach *Siewert* und *Blum*)

rapie und die *Bekämpfung* des meist bestehenden *Schockzustandes.*

Zwei Maßnahmen sind beim akuten Abdomen prinzipiell falsch:

- perorale Verabreichung von Nahrung und Flüssigkeit
- Schmerzmittel vor Abklärung der Diagnose.

Nierenerkrankungen

I. Einführung

A. Aufbau und Funktion der Nieren

1. Aufbau

Das Nierengewebe besteht aus einer äußeren Zone, der *Rinde,* und dem zentral gelegenen *Mark.* Das *Nephron* als Funktionseinheit besteht aus einem Kapillarknäuel, welches *Glomerulus* genannt wird, und in der Rinde liegt, einem daran sich anschließenden Harnkanälchen (*proximaler Tubulus*), das sich in die sog. *Henlesche Schleife* mit einem ab- und aufsteigenden Schenkel (im Mark gelegen) fortsetzt und dem sog. *distalen Tubulus* in der Rinde, welcher in ein *Sammelrohr* übergeht. Das Sammelrohr mündet schließlich in das *Nierenbecken* ein. Jede Niere enthält etwa 1,2 Mill. Nephrone (siehe Abb. 18). Die Glomeruluskapillaren werden von der sog. *Bowmanschen Kapsel* umhüllt.

2. Harnbereitung

Die *Harnbereitung* geht folgendermaßen vor sich: Täglich werden durch die Glomeruluskapillaren etwa 150–180 Liter (!) Flüssigkeit, der sogenannte *Primärharn,* abfiltriert. Der Primärharn weist praktisch die gleiche Zusammensetzung wie das Blutplasma auf, enthält jedoch kein Eiweiß. Der Primärharn gelangt in den *proximalen Tubulus,* wo etwa 70% des *Natriumchlorids,* des *Wassers* sowie die *gesamte Glukose* und das *gesamte Kalium* rückresorbiert, d. h. wieder aufgenommen werden. Im proximalen Tubulus können aber auch (vor allem körperfremde) *Substanzen* ausgeschieden, d. h. *sezerniert* werden, so z. B. Penizillin, Sulfonamide oder Farbstoffe. Während der Harnpassage durch die Henlesche Schleife tritt eine weitere Verminderung des Harnvolumens durch Wasserrückstrom auf. Im *distalen Tubulus* wird vor allem der *Säure-Basen-Haushalt* durch Abgabe von Wasserstoffionen und Kalium und Wiederaufnahme von Natrium reguliert. Hier und in den Sammelröhren erfolgt ein weiterer Rückstrom von Wasser. Die *Wasserrückresorption* im distalen Tubulus wird durch *ADH* (antidiuretisches Hormon des Hypophysenhinterlappens) gefördert.

Die *täglich ausgeschiedene Harnmenge* beträgt im Durchschnitt 1,5 l, d. h. 99% des Primärharns werden rückresorbiert. Die hier geschilderten Mechanismen erklären auch, warum der Harn des Gesunden weder Zucker noch Eiweiß oder Blutkörperchen enthält (Abb. 18).

3. Hauptaufgaben der Nieren

Die Nieren erfüllen folgende *Hauptaufgaben*:
- *Ausscheidung von Stoffwechselprodukten*: Es handelt sich vorwiegend um Endprodukte des Eiweißstoffwechsels; sie werden auch *harnpflichtige Substanzen* genannt (siehe S. 70).
- *Regulierung des Wassers- und Elektrolythaushaltes*: Bei der Aufrechterhaltung einer normalen Flüssigkeits- und Elektrolytbilanz (Natrium, Chlorid, Kalzium, Kalium, Phosphat) spielt die Niere die führende Rolle.
- *Regulierung des Säure-Basen-Haushaltes*: Die ständig im Stoffwechsel anfallenden Säuren werden über den Harn ausgeschieden.
- *Ausscheidung von Giften und Medikamenten über den Harn*: Durch das

in der Niere gebildete Hormon *Renin* greifen die Nieren über das Renin-Angiotensin-Aldosteron-System in die Blutdruck*regulation* ein (siehe Bd. I S. 33). Das in den Nieren gebildete *Erythropoetin* stimuliert die Erythrozytenneubildung, weshalb bei chronischen Nierenerkrankungen mit verringerter Erythropoetinbildung ausgeprägte Anämien auftreten.

B. Untersuchungsmethoden

Die Bedeutung häufiger *klinischer Befunde* bei Nierenkranken wie Blässe, Ödeme, Hochdruck usw. werden wir später genauer kennenlernen.
Der *Tastbefund* ist meist unergiebig; bei Nierentumoren oder Zystennieren kann

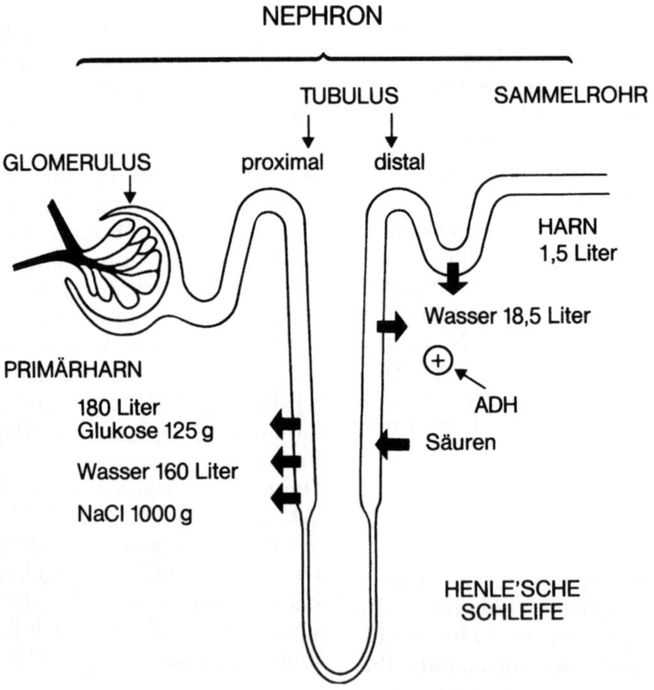

Abb. 18: Funktion der Niere

eine tastbare Nierenvergrößerung vorliegen.

Eine Schmerzauslösung durch *Beklopfen* des Nierenlagers spricht vor allem für Nierensteine oder eine Nierenbeckenentzündung.

1. Harnuntersuchung

a) Harnfarbe

Eine sichtbare *Blutbeimengung* zum Harn (*Makrohämaturie*) führt je nach Ausmaß zu einer schmutzig-braunen bis rötlichen oder blutroten Harnverfärbung.

Bei der *Mikrohämaturie* sind Erythrozyten nur mikroskopisch nachweisbar.

Das sog. *Ziegelmehlsediment* (gelb-roter Niederschlag in abgestandenem, saurem Harn) entsteht durch harnsaures Natrium, Kalium oder Ammonium; es löst sich durch Erhitzen oder etwas Natronlauge auf und hat keine diagnostische Bedeutung.

Bei *chronischer Niereninsuffizienz* ist der Harn meistens wasserhell.

b) Spezifisches Gewicht, Osmolalität

Es liegt beim Gesunden, je nachdem, ob der Harn dünn oder sehr konzentriert ist, zwischen 1,001 und 1,040. Das spezifische Gewicht wird mit *Urometern* (Aräometern) bestimmt, die auf eine Temperatur von 20° geeicht sind. Für je 3° Harntemperatur über 20° muß 0,001 zum spezifischen Gewicht hinzugezählt, für je 3° unter 20° 0,001 abgezogen werden. Eiweiß und Zuckerausscheidung im Harn verändern das spezifische Gewicht. Für etwa 3,9 g Eiweiß/Liter Harn bzw. 2,7 g Glucose/Liter Harn müssen 0,001 vom spezifischen Gewicht abgezogen werden. Unphysiologisch hohe spezifische Gewichte entstehen durch die Ausscheidung von Röntgenkontrastmitteln (Urografin) oder infundierten Substanzen (Mannit, Sorbit).

Statt des spezifischen Gewichts des Harns kann auch die sog. *Osmolalität* angegeben werden. Sie gibt die Konzentration aller osmotischen aktiven, gelösten Teilchen in einem Kilogramm Körperflüssigkeit an. Die Angabe erfolgt in /kg. Die Messungen erfolgen vorwiegend in Serum und Harn, seltener in Dialyseflüssigkeiten.

Entsprechend der Schwankungsbreite des spezifischen Gewichtes zwischen 1,001–1,040 kann die *Osmolarität* (/l), *bzw. Osmolalität* (/kg) bei Messung mit dem Osmometer zwischen 50 und 1 200 /l betragen. Nach 12–24 Stunden Dursten soll die Urin-Osmolarität über 800 /l betragen. *Osmolarität* und *Osmolalität* sind im Harn praktisch gleich.

Liegt bei *Oligurie* (Harnausscheidung unter 500 ml/24 Stunden) die Osmolalität hoch, so spricht dies für unzureichende Flüssigkeitszufuhr (Dursteffekt), während eine niedrige Osmolalität für ein akutes Nierenversagen spricht.

c) Eiweißnachweis

Die Ausscheidung von Eiweiß im Harn (= Proteinurie) ist ein wichtiger Hinweis auf eine Erkrankung des Nierenparenchyms. Je nach dem Ursprungsort kann eine *glomeruläre, tubuläre* oder gemischt *glomerulär-tubuläre* Eiweißausscheidung unterschieden werden.

Eine *geringgradige Proteinurie* (Eiweißausscheidung im Harn) kann auch beim Nierengesunden nachgewiesen werden (< 150 mg/24 Stunden). Eine ausschließlich im Stehen nachweisbare Proteinurie (sog. orthostatische Proteinurie) wird bei vielen Jugendlichen gefunden. Ist der Nachtharn proteinfrei, so ist die orthostatische Proteinurie als prognostisch meist harmlos anzusehen. Bei der »mäßigen« Proteinurie liegen die Urineiweißverluste zwischen 0,5–3,0 g/24 h.

Als *große Proteinurie* werden Urinei-weißverluste über 3,0 g/24 Std. bezeich-net. Eine Eiweißausscheidung unter 1,5 g/24 h spricht für eine tubuläre, eine darüber liegende für eine glomeruläre Erkrankung. *Qualitativ* wird Eiweiß im Urin mit der Sulfosalizylsäureprobe (Nachweisgrenze 5–10 mg/dl) durchge-führt. Bei *Teststäbchen* liegt die Nach-weisgrenze bei etwa 20 mg/dl. Die *quan-titative* Messung der Urineiweißaus-scheidung erfolgt heute mit der Biuret-Methode. Noch spezifischer ist der Al-buminnachweis mit RIA (Radio-immu-no-assay).

d) Zuckernachweis

Siehe Diabetes mellitus (s. S. 102).

e) Harnsediment

Das abzentrifugierte Harnsediment wird mikroskopisch auf *Epithelzellen* (aus Niere, Harnleiter, Blase, Harnröh-re), *Erythrozyten, Leukozyten, Kristalle, Bakterien* und sog. *Zylinder* untersucht. *Zylinder* sind Eiweißausgüsse der Harn-kanälchen; sie können *hyalin* (glashell) sein und aus reinem Eiweiß bestehen oder *granuliert* (gekörnt) durch Auflage-rungen von Epithelien, Erythrozyten, Leukozyten usw. Epithelien, Leukozy-ten und Erythrozyten in geringer Zahl kommen auch im Harn des Gesunden vor. Der *Nachweis von granulierten Zylindern* stellt immer einen *krankhaf-ten Befund* dar. Erythrozytenzylinder sprechen für eine glomeruläre Blutung. Das sog. *quantitative Sediment* (auch Addis-Count genannt) erlaubt eine ge-naue Auszählung der Blutkörperchen pro Zeiteinheit (24 Std.). Obere Grenz-werte für Gesunde: 1–3 Mill. Erythrozy-ten und 2–5 Mill. Leukozyten pro 24 Stunden.

f) Urinkultur

Die bakteriologische Harndiagnostik umfaßt:
– Keimzählung
– Keimidentifizierung
– Antibiotika-Resistenzbestimmung
Verwendet wird der sog. *Mittelstrahl-urin,* das ist die nach Säubern der Harn-röhrenmündung entleerte *zweite Harn-portion* oder *Katheter-Urin.* Zur kultu-rellen Untersuchung kann Harn auch unter sonographischer Kontrolle mittels *Blasenpunktion* gewonnen werden. Zur Schnelldiagnostik von Harnwegsinfek-ten werden als orientierende Untersu-chung *Teststreifen* (z. B. Nitriur-Test®) verwendet. Die sog. *Uricult-Methode* ermöglicht eine *quantitative* Bestim-mung der Zahl *pathogener Keime* im Harn. Eine *pathologische Bakteriurie* (Bakterienausscheidung im Harn) liegt bei Werten ab 100 000 Bakterien pro ml Harn vor, bci 10 000 Kcimcn/ml sind Kontrollen angezeigt. In dem durch Bla-senpunktion gewonnenen Urin ist ein Keimnachweis immer pathologisch. Am häufigsten wird *Escherichia coli* als Er-reger einer Harnwegsinfektion nachge-wiesen.

2. Blutuntersuchungen

a) Harnpflichtige Substanzen

Schlackenstoffe, die über den Harn aus-geschieden werden müssen, heißen harn-pflichtige Substanzen. Zu ihnen zählen *Harnstoff, Kreatinin, Harnsäure* und andere, noch nicht näher analysierte »Urämiestoffe« (s. Urämie).
Eine *Erhöhung* der harnpflichtigen Sub-stanzen spricht für eine Niereninsuffi-zienz und wird *Azotämie* genannt (frz. azote, Stickstoff). Ist die Azotämie so ausgeprägt, daß sie zu klinischen Er-scheinungen führt, sprechen wir von *Urämie.* Am häufigsten bestimmt man

das Serum-Kreatinin, weil die Harnstoffkonzentration im Gegensatz zur Kreatininkonzentration von mehreren extrarenalen Faktoren abhängig ist. Die *Normalwerte* betragen: Harnstoff im Serum 20–42,5 mg%, Kreatinin 0,7 bis 1,3 mg% und Harnsäure 2,0–6,0 mg%. Bei der Urämie sind die Harnstoffwerte meist auf 200 bis 400 mg% erhöht, die Kreatininwerte im Serum liegen meist zwischen 10 bis 20 mg%.

Die Höhe des *Serum-Kreatininspiegels* und die funktionstüchtige Nierenmasse stehen im umgekehrten Verhältnis. Ist die funktionstüchtige Nierenmasse auf die Hälfte reduziert, so liegt der Serumkreatininspiegel doppelt so hoch; eine Reduktion der funktionstüchtigen Nierenmasse auf 1/4 führt zu einer 4fachen Erhöhung des Serumkreatininspiegels.

Liegen die Serumkreatininwerte zwischen 1,0 und 1,5 mg%, so kann eine möglicherweise bestehende Einschränkung der Nierenfunktion nur durch zusätzliche Funktionsprüfungen erfaßt werden (sogenannter kreatininblinder Bereich). Die Höhe der Serumharnstoffkonzentration wird in gewissen Grenzen unabhängig von der Nierenfunktion auch von der Stoffwechselaktivität bestimmt. So finden sich beispielsweise im Fieber und bei massiv eiweißreicher Diät erhöhte, bei starker Eiweißeinschränkung niedrige Serumharnstoffkonzentrationen.

b) Serumelektrolyte

Die Bestimmung der Natrium-, Chlorid-, Kalzium und Phosphatkonzentrationen im Blut ist bei Nierenkranken aus diagnostischen und therapeutischen Gründen wichtig.

c) Bluteiweiß

Eine starke Proteinurie kann zur Abnahme des Gesamteiweißgehaltes im Blut (*Hypoproteinämie*) und zu charakteristischen Veränderungen der Elektrophorese (siehe Bd. I S. 116) führen.

3. Funktionsprüfungen

a) Konzentration und Verdünnung des Harns

Ist die Konzentrationsleistung *vermindert*, so spricht man von *Hyposthenurie*. *Ändert* sich als Ausdruck der *stark eingeschränkten Konzentrationsfähigkeit* das erniedrigte spezifische Gewicht des Harns nicht mehr nennenswert, so liegt eine *Isosthenurie* vor (z. B. spezifisches Gewicht ständig um 1,010). Das Konzentrationsvermögen der Nieren läßt sich am genauesten durch die *Osmolalitätsmessung* ermitteln. Nach 12–24 Std. Dursten sollte die Urinosmolalität > 800/kg H_2O betragen. So spricht beispielsweise bei Oligurie (Urinausscheidung < 500 ml/ Std.) eine hohe Osmolalität für eine erhaltene Konzentrationsfähigkeit der Nieren, eine niedrige hingegen für ein akutes Nierenversagen.

b) Clearance-Verfahren

Die verschiedenen Clearance-Verfahren erlauben eine exakte Aussage über die Nierenfunktion.

Als *renale Clearance* (engl. clearance, Klärung, Reinigung) einer Substanz ist diejenige Menge Blutplasma definiert, aus der die betreffende Substanz in einer Minute durch die Nierentätigkeit vollständig entfernt wird.

Clearanceverfahren erlauben die *Messungen des Glomerulusfiltrates* (*Glomeruläre Filtrationsrate = GFR*). Es stehen zwei Methoden zur Verfügung:

1. Als Indikatorsubstanz wird das *endogen* (im eigenen Körper) *gebildete Kreatinin* herangezogen = *endogene Kreatinin-Clearance*. Sie läßt sich berechnen durch zweimalige Messung der

Nierenerkrankungen

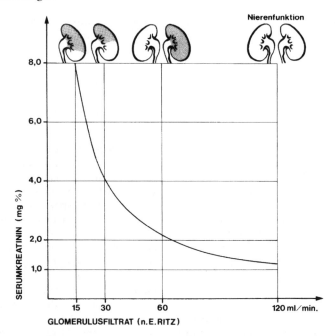

Abb. 19: Beziehung zwischen Glomerulusfiltrat und Höhe des Serum-Kreatinins sowie Anteil des funktionsuntüchtigen Nierengewebes (dunkel schraffiert). Wegen der Hyperbelfunktion der Beziehung führen große Veränderungen im Bereich zwischen 60 und 120 ml/min Glomerulusfiltrat nur zu geringen Änderungen des Serum-Kreatininwertes, während bei Änderungen des Glomerulusfiltrats zu großen Änderungen des Serum-Kreatininspiegels führen.

Plasmakreatininkonzentration und Messung der 24-Stunden-Urinkreatininausscheidung. Wichtig ist, daß der Harn vollständig gesammelt wird, weil sonst fälschlich zu niedrige Kreatininwerte resultieren. Zwischen Serum-Kreatinin-Konzentration und funktionstüchtigem Nierengewebe (siehe Abb. 19) besteht ein umgekehrtes Verhältnis. Die Reduktion des funktionstüchtigen Nierengewebes auf die Hälfte führt zu einer Verdoppelung des Serum-Kreatininspiegels, eine Reduktion der funktionstüchtigen Nierenmasse auf ein Viertel zu einer vierfachen Erhöhung des Serum-Kreatininspiegels. Der Normalwert der Kreatinin-Clearance, bezogen auf

1,73 m² Körperoberfläche, beträgt beim Mann 98–156 ml/min, bei Frauen 95–160 ml/min.
2. Als *exogen zugeführte Testsubstanz* dienen radioaktiv markiertes EDTA oder DTPA (⁵¹Cr-EDTA, ¹⁶⁸Yb-DTPA). Clearance-Untersuchungen sind *nur sinnvoll,* solange *keine* Azotämie besteht, d. h. zur Frühdiagnose der Niereninsuffizienz. Ein Kreatininanstieg ist erst zu erwarten, wenn die Clearancewerte bereits auf ca. 60% der Norm abgesunken sind. Clearance-Untersuchungen sind daher bei Serum-Kreatininwerten zwischen 1–1,5 mg% sinnvoll, über 2–3 mg% jedoch nicht mehr.

4. Röntgenuntersuchung der Nieren

Auf einer sog. *Nierenleeraufnahme* können bereits Form, Lage und Größe der Nieren feststellbar sein sowie »schattengebende«, d. h. kalkhaltige Konkremente (Steine) in den ableitenden Harnwegen erkannt werden.

Durch *jodhaltige* Röntgenkontrastmittel, die intravenös injiziert oder als Infusion appliziert werden (*i.v.*- oder *Infusionsurogramm*), ist eine Anfärbung des Nierengewebes und eine Darstellung des Nierenbeckens und der übrigen ableitenden Harnwege möglich.

Wird das Nierenbeckenhohlsystem durch eingeführte Ureterenkatheter mit *Kontrastmittel* gefüllt, so spricht man von *retrograder Pyelographie*.

Eine Darstellung der Nierengefäße durch Röntgenkontrastmittel nennt man *Nierenangiographie*. In unklaren Fällen, besonders bei Tumorverdacht, kann die *Computertomographie* weiterführen.

5. Sonographie

Sie erlaubt die Beurteilung von Größe, Lage, Form und Struktur der Nieren und ermöglicht die Diagnose von Zysten, Anomalien, Tumoren, Steinen sowie eines Aufstaus des Nierenbeckens.

6. Isotopenuntersuchung

a) Isotopen-Clearance

Siehe oben 3 b evtl. seitengetrennt.

b) Nierenszintigramm

Lage, Form, Größe und ausgedehntere anatomische Veränderungen (Zysten, Tumoren) werden mittels radioaktiver Substanzen dargestellt.

7. Zystoskopie

Bei der Zystoskopie (= Harnblasenspiegelung) besteht die Möglichkeit, die mit Wasser gefüllte und entfaltete Harnblase mittels Zystoskop für diagnostische und therapeutische Zwecke zu endoskopieren.

8. Nierenbiopsie

Ziel der Nierenpunktion ist die Gewinnung von Nierengewebe zur histologischen Untersuchung. Die Biopsie kann entweder »blind«, d. h. unter sonographischer Kontrolle, oder offen, z. B. im Rahmen einer operativen Freilegung durchgeführt werden.

Die Blindpunktion der Niere ist *kontraindiziert* bei Einzelnieren, hämorrhagischer Diathese, exzessivem Hochdruck, Nierentumoren, Hydro- und Pyonephrose.

Die gefährlichste *Komplikation* ist die Blutung in das die Niere umgebende Gewebe oder in die ableitenden Harnwege. Puls, Blutdruck, Urin und Allgemeinzustand des Patienten müssen daher für mehrere Stunden nach der Biopsie *kontrolliert* werden.

C. Häufige Symptome bei Nierenkranken

1. Proteinurie

Eine *Proteinurie* (Eiweißausscheidung im Harn) kommt bei vielen Nierenerkrankungen vor und ist das am längsten (seit 1770) bekannte Symptom einer Nierenkrankheit (der Begriff Albuminurie ist veraltet und unzutreffend, da nicht nur Albumine, sondern auch Globuline ausgeschieden werden).

Auch beim Gesunden werden geringe Eiweißmengen im Urin ausgeschieden. Definitionsgemäß liegt eine Proteinurie nur vor, wenn *täglich mehr als 100 mg Eiweiß im* Harn ausgeschieden werden. Die Proteinurie beruht meist auf einer *pathologischen Durchlässigkeit der Glomeruluskapillaren* für Eiweiß, d. h. auf einer *glomerulären Nierenerkrankung,* seltener auf einer Störung der Eiweißrückresorption durch die Tubuluszellen (tubuläre Nierenerkrankungen).

Da Albumine und Gammaglobuline stärker als andere Bluteiweiße im Urin ausgeschieden werden, geht eine Proteinurie im Blut mit einer Verminderung der Albumine und Gammaglobuline und einer relativen Vermehrung der Globuline (Dysproteinämie) einher.

Die im Harn ausgeschiedenen Proteine lassen sich mittels Elektrophorese differenzieren.

2. Ödeme

Die Ödeme Nierenkranker (renale Ödeme; ren, lat. Nicrc) unterscheiden sich von den Ödemen bei Herzinsuffizienz oder Leberzirrhose vor allem dadurch, daß sie häufig auch oder ausschließlich das *Gesicht* und die *Hände* (Handrücken) *betreffen.* Besonders typisch ist das morgendliche Lid- und Wangenödem. Auch sind die Ödeme der Nierenkranken meist weich, leicht eindrückbar und »teigig«. In schweren Fällen kann es zur Einlagerung von 20 und mehr Litern Flüssigkeit ins Gewebe kommen.

Bei der *Entstehung* renaler Ödeme spielen – häufig kombiniert – vier Faktoren eine Rolle:
- *gesteigerte Durchlässigkeit der Kapillaren*
- *verminderte Ausscheidung von Wasser und Natrium* infolge der Abnahme eines Glomerulusfiltrates
- *Eiweißmangel,* dadurch verringerte Wasserbindungsfähigkeit des Plasmas
- *sekundärer Hyperaldosteronismus* mit vermehrter Natrium- und Wasserrückresorption (siehe Bd. I S. 43).

Sinkt der *Gesamteiweißgehalt* des Blutes durch eine länger dauernde Proteinurie *unter 4,5 g%* ab (Normalwert: 6–8 g%), so treten zwangsläufig Ödeme auf.

3. Hypertonie

Der Hochdruck ist nicht selten das einzige Symptom einer Nierenerkrankung, so daß bei jeder Hypertonie nach einer *renalen Ursache gefahndet* werden muß. Die am häufigsten zur Hypertonie führenden Nierenerkrankungen sind die verschiedenen Formen der Glomerulonephritis und die chronische Pyelonephritis. Eindeutige klinische Kriterien, die eine Differenzierung zwischen essentieller und renaler Hypertonie erlauben, gibt es nicht (bezüglich der Pathogenese der renalen Hypertonie siehe Bd. I S. 93).

4. Anurie, Oligurie, Polyurie, Nykturie

Die tägliche Harnausscheidung des Gesunden beträgt je nach Flüssigkeitszufuhr und -verlusten (z. B. Schwitzen, Durchfälle) 0,5–1,5 Liter. Ein *Absinken* der Diurese (gr., Harnausscheidung) unter 500 ml wird *Oligurie* genannt.

Wird überhaupt *kein Harn ausgeschieden* oder liegt die tägliche Diuresemenge *unter 100 ml,* so sprechen wir von *Anurie.* Der tägliche Serumharnstoffanstieg bei Anurie beträgt je nach Stoffwechselsituation 50–100 mg/dl. Eine *mehrtägige* Oligurie oder Anurie führt zu einem erheblichen Anstieg der harnpflichtigen Substanzen (Harnstoffwerte meist um 400 mg%, Kreatininwerte zwischen 10 und 20 mg%) und zur Entstehung einer *Urämie.*

Als *Polyurie* bezeichnet man eine *krankhafte Vermehrung* der Harnausscheidung. Sie kommt im fortgeschrittenen Stadium vieler chronischer Nierenerkrankungen vor: Da die Nieren nicht mehr in der Lage sind, einen genügend konzentrierten Harn zu bereiten, wird zur Ausscheidung der harnpflichtigen Substanzen ein geringkonzentrierter Harn in größerer Menge gebildet.

Pollakisurie (gr., oft, Harn) bedeutet Drang zu häufiger Harnentleerung, ohne daß die Harnmenge verändert sein

muß. Hauptursache einer Pollakisurie sind Erkrankungen der ableitenden Harnwege. *Dysurie* bedeutet schmerzhafte Urinentleerung. Unter *Nykturie* versteht man vermehrtes nächtliches Wasserlassen.

II. Klinik der Nierenerkrankungen

A. Akutes Nierenversagen (ANV)

Von akutem Nierenversagen (akute Niereninsuffizienz) sprechen wir, wenn die Funktion der Nieren innerhalb kurzer Zeit – meist weniger Stunden – so schwer beeinträchtigt wird, daß eine Oligurie oder Anurie auftritt. Meist handelt es sich um eine *Komplikation* eines extrarenalen, seltener eines renalen Grundleidens oder einer postrenalen Abflußbehinderung.

1. Ursachen

a) **Verminderung der Nierendurchblutung**
(= zirkulatorisch-ischämisches ANV)

Voraussetzung einer normalen glomerulären Filtration ist eine ausreichende Durchblutung der Nieren. Kommt es infolge ausgedehnter *Blut-* oder *Flüssigkeitsverluste*, durch einen Herzinfarkt, eine akute Herzinsuffizienz anderer Genese, schwere Verbrennungen oder einer Sepsis zum *Schock*, so besteht die Gefahr einer Minderdurchblutung der Nieren, die bis zum akuten Nierenversagen führen kann (= *Schockniere*).

Merksatz: *Die Entwicklung eines akuten Nierenversagens ist die gefürchtetste Komplikation des Schocks. Die Kontrol-*

le der Diuresemenge beim Schockpatienten ist daher besonders wichtig.

Sinkt im Schock die Diurese unter 30 ml pro Stunde ab, so ist ein akutes Nierenversagen zu befürchten (siehe Bd. I S. 68).

b) **Toxische Nierenschädigung**

Sie kann durch die verschiedensten *Medikamente* oder *Toxine* ausgelöst werden. Am häufigsten kommen in Betracht (nach H. Geiger und A. Heidland):
- Nichtsteroidale Antiphlogistika
- ACE-Hemmer
- Antibiotika (Aminoglykoside, Cephalosporine, Amphotericin B)
- Röntgenkontrastmittel
- Zytostatika (Cisplatin, Methotrexat)
- Schwermetalle
- Hämoglobin (Transfusionszwischenfall)
- Giftpilze (Knollenblätterpilz)
- Myoglobin (Rhabdomyolyse = Auflösung quergestreifter Muskelfasern)
- Drogenabusus
- Alkoholentzugsdelir
- exzessive körperliche Belastung
- Lipidsenker

c) **Weitere Ursachen**

Selten (1–2% der Patienten) kann es auch im Verlauf einer *primären Nierenerkrankung*, z. B. einer rapid progressiven Glomerulonephritis, zu einem akuten Nierenversagen kommen.

Eine weitere Ursache eines ANV kann eine *Abflußbehinderung* der ableitenden Harnwege durch Prostataerkrankungen, gynäkologische Tumoren oder Harnleitersteine sein.

2. Klinisches Bild

Leitsymptom des akuten Nierenversagens ist eine – nicht selten zu spät beachtete – *Oligurie*, seltener *Anurie*. Sie entwickelt sich meist innerhalb 24 Stunden nach dem auslösenden Ereignis. Bei kompletter Anurie steigt der *Harnstoff täglich* etwa um *50 mg%* an, so daß nach mehrtägiger Anurie Harnstoffwerte zwischen 300 und 500 mg% erreicht werden. Bei Oligurie durch akutes Nierenversagen ist die Urin-Osmolalität erniedrigt (bei Oligurie durch Dursten erhöht!). Der Säure-Basen-Haushalt ist im Sinne einer metabolischen Azidose verändert (s. d.).

Da eine Kaliumausscheidung über die Nieren nicht mehr möglich ist und durch ständigen Zellzerfall zusätzlich Kalium frei wird, kommt es zur *Hyperkaliämie,* d. h. zu erhöhten Blutkaliumwerten. Die Hyperkaliämie stellt eine *gefürchtete Komplikation* des akuten Nierenversagens dar, weil sie leicht zum Kammerflimmern und damit zum Sekundenherztod führt (siehe Bd. I S. 56).

Hält die Anurie länger als 5–6 Tage an, so treten die klinischen Zeichen der *Urämie* wie Übelkeit, Erbrechen, Benommenheit, vertiefte Atmung, Neigung zu Muskelkrämpfen usw. in den Vordergrund. Darüber hinaus wird das klinische Bild wesentlich durch die Grundkrankheit (Sepsis, schwere innere Blutung, Kreislaufschock, Intoxikationen, Verbrennungen) mitbestimmt. Im Stadium der Oligurie-Anurie besteht die *Gefahr der Überwässerung* des Organismus entweder durch Trinken zu großer Flüssigkeitsmengen oder unangebrachte Infusionen. Die Folgen sind *akute Linksherzinsuffizienz* und eine besondere Form des Lungenödems, die »*fluidlung*« (Flüssigkeitslunge) genannt wird. Sonographisch sind die Nieren im Gegensatz zum chronischen Nierenversagen normal groß oder vergrößert.

Nach Überwindung der *anurisch-oligurischen Phase,* spontan oder mit Hilfe der künstlichen Niere, setzt die *polyurische Phase* als Zeichen einer Erholung der Nieren und einer Regeneration (Wiederneubildung) der Tubulusepithelien ein. Sie dauert etwa 1–2 Wochen und ist charakterisiert durch tägliche Diuresemengen zwischen 2 und 8 Litern. Die harnpflichtigen Substanzen normalisieren sich allmählich. Clearance-Untersuchungen zeigen jedoch, daß eine Einschränkung der Nierenleistung noch für Monate bestehen kann. Prinzipiell ist jedoch die akute Niereninsuffizienz *voll rückbildungsfähig.*

3. Diagnose

Die Diagnose ist bei Kenntnis der Vorgeschichte und bei Beachtung der Anurie leicht zu stellen. Ein akutes Nierenversagen kann jedoch, bei zunächst intakten Nieren, fälschlicherweise angenommen werden, wenn die Anurie beispielsweise auf Verlegung beider Harnleiter beruht. Als *Ursachen einer doppelseitigen Harnleiterverlegung* kommen in Frage: Harnleitersteine, Blutgerinnsel bei Hämaturie, Kompression von außen durch Tumoren oder versehentliche Unterbindung bei Bauchoperationen. Bevor man ein akutes Nierenversagen annimmt, muß daher in jedem Falle eine mechanische Verlegung der Harnwege (obstruktive Uropathie) ausgeschlossen werden (z. B. durch Ureterenkatheter). Wichtig ist die Sonographie der Nieren (Größe? Aufstau der ableitenden Harnwege? Abflußhindernis?).

4. Komplikationen

Kammerflimmern, Herzversagen, Lungenödem, zerebrale Krampfanfälle (Hirnödem) und bakterielle Infekte (Sepsis) sind die häufigsten Komplikationen.

5. Verlauf und Prognose

Das akute Nierenversagen, das ein Syndrom und keine Krankheitseinheit ist, verläuft in der Regel in *3 Phasen*: akutes Ereignis – Oligurie/Anurie – Polyurie. Die *Prognose*, die auch vom Grundleiden abhängt, ist seit Anwendung der künstlichen Niere erheblich besser geworden. Dennoch liegt die Letalität zwischen 40–60%. Die höchste Letalität haben das postoperative, posttraumatische und septische ANV.

6. Therapie

Da der Nierenprozeß selbst häufig nicht beeinflußt werden kann, kommt alles auf eine *exakte Bilanzierung von Flüssigkeit* und *Elektrolyten*, eine *sinnvolle Diät* und eine *sorgfältige Pflege* an.

a) Flüssigkeitszufuhr

Merksatz: *Beim akuten Nierenversagen beträgt die tägliche Flüssigkeitszufuhr (oral oder parenteral) 500 ml + ausgeschiedener Urinmenge + Flüssigkeitsverluste über den Magen-Darm-Trakt (Erbrochenes, wäßrige Stühle) und die Haut. Das Körpergewicht muß täglich kontrolliert werden.*

b) Elektrolyte

Die *Hyperkaliämie* (Gefahr des Kammerflimmerns ab 6,5 mval/l) wird durch intravenöse Infusionen von 20%iger Glukoselösung mit Altinsulin behandelt. Bestimmte Kunstharze wirken als Kationenaustauscher (z. B. Resonium). Peroral oder als Klysma verabreicht, nehmen sie durch die Darmwand aus dem Blut Kalium auf und geben Natrium in das Blut ab (Gefahr der Hypernatriämie!). Zur Bekämpfung der *metabolischen Azidose* wird Natriumbikarbonat infundiert.

c) Diät

Es wird eine streng kaliumarme und natriumarme Diät mit normalem Eiweißanteil verabreicht. Parenteral können Glukose und essentielle Aminosäuren infundiert werden.

d) Diuretika

Die hochdosierte Gabe (bis zu 1 g tgl.) von Furosemid (Lasix®), eventuell in Kombination mit Dopamin (2–4 µg/kg Körpergewicht/min) kann gelegentlich die Diurese erhöhen, hat aber wahrscheinlich keinen wesentlichen Einfluß auf den Verlauf.

e) Künstliche Niere

Die *Hämodialyse* soll frühzeitig (bevor der Serumharnstoff über 200 mg/dl ansteigt) und anfänglich täglich eingesetzt werden. Fehlt die Möglichkeit zur Hämodialyse, so kann die Peritonealdialyse eingesetzt werden. Die Prognoseverbesserung des ANV ist vor allem auf die modernen Dialyseverfahren zurückzuführen.

B. Chronische Urämie

Von *Urämie* (gr., Harn, Blut) sprechen wir, wenn neben *der Azotämie auch ausgeprägte klinische Symptome einer Niereninsuffizienz* vorliegen. Solange eine Erhöhung harnpflichtiger Substanzen ohne nennenswerte klinische

Symptomatik besteht, befindet sich der Kranke im Stadium der *kompensierten Retention.* »Urämie« ist daher *eine klinische Diagnose* und – wie das akute Nierenversagen – *keine Krankheitseinheit.*

1. Ursachen

Einen Überblick über die häufigsten Ursachen der chronischen Urämie gibt Tab. 7.

Tab. 7: Häufigste Ursachen der chronischen Urämie
(Grundlage: Register der Europäischen Dialyse- und Transplantationsgesellschaft)

1. Chronische Glomerulonephritis (ca. 20%)
2. Diabetische Nephropathie (ca. 20%)
3. Chronische Pyelonephritis (ca. 15%)
4. Zystennieren (ca. 7%)
5. Analgetikanephropathie (ca. 5%)

2. Klinisches Bild

Das klinische Bild der Urämie ist eindrucksvoll: Die Kranken sind *blaß,* weil immer eine *Anämie* vorliegt. Die dem Licht ausgesetzten *Hautpartien* (Gesicht, Hände) erscheinen durch Ablagerung des Harnfarbstoffs Urochrom *schmutziggelbgrau.* Es besteht der typische *urinöse Mundgeruch* (Foetor uraemicus), der sich durch sorgfältige Mundpflege etwas eindämmen läßt. Auffallend ist die deutlich *vertiefte Atmung* infolge *Übersäuerung des Blutes* (Azidose-Atmung): Da über die Nieren nicht mehr ausreichend Säuren ausgeschieden werden können, versucht der Organismus, wenigstens mehr Kohlensäure aus dem Blut durch eine Steigerung der Atmung abzugeben.
Übelkeit und *Erbrechen* beruhen auf der Vergiftung durch Stoffwechselschlacken sowie einer *urämischen Gastritis.*

Der *Blutdruck* ist *meist erhöht.* Linksherzinsuffizienz, Hypoproteinämie und toxische Kapillarwandschädigung führen zum *Lungenödem* bzw. zur sog. *»Flüssigkeitslunge«* mit vorwiegend interstitieller Ablagerung von Flüssigkeit. Manchmal besteht eine *Perikarditis,* z.T. mit Perikarderguß, seltener eine Pleuritis. Die *hämorrhagische Diathese,* deren Symptom oft *Nasenbluten* ist, kommt durch Gerinnungs- und Gefäßwandstörungen zustande (siehe Bd. I S. 139). Häufig besteht quälender Juckreiz.
Störungen im Phosphat- und Kalziumhaushalt sowie im Vitamin-D-Stoffwechsel führen bei chronischer Niereninsuffizienz zu *Knochenveränderungen,* die man als *renale Osteopathie* (gr., Knochenkrankheit) bezeichnet, und die sich klinisch durch diffuse Knochenschmerzen, Spontanfrakturen (z. B. Rippen) und Muskelschwäche bemerkbar machen kann. In der Endphase kommt es schließlich zu *Bewußtseinsstörungen bis* zum urämischen *Koma* (Abb. 20).

3. Laborbefunde

Charakteristisch sind eine ausgeprägte *normochrome Anämie,* eine starke *Erhöhung der harnpflichtigen Substanzen* (Harnstoff, Kreatinin, Harnsäure), *Leukozytose, Übersäuerung des Blutes,* Erniedrigung des Kalzium- und Erhöhung des Phosphatspiegels und eine Hyperkaliämie, sobald sich eine Oligurie entwickelt. Die Serum-Osmolalität ist erniedrigt. Der *Serum-Kreatininspiegel* liegt bei terminaler Niereninsuffizienz meist über 8–10 mg/dl.

4. Behandlung

Sie verfolgt drei Ziele:
– Therapie des *Grundleidens*
– Verlangsamung der *Progression* der Niereninsuffizienz

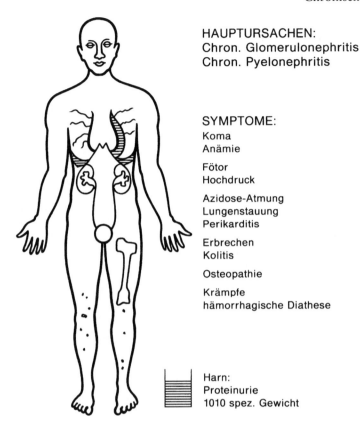

HAUPTURSACHEN:
Chron. Glomerulonephritis
Chron. Pyelonephritis

SYMPTOME:
Koma
Anämie

Fötor
Hochdruck

Azidose-Atmung
Lungenstauung
Perikarditis

Erbrechen
Kolitis

Osteopathie

Krämpfe
hämorrhagische Diathese

Harn:
Proteinurie
1010 spez. Gewicht

Abb. 20: Chronische Urämie

– Behandlung der *Symptome* und *Komplikationen*
Der Behandlung des *Grundleidens* dienen beispielsweise eine optimale Diabeteseinstellung, die Antibiotikabehandlung der Pyelonephritis oder das Vermeiden von Schmerzmitteln bei Analgetika-Nephropathie. Zur Progressionsverhütung wird eine frühzeitige *proteinarme Diät* empfohlen (0,8 g Protein/kg Körpergewicht). Ebenso wichtig ist die konsequente Behandlung einer *arteriellen Hypertonie*.
Liegen Ödeme und/oder eine arterielle Hypertonie vor, ist eine *salzarme Diät* (NaCl < 5 g täglich) indiziert. Die

Trinkmenge bei ausgeglichenem Flüssigkeitshaushalt liegt bei 2,5 l täglich. Die *Hyperkaliämie* wird durch diätetische Kaliumrestriktion, Schleifendiuretika und eventuell Ionenaustauscher auf Kunstharzbasis (z. B. Resonium A®) behandelt. Sogenannte *kaliumsparende Diuretika sind streng kontraindiziert* (lebensgefährliche Hyperkaliämien!). Zum *Azidose-Ausgleich* wird ein Natrium-Kalzium-Zitrat-Gemisch (Acetolyt®) verabreicht. Zur Prävention der *renalen Osteopathie* werden orale Phosphatbinder wie Kalziumkarbonat gegeben. Aluminiumhaltige Phosphatbinder sind kontraindiziert. Die bei chronischer

Niereninsuffizienz immer vorhandene, auf einem Erythropoetinmangel beruhende Anämie kann neuerdings durch intravenös gegebenes humanes *Erythropoetin* (Erypo®) erfolgreich behandelt werden.

Bei Serumkreatininkonzentrationen > 10 mg/dl ist die Indikation zur *Hämodialyse* oder *Nierentransplantation* gegeben.

C. Künstliche Niere

Die künstliche Niere stellt ein wichtiges, seit Mitte der 40er Jahre (Kolff und Berk, 1943, Holland; Alwall, 1947, Schweden) angewandtes *Verfahren zur Entfernung harnpflichtiger Substanzen aus* dem Blut dar.

a) Indikation

Die Indikation zum Einsatz der künstlichen Niere ist im allgemeinen bei Serum-Kreatininwerten über 10 mg/dl gegeben. Die künstliche Niere wirkt beim akuten Nierenversagen lebensrettend, wenn dadurch die anurisch-oligurische Phase überbrückt werden kann. Die *Hauptindikation* zur Hämodialyse stellt jedoch die *terminale Niereninsuffizienz* (chronisches Nierenversagen im Endstadium) dar.

Im übrigen kann die künstliche Niere auch zur *Entfernung bestimmter Gifte* aus dem Blut (z. B. Schlafmittel) bei *Intoxikationen* (s. d.) eingesetzt werden.

b) Funktionsweise

Das *Prinzip* der künstlichen *Niere* besteht darin, daß das durch Heparin ungerinnbar gemachte Blut des Kranken mit Hilfe einer Pumpe an einer Membran entlanggetrieben wird. Auf der anderen Seite der Membran fließt die sog. Spüllösung (Dialysat). Diese enthält

Natrium, Kalium und Chlorid in Konzentrationen, die derjenigen des normalen Blutes in etwa entsprechen (im Einzelfall variabel).

Elektrolyte und harnpflichtige Substanzen können die Zellophanmembranen passieren, nicht jedoch Bakterien und Viren, so daß die Flüssigkeit nicht sterilisiert werden muß. Auf diese Weise treten die harnpflichtigen Substanzen aus dem Blut in die Spüllösung über. Das so dialysierte Blut (Dialyse = Trennung von Substanzen mit Hilfe von Membranen) wird über eine Vene wieder dem Körper zugeleitet. Man spricht daher auch von *Hämodialyse* (Dialyse des Blutes). Durch die Dialyse können dem Patienten auch Stoffe (Kalzium, Bikarbonat, Glukose) zugeführt werden. Eine Dialysebehandlung dauert durchschnittlich ca. 5 Stunden und muß 3mal wöchentlich erfolgen. Der Harnstoff im Blut läßt sich dabei auf Normalwerte reduzieren. Ein *Nachteil* der Hämodialyse ist die Notwendigkeit der *Heparinisierung des Blutes*.

Ein großes Problem für die *chronische Dialyse* besteht darin, daß ein *funktionssicherer Zugang* zum Blutgefäßsystem vorhanden sein muß. Hierfür verwendet man am häufigsten eine sog. *Brescia-Cimino-Fistel*. Dabei werden eine Arterie (A. radialis) und eine Vene des Unterarmes ohne Kunststoffzwischenschaltung Seit-zu-Seit operativ vereinigt (sog. Anastomose). Die nun unter arteriellem Druck stehende, erweiterte Vene wird dann zum Anschluß an das Dialysegerät jedesmal punktiert.

Durch gleichzeitige *Ultrafiltration* kann dem Körper Flüssigkeit, beispielsweise bei Überwässerung des Patienten, entzogen werden.

Merke: Patienten, bei denen in absehbarer Zeit eine Hämodialyse in Betracht kommt, sollten zur Schonung der Venen keinerlei Injektionen oder Infusionen in

bzw. Blutabnahmen aus Unterarmvenen bekommen! Handrückenvenen können benutzt werden.

Bei der *Peritonealdialyse*, die routinemäßig seit ca. 1968 durchgeführt wird, wird das Peritoneum (Bauchfell) des Patienten als Dialysemembran benutzt. Die erste Peritonealdialyse am Menschen wurde bereits von Ganter 1923 in Würzburg durchgeführt. Über einen implantierten Katheter (Verweilkatheter nach Tenckhoff) wird geeignete Dialyseflüssigkeit (1–2 l, Zusammensetzung je Indikation) in die Bauchhöhle ein- und wieder abgelassen. Innerhalb von 24 Std. können maximal bis zu 60–80 l Dialysierflüssigkeit auf diese Weise durch die Bauchhöhle geleitet werden. *CAPD* steht als Abkürzung für die chronische ambulante Peritonealdialyse (Continuous Ambulatory Peritoneal Dialysis), bei der über den ganzen Tag verteilt 2 l Dialysat in der Bauchhöhle verbleiben und dieses Dialysatvolumen 4mal pro Tag gewechselt wird.

Die *Diät* des Dialysepatienten soll eiweiß- und kalorienreich sowie kaliumarm sein. Natrium-Einschränkung ist bei Hypertonie und Herzinsuffizienz erforderlich.

c) Folgen und Probleme der Behandlung

Die Patienten sind sehr hepatitisgefährdet (Hepatitis C). Eine aktive Impfung gegen Hepatitis-B ist daher indiziert. Es ist wichtig, *Überwässerung* und *Hyperkaliämie* zu vermeiden. *Knochenveränderungen* können durch diätetische Zufuhr von Aluminiumverbindungen entgegengewirkt werden. An *neurologischen Störungen* kommen die urämische Enzephalopathie, zerebrale Krampfanfälle und eine urämische Neurophathie (ca. 50%) in Frage.

Obwohl die Dialysebehandlung bei terminaler Niereninsuffizienz die Lebenserwartung erheblich verlängert, ist das Befinden der Dialyse-Patienten nicht selten durch Komplikationen der Dialyse und die chronische Niereninsuffizienz selbst empfindlich beeinträchtigt (Anämie, Übelkeit, Erbrechen, Störungen im Wasser- und Elektrolythaushalt, Hepatitis, neurotische Symptome, Depression etc.). Hinzu kommen die Probleme der diätetischen Einschränkungen.

Daß die chronische Dialyse deshalb zu erheblichen *psycho-sozialen Problemen* führen kann, liegt auf der Hand. Dennoch ermöglicht die chronische Hämodialyse nicht nur eine Lebensverlängerung, sondern für viele Kranke auch ein lebenswertes Dasein. Vielfach ist auch eine berufliche Rehabilitation möglich.

Im Gegensatz zu früher wird heute die Ansicht vertreten, daß bei chronischer Urämie, unabhängig von Grundkrankheit und Lebensalter, immer der Versuch einer Dauerdialyse unternommen werden sollte. Neben der Klinikdialyse, die im allgemeinen nur bei Komplikationen indiziert ist, wird heute die *Heimdialyse*, vor allem in Zentren des Kuratoriums für Heimdialyse, unter Aufsicht erfahrener Ärzte und Krankenschwestern oder -pfleger durchgeführt.

Die *Überlebenszeit* bei chronischer Hämodialyse liegt nach einem Jahr bei ca. 90%, nach 3 Jahren bei 78% und nach 5 Jahren bei 70%. Häufigste *Todesursachen* sind Herzinfarkt, Linksherzversagen, Aortenaneurysmen und apoplektische Insulte.

D. Hämofiltration

Die Hämofiltration ist eine neue technische Methode, um *aus dem Blut harnpflichtige Substanzen* und ggf. *auch Gifte zu entfernen* und *dem Körper schonend Flüssigkeit zu entziehen*. Das Verfahren »ahmt« die Arbeitsweise der Niere besser nach als die Hämodialyse. Bestimmte Patientengruppen (z. B. ältere

Menschen) scheint die Hämofiltration gegenüber der Hämodialyse Vorteile zu bieten. Durch Hämofiltration kann bei überwässerten Patienten ein entsprechendes Flüssigkeitsvolumen entzogen werden.

E. Nierentransplantation

Die *erste erfolgreiche Nierentransplantation* an eineiigen Zwillingen wurde 1954 von Dr. John P. Merrill in Boston durchgeführt: Am 23. Dezember verpflanzte er mit seinem Team dem dreiundzwanzigjährigen Richard Herrick eine Niere seines Zwillingsbruders Ronald.

Heute werden in der Bundesrepublik Deutschland jährlich rund 2 000, weltweit 20 000 Nierentransplantationen durchgeführt.

Neben der Leichennierentransplantation (hirntote Spender) kommt die Lebendnierentransplantation von Verwandten ersten Grades in Betracht.

Absolute Kontraindikationen für Transplantatempfänger sind:
– Infektionen (positiver HIV-Antikörpernachweis)
– maligne, nichtheilbare Grunderkrankung

Als *relative Kontraindikationen* gelten:
– sehr hohes Alter
– schwerwiegende psychiatrische Krankheiten
– schwere angeborene Mißbildungen der ableitenden Harnwege.

Nicht als Spender kommen in Betracht: Spender mit malignen Grunderkrankungen und Allgemeininfektionen wie Hepatitis, Sepsis oder HIV. Die obere Altersgrenze liegt bei ca. 65 Jahren.

Die *Transplantatabstoßung* zeigt sich klinisch durch Fieber, Oligurie, Hypertonie, Ödeme, Proteinurie, Anstieg der harnpflichtigen Substanzen und Anschwellen des Transplantats (Sonogra-

phie). Zur Vermeidung von Abstoßungskrisen muß eine lebenslange *immunsuppressive Therapie*, meist mit Ciclosporin A, durchgeführt werden.

Bei 5–6% der Transplantierten treten als Spätkomplikationen *bösartige Neubildungen* (epitheliale Tumoren und Tumoren des lymphatischen Systems) auf. Etwa die Hälfte der Patienten muß antihypertensiv behandelt werden. In unterschiedlicher Häufigkeit kann die ursprüngliche Nierenerkrankung auch das Transplantat befallen.

Die 1-Jahres- und 5-Jahres-Transplantatfunktionsraten betragen 77% bzw. 56%. Haupttodesursachen sind Sepsis, kardiovaskuläre Zwischenfälle und Leberversagen.

F. Akute diffuse Glomerulonephritis

Die akute Glomerulonephritis führt zu einer *Entzündung der Mehrzahl der Glomeruli beider Nieren*. Da die Gesamtheit der Glomeruluskapillaren befallen ist, handelt es sich, im Gegensatz zu den herdförmigen Nephritiden, um eine *diffuse* Nephritis.

1. Vorkommen

Es erkranken vorwiegend Kinder und jüngere Erwachsene; nach dem 30. Lebensjahr ist die akute Glomerulonephritis sehr selten.

2. Ätiologie und Pathogenese

Die akute Glomerulonephritis tritt 1–2 Wochen nach einem *Streptokokkeninfekt*, z. B. einer eitrigen Angina, einer Mittelohr- oder Nasennebenhöhlenaffektion, Scharlach, bzw. einer Streptokokkeninfektion der Haut (*Erysipel*) auf. Die Nieren selbst sind *nicht infi-*

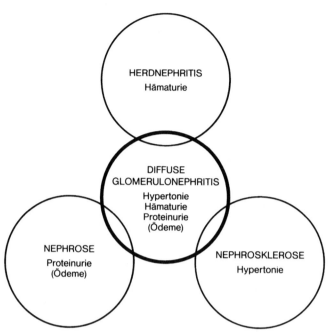

Abb. 21: Leitsymptome glomerulärer Erkrankungen

ziert. Es handelt sich also um eine *abakterielle postinfektiöse Nephritis.*

Man hat festgestellt, daß nur bestimmte Streptokokken (hämolysierende Streptokokken der Gruppe A, Typen 12, 25, 4, 49) nephritogen, d. h. nephritisauslösend wirken, was auch erklärt, weshalb die akute Glomerulonephritis viel seltener auftritt als die allgemein recht zahlreichen Streptokokkeninfekte. Man nimmt an, daß Immunkomplexe, die *Streptokokkenantigene* enthalten, in der sog. Basalmembran der Glomerula (aber auch im RES) fixiert werden und dort eine Antikörperbildung auslösen. Die Glomerulonephritis ist daher das Resultat einer *Antigen-Antikörper-Reaktion.* Die *Latenzzeit* zwischen Streptokokkeninfekt (7–14 Tage) und dem Auftreten der akuten Nephritis ist diejenige Zeitspanne, die zur Antikörperbildung benötigt wird.

Die *Pathogenese* der akuten Nephritis bietet einige Parallelen zu derjenigen des akuten rheumatischen Fiebers (siehe Bd. I S.64). Die Glomerulonephritis ist keine isolierte Nierenkrankheit, sondern eine *Allgemeinerkrankung.*

3. Klinisches Bild

Die *Leitsymptome* der akuten Glomerulonephritis sind *Hochdruck, Ödeme* und *Hämaturie.* Der Blutdruck ist meist mäßiggradig sowohl systolisch als auch diastolisch erhöht. Häufig besteht eine *Bradykardie.* Die Ödeme entwickeln sich vor allem im Gesicht und dort vorzugsweise im Bereich der Augenlider. Manchmal suchen die Kranken den Arzt wegen ihres veränderten Aussehens auf. Die Ödeme sind überwiegend das Resultat einer allgemeinen Kapillarwandschädigung. In beiden Weltkriegen wurde eine besondere Verlaufsform der akuten Nephritis beobachtet (sog. *Feldnephritis*), die mit massiven, z.T. grotesken Ödemen einherging. Eine *Hämaturie* ist immer vorhanden. Sie kann entweder nur mikroskopisch nachweisbar sein oder als Makrohämaturie zu einer schmutzigroten, »fleischwasserfarbigen« Harnfarbe führen. Im Harn fällt eine *Proteinurie* auf, im *Sediment* sind hyaline und granulierte Zylinder nachweisbar.

Die Patienten klagen über stärkere Kopfschmerzen, Übelkeit und Augenflimmern als Zeichen eines gesteigerten Hirndrucks. Die *Urinmenge* ist meist vermindert, eine Anurie tritt allerdings sehr selten auf. Neben fast symptomlosen Verläufen gibt es Fälle mit heftigen Kopfschmerzen, erheblichem Krankheitsgefühl, Ziehen im Rücken, Übelkeit, Erbrechen und ausgeprägter Atemnot (siehe Abb. 21).

4. Komplikationen

Gefürchtete Komplikationen der akuten Glomerulonephritis sind Lungenödem, Herzversagen, akute Anurie, Hirnödem mit generalisierten Krampfanfällen (sog. Niereneklampsie) und Sehstörungen bis zur – vorübergehenden – Erblindung.

5. Laborbefunde

Typisch sind *Hämaturie, Proteinurie, Zylinderausscheidung* und ein spezifisches Gewicht des Urins um 1,020 (*glomeruläre* Erkrankung, die Konzentrationsfähigkeit der Tubuli ist noch befriedigend erhalten). Im Gegensatz dazu geht das akute Nierenversagen (*akute tubuläre Nekrose*) mit einer Hyposthenurie einher. Die *BSG* ist leicht beschleunigt, der *Anti-Streptolysin-Titer* deutlich meist über 200 IE erhöht (siehe Bd. I S. 64). Meist kommt es nur zu

einem leichten Anstieg der harnpflichtigen Substanzen.

6. Prognose und Verlauf

Es gibt folgende Verlaufsmöglichkeiten:
– *Frühheilung* innerhalb weniger Wochen (am häufigsten)
– *Spätheilung* im Verlauf von 2 Jahren
– Übergang in die *chronische Glomerulonephritis*
– *Frühtodesfälle* durch Herzversagen oder Urämie (selten)

7. Differentialdiagnose

Die akute diffuse Glomerulonephritis ist abzugrenzen von der prognostisch wesentlich günstigeren herdförmigen Glomerulonephritis (*Herdnephritis*), die *während* einer Infektionskrankheit als Begleiterscheinung auftritt und meist nur zu einer Mikrohämaturie führt.

8. Behandlung

Am wichtigsten sind *absolute Bettruhe, Penizillin V* 1–3 Mill. E. täglich (Streptokokkeninfekt!) und eine *ausgewogene Diät*.

Die *Flüssigkeitszufuhr* wird wie beim akuten Nierenversagen gehandhabt: Urinmenge des Vortages + 500 ml + andere Flüssigkeitsverluste (Erbrechen, Schwitzen, Durchfall).

Nicht angebracht ist das früher empfohlene strenge Fasten und Dursten. Die *Entfernung* der *Mandeln* (Tonsillektomie) unter Penizillinschutz soll erst 4–6 Wochen nach Abklingen der akuten Symptome vorgenommen werden.

9. Sonderformen der
Glomerulonephritis

a) **Rasch progrediente
Glomerulonephritis
(»rapidly progressive«
glomerulonephritis)**

Es handelt sich um eine rasch fortschreitende Glomerulonephritis ohne nachweislich vorausgegangenen Infekt, die innerhalb kurzer Zeit zu einem irreversiblen Nierenversagen führt. Es handelt sich um einen medizinischen *Notfall*! Bei einem Teil der Fälle sind im Serum Antikörper gegen zytoplasmatische Antigene in neutrophilen Granulozyten nachweisbar, die als *ANCA* (= antineutrophil cytoplasmatic antibodies) bezeichnet werden. Vereinzelt können auch extrarenale Symptome, wie Hautausschläge, Gelenkbeschwerden oder Hämoptysen, beobachtet werden.

Therapie: Eine immunsuppressive Therapie (hochdosiert Glukokortikoide oder Cyclophosphamid) bzw. *Plasmaphorese* ermöglichen in einigen Fällen die Ausheilung. Bei der Plasmaphorese entzieht man dem Patienten kontinuierlich Vollblut. Durch ein bestimmtes Verfahren werden Antikörper und Immunkomplexe abgetrennt und die Erythrozyten danach wieder infundiert.

b) **IgA-Glomerulonephritis**

Die IgA-Glomerulonephritis ist eine der *häufigsten* Glomerulonephritis-Formen. Sie tritt *während* respiratorischer Infekte auf und ist gekennzeichnet durch rezidivierende schmerzlose *Makrohämaturien*. Mikroskopisch finden sich innerhalb der Glomerula massive Ablagerungen von IgA. Sie verläuft eminent chronisch und hat eine schlechtere Prognose als früher angenommen. Häufig entwickelt sich eine *maligne Hyperto-*

nie. Nach 20 Jahren ist die Hälfte der Patienten urämisch.

c) **Glomerulonephritiden
bei Systemerkrankungen**

Glomerulonephritiden können beispielsweise im Rahmen des *Lupus erythematodes* (s. d.) auftreten, ferner beim *Goodpasture-Syndrom* (junge Männer mit Hämoptysen und Glomerulonephritis) oder der *Wegener-Granulomatose*, bei der als Vorläufer der Nephritis Granulome der oberen und unteren Luftwege, Ulzera im Tonsillen- und Mundbereich und Lungeninfiltrate auftreten können (ANCA sind im Blut nachweisbar).

G. Chronische Glomerulonephritis

1. Ätiologie und Pathogenese

Die Bezeichnung »chronische Glomerulonephritis« wird heute als *Oberbegriff* für zahlreiche ätiologisch und morphologisch unterschiedliche *chronisch-entzündliche Nierenerkrankungen* gebraucht. Es handelt sich um *chronische, abakterielle* (nicht durch Bakterien entstandene), *doppelseitige Entzündungen der Nierenrinde* mit primärem Befall der Glomerula. In vielen Fällen spielen *immunologische Prozesse* eine wesentliche Rolle. Chronische Glomerulonephritiden sind die häufigste Ursache einer Urämie.

2. Klinisches Bild

Während *der Latenzperiode* besteht oft nur eine geringfügige Proteinurie und Hämaturie. Allmählich, seltener schubweise, kommt es zu einer Verstärkung der Symptomatik und einer Zunahme der Niereninsuffizienz. Es gibt Verlaufsformen, bei denen mehr die *schwere renale Hypertonie* im Vordergrund steht, und andere, deren führende Symptome *Proteinurie* und *Ödeme* sind.

Schließlich mündet die Erkrankung in die *chronische Urämie* ein mit Anämie, Übelkeit, Erbrechen, Azidoseatmung, Perikarditis, Foetor uraemicus, hämorrhagischer Diathese und schließlich Bewußtseinsstörungen bis zum urämischen Koma.

Die pathologisch-anatomische Untersuchung zeigt in diesem Stadium den typischen Befund der kleinen, blassen, an der Oberfläche gekörnten *glomerulonephritischen Schrumpfnieren*.

4. Behandlung

Wichtig sind körperliche Schonung, Vermeidung von Infekten, blutdrucksenkende Mittel sowie ausreichende Flüssigkeitszufuhr in der polyurischen Phase des Leidens. Bei bestimmten Formen von chronischer Glomerulonephritis sind zur Unterdrückung immunologischer Vorgänge Steroide und Immunsuppressiva (Imurek®) von Nutzen. Die Therapie der Urämie haben wir kennengelernt. Im Stadium der terminalen Niereninsuffizienz muß eine *chronische Hämodialyse* durchgeführt oder die *Nierentransplantation* vorgenommen werden.

H. Nephrotisches Syndrom

Das nephrotische Syndrom ist ein *klinischer*, durch die folgenden *Leitsymptome* charakterisierter Krankheitsbegriff:
- »große« *Proteinurie* (tägliche Eiweißausscheidung über 3,5 g); ihre Folgen sind:
- *Ödeme*
- *Hypoproteinämie* (verminderter Bluteiweißgehalt) und *Dysproteinämie*

(krankhafte Verschiebung der einzelnen Eiweißfraktionen)
- *Hyperlipidämie* (erhöhter Blutfettspiegel)

1. Pathophysiologie

Es kommt zu einer erhöhten *Durchlässigkeit* der *glomerulären Basalmembran* für Proteine. Daraus resultiert ein massiver *Plasmaeiweißverlust* – vor allem von Albuminen, aber auch Gammaglobulinen – in den Urin. Die Serumelektrophorese zeigt typischerweise eine deutliche Albuminverminderung bei relativer Erhöhung der α_2- und β-Globulinfraktion (Dysproteinämie). Durch die Hypalbuminämie ist der kolloidosmotische Druck in den Kapillaren vermindert, wodurch es zur *Ödementstehung* kommt. Als Folge der Hypogammaglobulinämie kommt es zu einer *verringerten Infektabwehr*. Kompensatorisch entwickelt sich ein sekundärer Hyperaldosteronismus (s. d.). Die *Hyperlipoproteinämie* resultiert einerseits aus einer Überproduktion von Lipoproteinen in der Leber, andererseits einem verminderten Lipoproteinabbau.

2. Ätiologie

Die Glomerulonephritis ist in über 80% der Fälle Ursache des nephrotischen Syndroms. Die histologischen Veränderungen an den Glomeruli können sehr unterschiedlich sein. Bei der sog. *Minimal-changes-Glomerulonephritis* (früher Lipoidnephrose genannt) sind die Glomeruli lichtmikroskopisch unauffällig, zeigen jedoch elektronenmikroskopisch gewisse Veränderungen. Diese Form des nephrotischen Syndroms kommt vor allem bei Kindern vor.
In der Mehrzahl der Fälle liegt eine sog. *membranöse Glomerulonephritis* vor, deren Charakteristikum eine Verdickung der Basalmembranen der Glome-

ruluskapillaren ist. Andere patholo-gisch-anatomisch differenzierbare Formen der Glomerulonephritis können ebenso zum nephrotischen Syndrom führen, wie die diabetische Nephropathie (s. d.), eine Thrombose der Nierenvenen, Kollagenosen, das Plasmozytom (Plasmozytomniere, siehe Bd. I S. 139) oder nierenschädigende Substanzen (Quecksilber, Wismut, Gold).
Eine Abklärung der Ätiologie ist am ehesten durch die *Nierenbiopsie möglich*.

Tab. 8: Ursachen des nephrotischen Syndroms

- Glomerulonephritiden, z. B.
- Minimal-changes-Nephritis
- Membranöse Glomerulonephritis
- Kollagenosen
- Diabetische Nephropathie
- Schwere Herzinsuffizienz
- Amyloidose
- Nierenvenenthrombose
- Plasmozytom
- Schwangerschaftsnephropathie
- Medikamente: Gold, Penicillamin, Heroin
- Transplantationsnephropathie

3. Klinisches Bild

Hervorstechendes Symptom der meist chronisch verlaufenden Krankheit ist die *große Proteinurie*: Im Harnsediment finden sich hyaline und granulierte Zylinder. Folge des ständigen Eiweißverlustes sind die typischen weichen, teigigen, auch das Gesicht betreffenden *Ödeme*. Die Kranken klagen meist über starke Müdigkeit, Leistungsschwäche und Durst. Pleuraergüsse können zu stärkerer Atemnot führen. Der *Blutdruck* ist in der Regel normal. Trotz nur mäßiggradiger Anämie sind die Kranken auffallend blaß. Das *Blutplasma* kann infolge der starken Blutfetterhöhung (*Hyperlipämie*) milchig getrübt sein (Triglyzeride

meist über 400 mg/dl). Die BSG ist stark beschleunigt, häufig über 80 mm i. d. 1. Std. Eine Azotämie besteht nur selten. Das *Gesamteiweiß* im Blut liegt meist um oder unter 4 g%. Die *Elektrophorese* zeigt, daß vor allem die Albumine und die Gamma-Globuline vermindert sind (erhöhte Infektanfälligkeit!). Durch die Proteinurie ist das spezifische Gewicht des Harns erhöht. Mit einem speziellen Mikroskop (polarisiertes Licht) können im Harn *Fett-Tröpfchen* nachweisbar sein, die wegen ihrer Ähnlichkeit mit dem (achtspitzigen) Kreuz des Malteser-(Johanniter-)Ordens »*Malteserkreuze*« genannt werden (Cholesterin-Kristalle).

4. Verlauf und Prognose

Die Krankheit verläuft ausgesprochen *chronisch*, jedoch kommen einmalige Schübe und spontane Abheilungen vor. Entsprechend der unterschiedlichen Ursache des nephrotischen Syndroms kann eine einheitliche Prognose nicht angegeben werden. Die als nephrotisches Syndrom in Erscheinung tretende chronische Glomerulonephritis des Erwachsenen führt nach 10 Jahren bei der Hälfte der Patienten zur Dialysepflichtigkeit. Die *Prognose* der Lipoidnephrose ohne lichtmikroskopisch nachweisbare Veränderungen ist besser.

5. Behandlung

Entscheidend ist eine *eiweißreiche* (1,5–3 g Eiweiß tgl. pro kg Körpergewicht) und *kochsalzarme* Diät. Das Eiweiß wird am besten in Form von magerem Fleisch, Fisch, Eiern oder Milcheiweiß gegeben oder infundiert (z. B. Humanalbumin-Infusionen). Eine langdauernde Therapie mit hohen *Kortikoiddosen* oder *Imurek*® kann bei bestimmten Formen des nephrotischen Syndroms die Eiweißdurchlässigkeit der Glomeruluskapillaren mindern und so zur Besserung führen.

I. Akute und chronische Pyelonephritis

Eine *Pyelonephritis* (gr. pyelos, Becken, nephros, Niere) liegt vor, wenn eine *bakteriell bedingte Entzündung* des *Nierenbeckens* mit oder ohne begleitende Entzündung des interstitiellen Nierengewebes besteht.

1. Pathologische Anatomie

Da nicht die Glomeruli, sondern das dazwischengelegene Gewebe, das sog. *Interstitium,* betroffen ist, handelt es sich, vor allem bei der chronischen Form, um eine *interstitielle Nephritis.*

2. Häufigkeit und Vorkommen

Die Pyelonephritis ist eine häufige Nierenerkrankung, die im Endstadium zur *Schrumpfnierenbildung* und *Urämie* führen kann. Frauen erkranken dreimal häufiger als Männer.

3. Ätiologie und Pathogenese

Die *wichtigsten Erreger* der Pyelonephritis sind Colibakterien (60–80%), Enterokokken, Proteus und Pseudomonas. Die Keime gelangen meist *aufsteigend* von den Harnwegen, seltener über die Blutbahn, in die Nieren. Jede *Obstruktion,* d. h. Verlegung oder Einengung der Harnwege, z. B. durch Mißbildung, Stenosen, Steine, Tumoren, gynäkologische Prozesse im kleinen Becken oder eine Prostatavergrößerung, begünstigt das Angehen von Infekten. Weitere wichtige disponierende Faktoren sind *Zuckerkrankheit* (chronische Pyelonephritis bei 20% aller Diabetiker) und *Schwangerschaft.* Bei unklaren Fieber-

zuständen in der 2. Schwangerschaftshälfte muß in erster Linie an eine Pyelonephritis gedacht werden. Der chronische Mißbrauch *phenazetinhaltiger Schmerzmittel* fördert die Entstehung einer interstitiellen Nephritis (Phenazetinniere). Die chronische Pyelonephritis entwickelt sich in der Regel aus einer nicht ausgeheilten Pyelonephritis (siehe Abb. 22).

4. Klinisches Bild

a) Akute Pyelonephritis

Die *Leitsymptome* sind *Schmerzen* in den Nierenlagern und *Fieber.* Brennen beim Wasserlassen und Pollakisurie deuten auf eine gleichzeitige Blasenentzündung hin. Übelkeit und Erbrechen sind möglich. In schweren Fällen kann es zu Schüttelfrösten und septischen Temperaturen kommen (sog. *Urosepsis).*
Der Prozeß kann ein- oder doppelseitig (1/2 der Fälle) auftreten und bedingt eine entsprechende Klopfempfindlichkeit des jeweiligen Nierenlagers.
Es besteht fast immer eine *starke Leukozyturie* (Leukozytenausscheidung im Harn) bei mäßiger Proteinurie. Die Nierenfunktion ist kaum beeinträchtigt, die BSG stärker beschleunigt.

b) Chronische Pyelonephritis

Sie verläuft *schleichend* und weist, da die Diagnose sehr schwierig sein kann, eine beträchtliche Dunkelziffer auf. Gelegentlich führt erst die Urämie den Kranken zum Arzt.
Oft bestehen nur *uncharakteristische Beschwerden* wie Abgeschlagenheit, Übelkeit, Kopfschmerzen und Appetitlosigkeit. Brennen beim Wasserlassen, Durst und – meist nur geringe – Rückenschmerzen lenken den Verdacht auf eine Nierenerkrankung. Fieber fehlt in der

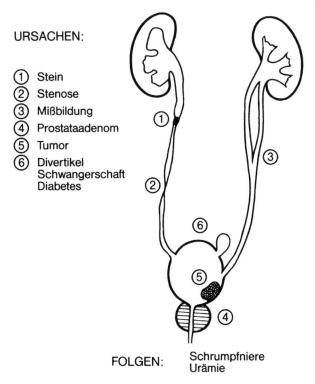

URSACHEN:

① Stein
② Stenose
③ Mißbildung
④ Prostataadenom
⑤ Tumor
⑥ Divertikel
    Schwangerschaft
    Diabetes

FOLGEN: Schrumpfniere
           Urämie

Abb. 22: Chronische Pyelonephritis

Regel, allenfalls bestehen gelegentlich subfebrile Temperaturen.
Entscheidend sind *Leukozyturie, Leukozytenzylinder* und vor allem der *kulturelle Nachweis von Bakterien im Harn.* Anämie (chronischer Infekt und Untergang von Nierengewebe) und Blutsenkungsbeschleunigung sind häufig. In der Hälfte der Fälle liegt ein *Hochdruck* vor.

5. Prognose und Verlauf

Die Prognose der chronischen Pyelonephritis ist *ungünstig,* da eine völlige Ausheilung kaum gelingt. In 1/3 der Fälle kommt es nach 10–12jährigem Verlauf zur pyelonephritischen *Schrumpfniere* und zur Urämie.

6. Behandlung

Entscheidend ist die *gezielte antibiotische Behandlung* entsprechend der Empfindlichkeit der nachgewiesenen Keime. Die meisten Erreger der Pyelonephritis sprechen auf *Ampicilline, Gyrase-Hemmer* (Norfloxacin, Ofloxacin, Ciprofloxacin) oder *Cotrimoxazol* (Bactrim® Eusaprim®) an. Zur Langzeittherapie und Rezidivvorbeugung eignet sich Cotrimoxazol. Wichtig sind ferner *reichliche Flüssigkeitszufuhr* und die *chirurgische Beseitigung* einer etwaigen Harnwegsobstruktion.

J. Paranephritischer Abszeß

Es handelt sich um eine meist *einseitige Vereiterung* im Bereich der Fettgewebskapsel der Niere. Klinisch bestehen Nierenschmerzen und Fieber bei unauffälligem Urin. Die Behandlung besteht in der operativen Abszeßeröffnung.

K. Nephrosklerose

Als Nephrosklerose bezeichnet man *Veränderungen an den Nierengefäßen,* die in Verbindung mit einem *arteriellen Hochdruck* auftreten.

1. Benigne (gutartige) Nephrosklerose

Sie entwickelt sich im Rahmen einer *essentiellen Hypertonie.* Typisch ist die *Arteriolosklerose,* d. h. die Sklerosierung der Nierenarteriolen. Zu einer nennenswerten *Niereninsuffizienz* kommt es nur *ausnahmsweise.* Eine Gefährdung besteht weniger von seiten der Nieren als durch den Hochdruck (Herzinfarkt, Herzinsuffizienz, Apoplexie).

2. Maligne (bösartige) Nephrosklerose

Es handelt sich um die »bösartige Schwester« der benignen Nephrosklerose. Es kann eine *primäre* und eine *sekundäre* Form unterschieden werden. Jüngere Menschen und Patienten mittleren Lebensalters werden bevorzugt betroffen. Klinisch im Vordergrund steht die *maligne Hypertonie* (diastolischer RR > 120 mmHg) neben Nierenfunktionsstörungen und hochdruckbedingten Augenhintergrundveränderungen. Typisch sind Nekrosen der Nierenarteriolen (= *Arteriolonekrose*). Die *Prognose* ist *wenig günstig. Therapeutisch* wichtig ist eine intensive Blutdrucksenkung.

L. Nephrolithiasis

Nierensteine (*Nephrolithiasis*) bzw. Steine in den ableitenden Harnwegen (*Urolithiasis*) sind relativ häufig.

1. Vorkommen

Die Krankheit betrifft Männer häufiger als Frauen, tritt vorwiegend im 3.–5. Lebensjahrzehnt auf und hat in den letzten Jahrzehnten zugenommen. Eine *familiäre Disposition* kommt vor. Bekannte »Steingebiete« sind Dalmatien, Persien, Mesopotamien, das Wolgatal und die Südstaaten der USA, also heiße, trockene Gegenden (Wasserverluste!).

2. Ätiologie und Pathogenese

Die Steine entstehen aus *Kristalloiden* (kristallisierbaren Substanzen) im Harn, entweder weil diese in besonders großer Menge ausgeschieden werden (z. B. Harnsäureverbindungen bei Gicht und Leukämie, Kalzium bei verstärktem Knochenabbau) oder andere Faktoren vorliegen, die die *Ausfällung von Kristallen fördern,* wie z. B. Harnstauung und Harnwegsinfektion. Da die Urolithiasis ihrerseits wiederum Harnwegsinfekte begünstigt, liegt nicht selten ein Circulus vitiosus vor. Saure Urin-pH-Werte fördern die Entstehung von *Harnsäuresteinen,* alkalische pH-Werte die Bildung von *Phosphatsteinen.* Beim Hyperparathyreoidismus (s. d.) kommt es typischerweise zu rezidivierender Urolithiasis.

3. Pathologische Anatomie

Die Steine entstehen meist im *Nierenbecken* oder in den *Nierenkelchen.* Sie können reiskorngroß sein oder als sog. *Ausgußsteine* das gesamte Nierenbecken ausfüllen. Nach der Häufigkeit unterscheidet man *Kalziumoxalat-* (maulbeerförmig, dunkelbraun), *Kalzium-phosphat-* (weißlich, rauh), *Urat-* (hell, braungelb) und die seltenen *Zystin-* und *Xanthinsteine).* Der Kalziumgehalt ist dafür verantwortlich, ob ein Stein im einfachen Röntgenbild dargestellt wird (70–80%). Reine Urat- und Xanthin-steine sind »röntgennegativ«, können jedoch beim i. v.-Urogramm anhand entsprechender Kontrastmittelausspa-rungen diagnostiziert werden. Die Harnsteindiagnostik erfolgt heute vor-wiegend mittels *Ultraschalluntersu-chung,* die sich auch gut zur Verlaufs-kontrolle und zur Beurteilung von Kom-plikationen (Aufstau der ableitenden Harnwege) eignet.

4. Klinisches Bild

Leitsymptom der Urolithiasis ist die *Ko-lik,* die vor allem durch Steineinklem-mung im Ureter zustande kommt: Aus heiterem Himmel treten heftigste *Schmerzen* entweder im Bereich der Nie-renlager auf oder im Ureterenverlauf mit Ausstrahlung zum Genitale, zur Harn-blase oder zum Oberschenkel. Übelkeit, Erbrechen, Meteorismus und Störungen der Darmtätigkeit bis zum Subileus kön-nen hinzutreten.
Fieber spricht für einen gleichzeitigen Harnwegsinfekt. Eine vorübergehende Anurie ist möglich; eine länger dauernde Harnsperre läßt an eine doppelseitige Urolithiasis denken. Fast immer ist eine *Mikro-* oder *Makrohämaturie* nach-weisbar. In anderen Fällen können Symp-tome jahrelang fehlen, oder es besteht lediglich ein leichter Druck in der Nie-rengegend.

5. Komplikationen und Folgezustände

Eine *längerdauernde Steineinklemmung* im Ureter birgt durch Harnaufstau die Gefahr der *Hydronephrose* (Wasserniere), d. h. einer erheblichen Ausweitung

des Nierenbeckens und der Nierenkel-che in sich. Eine *länger bestehende Hy-dronephrose* führt zur *Druckschädigung* des *Nierenparenchyms.* Als *Pyonephro-se* (gr., Eiter, Niere) bezeichnet man eine infizierte, vereiterte Hydronephrose.
Steine, die in der *Blase* liegenbleiben, vergrößern sich im Laufe der Zeit. Sie können zu Schmerzen, plötzlich lageab-hängiger Unterbrechung des Harn-strahls, chronischer Blasenentzündung und Hämaturien führen, wobei letztere nicht selten mechanisch (Reiten, Motor-rad- und Autofahren) ausgelöst werden.

6. Behandlung

Die Steinkolik wird mit *Spasmolytika,* die den Tonus der glatten Muskulatur der Harnwege herabsetzen, und *Schmerzmitteln* (z. B. Novalgin®, Bus-copan comp.®) behandelt. Der Kranke soll nicht liegen, sondern umhergehen, Treppen steigen, evtl. auch hüpfen und reichlich Flüssigkeit trinken (z. B. 1,5 l Tee innerhalb 1/2 Stunde), um die me-chanische Abtreibung des Steins zu för-dern. Unter dieser Therapie gehen 3/4 aller Steine innerhalb der ersten 2 Wo-chen ab. Ist im Laufe von 4–5 Wochen kein Steinabgang zu erzielen, muß das Konkrement operativ (Nierenbecken) oder mit einer Schlinge (Ureter) entfernt werden.
Bei der sog. extrakorporalen *Stoßwel-lenlithotripsie (ESWL)* können Nieren-steine durch Ultraschall in sandkorn-große, abgangsfähige Partikel zerlegt werden. Die Erfolgsquote liegt bei über 90%. Auch durch eine perkutane Ne-phrolithotomie können Nierensteine entfernt werden.

7. Prophylaxe

Behandlung des Harnwegsinfektes, reichliche Flüssigkeitszufuhr (Spülef-fekt), Alkalisieren des Harnes bei Uratsteinen und Ansäuern bei Phosphatsteinen vermindern die Rezidivquote. Jeder Nierenstein soll chemisch analysiert werden.

M. Nierenkarzinom (Hypernephrom)

Gutartige Nierengeschwülste (Adenome, Papillome, Hämangiomie) spielen nur eine untergeordnete Rolle. Der *klinisch wichtigste* Nierentumor ist das sog. *hypernephroide Karzinom*. Es ist der *häufigste bösartige Nierentumor* des Erwachsenen.

1. Pathologische Anatomie

Der Tumor wächst meist verdrängend von der Nierenrinde in das Nierenparenchym und das Nierenbecken vor. Er kann in eine Nierenvene einbrechen. Hypernephrome treten nur ausnahmsweise doppelseitig auf. Die *Metastasierung* erfolgt vorzugsweise in die Lunge, das Skelettsystem (Wirbelsäule, lange Röhrenknochen), die Leber und das Gehirn.

2. Klinisches Bild

Das Hypernephrom tritt meist nach dem 50. Lebensjahr auf. Es betrifft Männer doppelt so häufig wie Frauen. *Hämaturie* und *Flankenschmerz* sind die führenden Symptome. Hinzutreten können Koliken durch Blutkoagel und Fieber (Tumorfieber). Die BSG ist stärker beschleunigt, der Blutdruck meist normal. Große Tumoren können als Resistenz im Flankenbereich tastbar sein. In wenigen Fällen besteht eine Polyglobulie (vermehrte Erythropoetinbildung?). *Pathologische Frakturen*, d. h. Knochenbrüche ohne entsprechende Gewalteinwirkung infolge Knochenmetastasen, können u. U. das erste Symptom sein.

3. Diagnose

Sonographie, intravenöses Pyelogramm, Computertomographie und gegebenenfalls eine Arteriographie (Renovasographie) sichern die Diagnose. Jede Makrohämaturie ist auf ein Hypernephrom verdächtig.

4. Behandlung

Wenn möglich, sollte der Tumor *operativ* entfernt werden, Zytostatika sind weitgehend wirkungslos. Etwa 50% der nephrektomierten Patienten überleben fünf Jahre.

N. Mißbildungen der Nieren und ableitenden Harnwege

Sie sind insgesamt *relativ häufig* (5% aller Neugeborenensektionen).
Beobachtet werden *Beckennieren* (Verlagerung einer Niere ins kleine Becken), *Hufeisennieren* (Nieren am unteren Pol durch eine Gewebsbrücke verbunden), *Dysplasien* (kleine, mißgestaltete Nieren), *Doppelungen des Nierenbeckens und der Ureteren* sowie die sehr seltene *Hypoplasie* (regelrecht aufgebaute, stark verkleinerte Niere). Alle Nierenmißbildungen begünstigen das Angehen von Harnwegsinfekten.

Zystennieren (polyzystische Nierendegeneration)

Sie sind die wichtigste Nierenmißbildung, die bei 2‰ der Gesamtbevölkerung vorkommt. Es handelt sich um eine meist *doppelseitige (90%), familiär-erbliche Entwicklungsstörung* der Nieren, die zum Auftreten zahlreicher *Zysten* und damit zu einer starken *Vergrößerung der Nieren* führt. Häufig bestehen gleichzeitig Pankreas- und Leberzysten. Die Nieren können im Extremfall mehrere Kilogramm wiegen und Zysten bis Kleinapfelgröße aufweisen.

1. Klinisches Bild

Symptome treten beim Erwachsenen meist erst im 4.–5. Lebensjahrzehnt auf. Es kommt zu Hämaturien, Schmerzen im Ober- und Mittelbauch, Koliken (Blutgerinnsel, Steine), aufgepfropften Infekten und in etwa 50% der Fälle zum Hochdruck. In der Hälfte der Fälle sind die stark vergrößerten Nieren als knollige Tumoren tastbar. Die Patienten werden meist zwischen dem 40.–60. Lebensjahr urämisch (s. d.). Zystennieren sind bei etwa 10% der dialysepflichtigen Patienten Ursache des terminalen Nierenversagens.

2. Diagnose

Die Diagnose wird sonographisch oder durch das i. v.-Pyelogramm, eventuell durch Computertomographie, gestellt.

3. Differentialdiagnose

Einzelne, sog. *solitäre Nierenzysten* stellen kein Erbleiden dar und sind klinisch wenig bedeutungsvoll. Häufig handelt es sich um Zufallsbefunde. Die Sonographie hat gezeigt, daß sie wesentlich häufiger vorkommen, als früher angenommen wurde.

4. Behandlung

Hochdruck, Harnwegsinfekte und Urämie werden wie üblich behandelt. Das Grundleiden ist jedoch nicht zu beeinflussen. Eine Operation hat nur bei einseitiger Zystenniere Sinn. Im Stadium der terminalen Niereninsuffizienz ist die Hämodialyse oder Nierentransplantation indiziert.

O. Diabetische Nephropathie

Die *diabetische Nephropathie* (Kimmelstiel-Wilson-Syndrom) stellt einen Sammelbegriff für die diabetesbedingten Spätschäden an den Nieren dar. Ihr liegen durch eine diabetische Stoffwechselstörung bedingte Veränderungen an den kleinen Gefäßen der Nieren zugrunde (diabetische Mikroangiopathie). Meist finden sich entsprechende Veränderungen auch an der Netzhaut des Auges (Retinopathia diabetica). Die diabetische Nephropathie stellt die *häufigste Todesursache* bei Patienten mit Typ-I-Diabetes dar.

1. Klinisches Bild

Die Erkrankung beginnt mit einer *Mikroalbuminurie* als »Marker« der diabetischen Nephropathie. Danach entwikkelt sich eine *Makroalbuminurie*, zu der sich später *Hypertonie*, generalisierte Ödeme und zunehmende Einschränkung der Nierenfunktion hinzugesellen. In Einzelfällen findet man das Vollbild eines *nephrotischen Syndroms*.

2. Behandlung

Wesentlich ist die gute Einstellung des Diabetes mellitus. Bei erhöhten Blutdruckwerten ist eine antihypertensive Therapie erforderlich, wobei sich Hinweise darauf ergeben, daß *ACE-Hemmer* besonders vorteilhaft sind und möglicherweise den Krankheitsverlauf verzögern. Sobald die Nierenfunktion dekompensiert ist (Anstieg der harnpflichtigen Substanzen), kommt es häufig zu einer raschen Verschlechterung mit Sehstörungen bis zur Erblindung und Herzkreislaufkomplikationen. Dialyse bzw. Nierentransplantation müssen rechtzeitig geplant werden.

P. Niere und Schwangerschaft

1. Einteilung

Eine *Proteinurie* > 300 mg täglich und *Blutdruckwerte* über 140/90 mm Hg in der Schwangerschaft gelten als pathologisch.

Folgende *Hochdruckformen* können während der Schwangerschaft auftreten:

- *idiopathische Gestose* (Hypertonie und Proteinurie > 300 mg tgl.)
- *Pfropfgestose* = schwangerschaftsspezifische Verschlechterung von Hypertonie und Proteinurie bei einer vorbestehenden Nieren- oder Hochdruckkrankheit
- chronisch schwangerschafts*unspezifische* Hypertonie

2. Klinisches Bild

Die Gefahr der verschiedenen Hypertonieformen in der Schwangerschaft liegt im Auftreten einer *Eklampsie*. Symptome der Eklampsie sind zerebrale Krämpfe, Bewußtseinseintrübung bis zum Koma, Absinken der Nierenfunktion, Leberausfall und Gerinnungsstörungen.

Hypertonie und Proteinurie werden als *Präeklampsie* bezeichnet. Der früher hierfür gebrauchte Begriff der EPH-Gestose (engl. *edema, proteinuria, hypertension*) wird zunehmend weniger gebraucht, da die Ödeme für die Prognose nicht bedeutsam sind.

Die *idiopathische Gestose* tritt fast ausnahmslos bei jungen Erstschwangeren nach der 20. Schwangerschaftswoche oder ganz am Ende der Gravidität auf. Unbehandelt führt sie zur Eklampsie und zum Tod des Feten.

Die *Pathogenese* der Schwangerschaftsnephropathie ist noch nicht befriedigend geklärt. Es wird diskutiert, daß die Plazenta vasopressorische, d. h. *gefäßverengende Substanzen* abgibt, die zu einer Mangeldurchblutung vor allem der Nie-

ren, der Leber und des Gehirns führen. Für diese Annahme spricht, daß nach Entfernung der Plazenta die Symptome zurückgehen und Gestosen bei Zwillingsschwangerschaften häufiger sind.

3. Behandlung

Zur *Behandlung des Hochdrucks* in der Schwangerschaft eignen sich α-Methyldopa, Dihydralazin und kardioselektive β-Rezeptoren-Blocker. Kochsalzrestriktion und Diuretika sind beim Schwangerschaftshochdruck *nicht* indiziert, da meist ein Volumenmangel vorliegt.

Die entscheidende *therapeutische Maßnahme* bei Präeklampsie und Eklampsie ist die *Einleitung der Geburt*.

Q. Tubuläre Syndrome

Es handelt sich hierbei um unterschiedliche, meist vererbte Störungen bestimmter Funktionen der Nierentubuli. Je nach dem Effekt kann es beispielsweise zu vermehrter Ausscheidung von Wasser, Phosphat, Glukose, bestimmten Aminosäuren, Xanthin, Bikarbonat oder Kalzium kommen. Es kann auch eine kombinierte Störung (z. B. Glukosurie, vermehrte Ausscheidung von Aminosäuren, tubuläre Proteinurie) wie zum Beispiel beim *Debré-Toni-Syndrom* auftreten. Alle diese Erkrankungen machen sich meist bereits im Kindesalter bemerkbar.

R. Störungen des Säure-Basen-Haushaltes

Die Aufrechterhaltung eines möglichst *konstanten pH-Wertes* im Blut und in den Geweben ist Grundlage aller Stoffwechselprozesse des Körpers. Bereits geringste Verschiebungen wirken sich nachhaltig auf den Gesamtorganismus

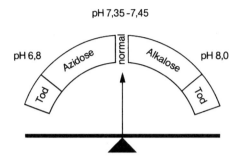

pH 7,35 - 7,45

pH 6,8   Azidose   normal   Alkalose   pH 8,0

Tod   Tod

Abb. 23: Säure-Basen-Haushalt

aus. Relativ mäßige Abweichungen führen zu *lebensbedrohlichen Zuständen.* Die Aufrechterhaltung eines konstanten pH-Wertes ist daher von vitaler Bedeutung. *Lunge* und *Niere* sind die beiden Organe, die für das Gleichgewicht im Säure-Basen-Haushalt sorgen.

Der normale *pH-Wert* im *Blut* beträgt 7,40 • 0,05 (im Zellinneren 6,9). Alle *pH-Abweichungen,* die *über* 7,45 liegen, werden als *Alkalose* bezeichnet, Werte *unter* 7,35 als *Azidose.* Der biologische »Neutralpunkt« liegt demnach bei 7,45 (der physikalisch-chemische Neutralpunkt bei 7,0). Länger bestehende pH-Werte über 7,8 und unter 6,9 sind nicht mehr mit dem Leben zu vereinbaren.

Im Stoffwechsel fallen laufend »saure« Stoffwechselprodukte wie z. B. Kohlensäure an. Die Lunge eliminiert ständig Kohlensäure (H_2CO_3), die Niere kann Säuren und Basen (HCO_3-, H_3PO_4-, NH_4+, Azetessigsäure) ausscheiden.

Je nachdem, ob die Azidose oder Alkalose durch eine Störung der *Atmung* oder eine Störung des *Stoffwechsels* zustande kommt, unterscheidet man *respiratorische* bzw. *metabolische Azidosen* oder *Alkalosen.*

Säure-Basen-Haushalt-Störungen sind relativ häufige, meist schwerwiegende *Komplikationen* bestimmter Grunderkrankungen. Nicht selten sind sie mit

Störungen des Säure-Basen-Haushaltes

Störungen des *Wasser-* und *Elektrolythaushaltes* (Kalium!) verbunden. Sie spielen daher vor allem in der *Intensivmedizin* eine große Rolle.

Durch *Messung* von pH-Wert, CO_2 (Kohlensäure) und *Bikarbonat* (HCO_3), im Blut kann die jeweilige Störung sicher eingeordnet werden. *Gemischte Störungen* kommen vor.

1. Metabolische Azidosen

Sie besitzen große Bedeutung.

a) Ursachen

Ihre Hauptursache sind *Stoffwechselstörungen* mit massivem Anfall von sauren Endprodukten (z. B. Coma diabeticum) oder gestörter Ausscheidung (Urämie). Auch bei allgemeinem Sauerstoffmangel (*Hypoxie*) entsteht eine Azidose. *Hauptursachen* einer metabolischen Azidose sind:

– Coma diabeticum
– Urämie
– Schock
– Hypoxie

b) Therapie

Die Therapie besteht zunächst in der intensiven Behandlung der Grundkrankheit (z. B. Insulintherapie, künstliche Niere, Schockbehandlung). Eine rasche Korrektur einer schweren, sonst nicht behebbaren metabolischen Azidose ist durch i. v. Zufuhr von puffernden Substanzen, wie z. B. *Natriumbikarbonat,* in exakter Dosierung möglich.

2. Respiratorische Azidose

a) Ursache

Sie ist immer Folge einer *schweren Atemstörung* (*Ateminsuffizienz*) und der dadurch bedingten *Anhäufung von*

Kohlensäure im Blut (Hyperkapnie). Am häufigsten wird eine respiratorische Azidose in Spätstadien der obstruktiven Atemwegserkrankungen (Asthma, Bronchitis, Emphysem) angetroffen. Aber auch schwere Vergiftungen, Brustkorbverletzungen oder Lähmungen der Atemmuskulatur können zur respiratorischen Azidose führen.

b) Behandlung

Eine direkte medikamentöse Behandlung der respiratorischen Azidose ist *nicht möglich.* Nur Maßnahmen zur Verbesserung der Atmung sind imstande, den Kohlensäuregehalt des Blutes zu normalisieren und damit die Azidose zu beheben (künstliche Beatmung).

3. Respiratorische Alkalosen

Sie sind weniger gefährlich. Sie beruhen auf einer gesteigerten Atmung (Hyperventilation) mit vermehrter Abatmung von Kohlensäure (Hypokapnie), die zu einer geringeren Säuerung (Alkalose) des Blutes führt.

a) Ursache

Eine häufige Ursache ist eine *Hyperventilations-Tetanie.* Sie ist nicht selten Ausdruck einer *Atemneurose* und tritt meist anfallsartig bei jungen Menschen auf. Aus einem Gefühl der Angst und Atemnot kommt es zur Hyperventilation. Diese führt zu unangenehmen Krämpfen der Hände (»Pfötchenstellung«) und auch der Füße, was wiederum die Angst und Aufregung steigert. Man spricht von einer Hyperventilations-Tetanie (Tetanie, Muskelkrämpfe). Der Zustand ist, obwohl objektiv harmlos, subjektiv sehr unangenehm.

b) Behandlung

Verbale oder medikamentöse Beruhigung (z. B. Valium) reichen häufig zur Anfallsunterbrechung aus. Sonst kann man durch *Rückatmung* aus einer vor den Mund gehaltenen größeren Plastiktüte den weiteren Verlust an Kohlensäure unterbinden, da diese aus der Atemluft in der Tüte wieder rückgeatmet wird. Auf die Dauer hilft häufig nur eine psychologische Behandlung. Diese Tetanieform hat nichts mit einem Kalziummangel zu tun (keine Kalzium-Injektionen!).

4. Metabolische Alkalosen

Sie können eine schwere Gefährdung bedeuten.

a) Ursache

Ursachen einer metabolischen Alkalose sind entweder schwere *Elektrolytstörungen,* vor allem ein *Kaliummangel im Blut* (Hypokaliämie), beispielsweise durch Kaliumverluste über Nieren und/oder Darm, oder *Säureverluste* durch massives Erbrechen.

b) Behandlung

Die Korrektur des Serum-Kaliumspiegels oder die exakt dosierte i.v. Zufuhr von Säuren (z. B. Lysin-Hydrochlorid) ermöglichen die Beseitigung der metabolischen Alkalose.

S. Störungen des Wasser- und Elektrolythaushaltes

Wasser-, Elektrolyt- und Säure-Basen-Haushalt sind eng miteinander verknüpft. Dies läßt sich an folgendem Beispiel verdeutlichen: Wird beispielsweise ein Patient zu intensiv mit einem

Diuretikum behandelt, so kommt es zu überschießender Flüssigkeitsausscheidung und gleichzeitig erheblichen Kaliumverlusten über die Nieren. Das Resultat sind Volumenmangel, Hypokaliämie und metabolische Alkalose.

1. Störungen des Wasserhaushaltes

a) Überwässerung

Zur *Hyperhydratation* kommt es am häufigsten aus folgenden Gründen:
- *excessive Wasserzufuhr*, z. B. inadäquate Infusionstherapie
- *mangelnde Wasserausscheidung* über die Nieren, z. B. bei Niereninsuffizienz

Am stärksten durch Überwässerung gefährdet sind daher Patienten mit Niereninsuffizienz im Stadium der Oligurie-Anurie.

Klinische Zeichen der Überwässerung sind: aufgedunsenes Aussehen, Gesichts-, Körper- und Beinödeme, in schweren Fällen Lungenödem und Hirnödem (Bewußtlosigkeit, Krämpfe).

Laborchemisch findet sich eine Erniedrigung des Hämatokritwertes (siehe Bd. I S. 118), ferner ein erhöhter ZVD (zentraler Venendruck).

Die *Therapie* besteht in adäquater Flüssigkeitszufuhr, Versuch einer Diuresesteigerung durch Gabe von Diuretika oder Flüssigkeitsentzug durch Hämofiltration (s. d.) bzw. bei fortgeschrittenem Nierenversagen durch Einsatz der künstlichen Niere.

b) Wassermangel

Zur *Dehydratation* kann es aus folgenden Ursachen kommen:
- *Verminderte Wasserzufuhr*:
- intensives Dursten
- Bewußtlosigkeit
- Beeinträchtigung der Flüssigkeitszufuhr über den Verdauungstrakt (z. B.

  bei stenosierendem Ösophaguskarzinom)
- *Gesteigerte Wasserverluste*:
- über die Haut: starkes Schwitzen, hohes Fieber
- über die Nieren: massive Diuretikabehandlung
- über den Verdauungstrakt: Erbrechen, Durchfälle

Klinisches Zeichen des Wassermangels sind: trockene, faltige Haut, trockene Zunge, in schweren Fällen Bewußtseinseintrübung, evtl. Fieber (besonders bei Kindern sog. »Durstfieber« und alten Menschen).

Laborchemisch finden sich ein erhöhter Hämatokrit sowie eine reaktive Polyglobulie als Ausdruck der Bluteindickung. Der ZVD ist erniedrigt.

Die *Therapie* besteht in ausreichender Zufuhr von Flüssigkeit (und ggf. von Elektolyten) per os oder als Infusion.

2. Störungen des Elektrolythaushaltes

a) Störungen des Kaliumhaushaltes

Klinisch sind Störungen des Kaliumhaushaltes am bedeutsamsten.

Die häufigste Elektrolytstörung ist die *Hypokaliämie* (Kaliummangel im Blut). Folgende *Ursachen* kommen in Betracht: intensive Behandlung mit *Diuretika* (Kaliumverluste über die Nieren); *inadäquate Kaliumzufuhr*, z. B. im Rahmen einer Infusionstherapie oder bei künstlicher Ernährung; *Alkalose; Hyperaldosteronismus*, z. B. bei Herzinsuffizienz oder Leberzirrhose; *Kaliumverluste* über den Magen-Darm-Kanal:
- akute und chronische Durchfälle (Abführmittelmißbrauch!)
- Verlust von Magen- oder Duodenalsaft über Sonden oder Fisteln

Hyperkaliämien (erhöhter Blut-Kalium-Spiegel) sind seltener.

Sie können folgende Ursachen haben: *Verringerte Kaliumausscheidung* über

97

die Nieren (z. B. Niereninsuffizienz mit Oligo-Anurie); »*kaliumsparende*« Diuretika, z. B. Aldosteronantagonisten (Aldactone® Osyrol®) Amilorid oder Triamteren (Jatropur®); *Aldosteronmangel* (sehr selten, z. B. bei Nebennierenrindeninsuffizienz).

Hypo- und *Hyperkaliämien* stärkeren Grades führen zu relativ ähnlichen *Symptomen:* Muskelschwäche bis hin zu Lähmungen, Verstopfung, Herzrhythmusstörungen (*Kammerflimmern*!), Hypokaliämien können darüber hinaus selbst eine Störung der Nierenfunktion bewirken.

Die *Diagnose* wird durch Bestimmung des Serum-Kalium-Spiegels (Normwerte 4,1–5,6 mval/l) gestellt; außerdem können typische EKG-Veränderungen auftreten.

Therapie der Störungen des Kaliumhaushaltes:

a) Hypokaliämien:
Kaliumreiche Kost, Kaliumverabreichung in Tablettenform (meist kaliumchloridhaltige Zubereitungen), in schweren Fällen intravenöse Kalium-Zufuhr. *Vorsicht*: Intravenös dürfen maximal 20 mval Kalium/h gegeben werden!. Höhere Dosen können zu tödlichen Rhythmusstörungen führen! Kaliumhaltige Infusionen müssen daher sorgfältig überwacht werden!

b) Hyperkaliämie:
Bei Serum-Kalium-Werten über 6,5 mval/I liegt ein Notfall vor! Sofortmaßnahmen: 20 ml 10%iges Calcium-Glukonat intravenös, Infusionen mit Glukoselösung und Zusatz von Alt-Insulin, bei Azidose zusätzlich Pufferlösungen. Falls die Hyperkaliämie durch eine schwere Niereninsuffizienz bedingt ist, evtl. Hämodialyse. Durch Gabe sog. Ionenaustauscher (z. B. Resonium A®) per os oder als Klysma kann Kalium über den Darmtrakt entzogen werden.

b) Störungen des Natriumhaushaltes

Störungen des Natriumhaushaltes sind meist Ausdruck einer *Wasserhaushaltsstörung. Hypernatriämien* kommen bei Wassermangel, *Hyponatriämien* bei Überwässerung, zu geringer Kochsalzzufuhr oder massiver Diuretikaanwendung vor.

Die *Therapie* besteht in Behandlung der Grundkrankheit und entsprechender Regulierung der Natrium- und Wasserzufuhr.

c) Störungen des Kalziumhaushaltes

aa) Hypokalzämie

Ein *Kalziummangel* (= Hypokalzämie) ist meist Folge einer Nebenschilddrüseninsuffizienz.
Therapie:
Bei der akuten *Hypokalzämie* kann Kalziumglukonat 10% 10–40 ml langsam i. v. gegeben werden. Bei chronischem Kalziummangel wird Kalzium oral (1g/ pro Tag) oder Vitamin D (z. B. beim Hypoparathyreoidismus) verabreicht.

bb) Hyperkalzämie

Eine *Hyperkalzämie* kommt vor allem bei *Nebenschilddrüsenüberfunktion* (Hyperparathyreoidismus, s. d.) oder bei Knochenmetastasen durch vermehrten Übertritt von Kalzium ins Blut vor.
Therapie:
Je nach Ursache 0,9%ige NaCl-Infusionen, Furosemid, Glukokortikoide, Kalzitonin oder bei tumorbedingter Hyperkalzämie Clodronat (Ostac®).

Stoffwechselerkrankungen

I. Störungen des Kohlenhydratstoffwechsels

A. Einführung

1. Was sind Kohlenhydrate?

Kohlenhydrate sind chemiche Verbindungen, die aus Kohlenstoff, Wasserstoff und Sauerstoff bestehen.

Je nach dem chemischen Aufbau unterscheidet man *Monosaccharide*, wie z. B. die *Glukose* (Traubenzucker) und *Fruktose* (Fruchtzucker), *Disaccharide,* zu denen die *Saccharose* (Rohrzucker) und die *Laktose* (Milchzucker) gehören, und schließlich sog. *Polysaccharide,* von denen die wichtigsten *Stärke* und *Glykogen* sind.

Die mit der Nahrung aufgenommenen Kohlenhydrate werden im Magen-Darm-Trakt durch Enzyme zu Monosacchariden gespalten, im Darm resorbiert und über das Pfortaderblut der Leber zugeführt. Dort werden sie entweder als *Glykogen* gespeichert, abgebaut oder als *Glukose* in den großen Kreislauf eingeschleust.

Störungen des Kohlenhydratstoffwechsels äußern sich überwiegend in einer Erhöhung des Blutzuckerspiegels (*Hyperglykämie*), z. B. bei der Zuckerkrankheit, seltener in einem erniedrigten Blutzuckerwert (*Hypoglykämie*), z. B. bei Hyperinsulinismus.

2. Kohlenhydratstoffwechsel

Die Glukose wird in der Leber durch bestimmte Enzyme in Glykogen umgewandelt. Glykogen wird vorwiegend in der Leber und der Muskulatur gespeichert. Das Muskelglykogen ist der *Energielieferant* der Muskulatur; es kann nicht mehr in Glukose zurückverwandelt werden. Das *Leberglykogen* kann durch Hormone (z. B. Adrenalin, Glukagon) zu Glukose abgebaut werden; es stellt die *wichtigste Nachschubquelle* für den *Blutzucker* dar. Die Leber ist aber auch in der Lage, Glykogen aus Eiweiß, Milchsäure (aus dem Muskel stammend) und z. T. aus Fett aufzubauen. Kohlenhydrat-, Eiweiß- und Fettstoffwechsel sind daher eng miteinander verflochten.

3. Regulierung des Blutzuckers

In den sog. *B-Zellen der Langerhansschen Inseln* der Bauchspeicheldrüse wird das blutzuckersenkende, lebensnotwendige *Insulin,* in *den A-Zellen* das nicht lebensnotwendige blutzuckersteigernde *Glukagon* gebildet.

Die Insulinsekretion und -ausschüttung wird durch die *Höhe des Blutzuckerspiegels* geregelt: Blutzuckererhöhung steigert, Blutzuckererniedrigung hemmt die Sekretion und Ausschüttung von

Insulin. In diesen Regelkreis greifen direkt oder indirekt andere *Hormone* ein, die *alle blutzuckersteigernd* wirken, nämlich: Adrenalin (Nebennierenmark), Glukagon, STH (somatotropes Hormon, Wachstumshormon des Hypophysenvorderlappens), Glukokortikoide (Nebennierenrinde) und Schilddrüsenhormone.

Das 1922 von den kanadischen Ärzten *Banting* und *Best* entdeckte *Insulin* ist ein Eiweißkörper. Seine *Wirkung* beruht im wesentlichen darauf, daß es den Transport der Glukose aus dem Blut in das Zellinnere von Muskel-, Fett- und Lebergewebe aktiv fördert und die Glukoseverbrennung erhöht; diese Mechanismen führen zu einer *Blutzuckersenkung* (Abb. 24).

B. Wichtige Untersuchungsmethoden

1. Blutzuckerbestimmung

Heute werden vorwiegend enzymische *Verfahren* (z. B. Glukoseoxidase-Methode) zur Blutzuckerbestimmung eingesetzt. Die *Normalwerte* liegen dabei niedriger (55–100 mg/dl Kapillarblut) als bei den früher verwendeten sog. Reduktionsmethoden (80–120 mg/dl), die weniger spezifisch als die modernen Verfahren sind. Zur Selbstmessung der Blutzuckerwerte gibt es für den Patienten kleine Taschengeräte, die eine zuverlässige Blutzuckermessung im Bereich zwischen 40 und 400 mg/dl erlauben (z. B. Diatek).

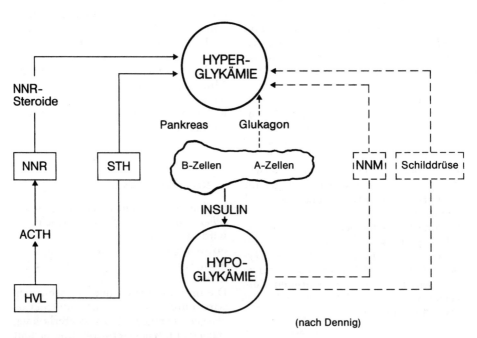

Abb. 24: Blutzuckerregulation

2. Glukosenachweis im Harn

Überall durchgesetzt haben sich *Teststreifen* (z. B. Glukotest, Combur, Clinistix, Uristix), die auf *enzymatischer Grundlage* (Glucoseoxidase/Peroxidase-Reaktion) arbeiten und bei Vorhandensein von Glukose eine *grünblaue Farbreaktion* ergeben, die bis zu einem Zuckergehalt von 2% eine quantitative annähernde Schätzung erlaubt. Die exakte quantitative Zuckerbestimmung erfolgt mit der Hexokinase- oder Glucose-Dehydrogenase-Methode). Sie setzt voraus, daß der Harn exakt (!) gesammelt wird, wobei gelegentlich eine Trennung zwischen Tag- und Nachturin zweckmäßig ist.

3. Acetonbestimmung im Harn

Sie wird heute vorwiegend mit *Teststäbchen* (z. B. Ketostik) durchgeführt. Ein Tropfen Urin auf eine Testtablette ergibt in Gegenwart von Aceton eine *rotviolette* Farbe (Bedeutung s. Kap. Diabetes).

4. C-Peptid

Insulin wird in den B-Zellen des Pankreas in Form des *Proinsulins* gebildet, das aus der A- und B-Kette des Insulins und dem die beiden Ketten verbindenden *C-Peptid* besteht. Mit der Bestimmung des C-Peptids kann die Sekretionsleistung des Inselorgans bestimmt werden. Besteht beispielsweise durch einen insulinproduzierenden Tumor eine Hypoglykämie, so sind die C-Peptidwerte erhöht, bei einer Hypoglykämie durch Insulininjektionen jedoch erniedrigt, weil die körpereigene Insulinsekretion unterdrückt wird.

5. Diabetes-Suchteste

Sie werden angewandt, wenn der Verdacht auf das Vorliegen einer Zuckerkrankheit besteht.

a) Oraler Glukosetoleranztest (GTT)

Mindestens einen Tag vor dem Test wird eine kohlenhydratreiche Kost (ca. 250 g KH) gegeben. Am Untersuchungstag wird zunächst morgens der *Nüchternblutzucker* bestimmt. Dann trinkt der Proband 75 g Glukose (WHO-Empfehlung), gelöst in ca. 300 ml warmem Tee. 1 und 2 *Stunden* nach dem Glukose-Probetrunk wird der Blutzucker erneut bestimmt. Es empfiehlt sich, gleichzeitig auch den Harn auf Glukose zu untersuchen.

Normalwerte, Grenzbereiche und pathologische Bereiche können aus Normogrammen oder Tabellen entnommen werden. Allgemeingültige Werte für den GTT existieren nicht. Als *Faustregel* kann gelten, daß die Addition von 1- und 2-Stundenwert bei Gesunden eine Zahl unter 300 ergibt (darüber subklinischer Diabetes) und der 2-Stundenwert nicht über 120 mg/dl liegen sollte. Ein maximaler Blutzuckerwert über 180 mg/dl oder die Ausscheidung von Zucker im Harn sprechen für einen gestörten Kohlenhydratstoffwechsel. Der GTT ist beim einzelnen nicht konstant und kann durch Magen- und Lebererkrankungen, Zustand nach Billroth II-Operation, Medikamente (Diuretika, Abführmittel, »Pille«), Hunger oder Streßsituationen verfälscht werden.

Der GTT kann auch bei Verdacht auf *Hypoglykämien* modifiziert eingesetzt werden, (Blutzuckerbestimmungen bis zu 5–6 Stunden nach Glukosegabe). Der GTT wird heute allgemein dem Tolbutamid-Test vorgezogen.

b) Glykohämoglobin (HbA$_1$)

Die Glykolysierung von Hb erstreckt sich über die gesamte Erythrozyten-Lebenszeit (120 Tage). Liegt der Blutzuckerspiegel über 160–180 mg%, so nimmt die HBA1-Neubildung zu. Der HBA1-Wert spiegelt sozusagen die mittleren Blutzuckerwerte der letzten 6–8 Wochen wieder und dient somit der retrospektiven integrierten Langzeitkontrolle des Kohlenhydratstoffwechsels bei Diabetes mellitus. Die Normalwerte betragen 5,2–7,8%. Je nach Schwere des Diabetes liegen beim Zuckerkranken die HBA1-Werte zwischen 10–20%.

c) Insulinaktivität

Noch aussagekräftiger ist die Bestimmung der Insulinaktivität im Blut, die allerdings technisch aufwendig ist. Beim Diabetiker findet sich nach Glukosegabe ein im Vergleich zum Stoffwechselgesunden zu geringer, fehlender oder verzögerter Anstieg des Insulinspiegels.

II. Klinik der Kohlenhydratstoffwechselstörungen

Die häufigste Kohlenhydratstoffwechselstörung ist der Diabetes mellitus, die Zuckerkrankheit. Sehr viel seltener sind Erkrankungen mit einer Überproduktion von Insulin, die unter dem Sammelbegriff Hyperinsulinismus zusammengefaßt werden.

A. Diabetes mellitus

Das Wesen der Zuckerkrankheit liegt in einem relativen oder absoluten *Insulinmangel*. Die Bezeichnung Diabetes mellitus leitet sich vom Griechischen (gr. hindurchgehen, lat. Honig) ab und bedeutet etwa Zuckerausscheidung im Harn, »Zuckerharnruhr«.

1. Häufigkeit und Vorkommen

Etwa 3–5% der bundesdeutschen Bevölkerung leiden an einem manifesten Diabetes mellitus, rund 10% befinden sich im Vorstadium. In der Bundesrepublik leben also rd. 3 Millionen Diabetiker. In den meisten Fällen handelt es sich um eine klassische Wohlstandserkrankung, bedingt durch Überernährung und mangelnder körperlicher Aktivität. Dies wird durch den rapiden Rückgang der Diabeteshäufigkeit in und unmittelbar nach den beiden Weltkriegen verdeutlicht sowie durch die Diabeteszunahme in Entwicklungsländern mit steigendem Wohlstand. Die Mehrzahl der Diabetiker sind ältere Menschen (»Altersdiabetes«), so daß die Diabeteshäufigkeit bei den 55–70jährigen zwischen 6 und 8% liegt.

2. Einteilung

Nach neueren Untersuchungen ist die frühere Einstellung in verschiedene Vorstufen der Zuckerkrankheit, wie z. B. potentieller, latenter und asymptomatischer Diabetes mellitus, die dann schließlich in den manifesten Diabetes einmünden, als überholt anzusehen. Es läßt sich nämlich zeigen, daß z. B. beim Diabetes Typ II Gewichtsreduktion zu einem totalen Verschwinden der Krankheit führen kann.

Als *Vorstufe* des manifesten Diabetes mellitus wird ein Syndrom mit Übergewicht und pathologischer Glukosetoleranz bezeichnet.

Wir unterscheiden zwei Hauptgruppen von Diabetes mellitus: den *primären* Diabetes mellitus und den sehr seltenen *sekundären* Diabetes mellitus. Der primäre Diabetes mellitus ist der spontan auftretende Diabetes mellitus im engeren Sinne, der sekundäre Diabetes ist immer eine erworbene Form (s. Tab. 9).

3. Pathogenese

Auch die Vorstellungen zur Pathogenese des Diabetes mellitus haben sich in den letzten Jahren gewandelt.

a) Typ-I-Diabetes

Der Typ I-Diabetes (Insulinmangel-Diabetes, jugendlicher Diabetes, IDDM = insulin dependant diabetes mellitus), der ganz überwiegend Kinder und Jugendliche betrifft, ist in seiner Ätiologie auch heute noch nicht geklärt. Man geht jedoch inzwischen davon aus, daß die Erkrankung eine Autoimmunerkrankung ist, für die genetische und exogene, d. h. von außen einwirkende Faktoren, von Bedeutung sind. Wahrscheinlich spielen Viren bei der Entstehung der Krankheit eine wichtige Rolle. Man

nimmt an, daß z. B. Coxsackie-B-, Mumps-, Zytomegalie und Rötelnviren für die sogenannte »Insulitis« eine begünstigende Wirkung haben. Als Folge dieser Gesamtvorgänge kommt es zu einer Zerstörung der insulinproduzierenden B-Zellen des Pankreas.

Ob sich beim Typ-I-Diabetes eine komplette Inselzellinsuffizienz mit absolutem Insulinmangel entwickelt oder nur ein inkomplettes Insulindefizit bei unvollständiger Zerstörung des B-Zellapparates, hängt von der Schwere der primären Virusinfektion und der darauffolgenden Autoantikörperbildung gegen das körpereigene Inselgewebe ab. In der Diagnostik des Typ-I-Diabetes können verschiedene Autoantikörper nachgewiesen werden, wobei besonders den *cytoplasmatischen Inselzellantikörpern* (ICA) eine große Bedeutung zukommt. Diese sind in der Anfangsphase in 70–90% der Fälle von Typ-I-Diabetes nachzuweisen.

Tab. 9: Merkmale der Haupttypen des primären Diabetes (nach W. *Siegenthaler*)

Merkmal	Typ I	Typ II
andere Bezeichnungen	juveniler Typ, insulinabhängiger Diabetes mellitus	Erwachsenen-Typ, nicht insulinabhängiger Diabetes mellitus
bevorzugtes Manifestationsalter	Jugend, frühes Erwachsenenalter	mittleres und hohes Erwachsenenalter
Immunphänomene	in der Regel vorhanden	fehlend
HLA-Assoziation	in der Regel vorhanden	fehlend
Manifestation	rasch, unter Umständen dramatisch	verzögert, oft unbemerkt
Fettsucht	selten	häufig
Insulin im Blut	niedrig	zu Beginn normal bis erhöht
Stoffwechsel	oft labil Neigung zu Ketose insulinempfindlich	labil Neigung zu Dyslipoproteinämie Insulinresistenz
Sulfonylharnstoffe	unwirksam	oft wirksam
Insulintherapie	erforderlich	zu Beginn nicht erforderlich

Es ist verständlich, daß eine *Besserung* oder ein *Verschwinden* des Typ-I-Diabetes *nicht* zu erwarten ist.
Der Typ-I-Diabetes macht nur 1–5% aller Diabetiker aus. Die *Prognose* des Typ-I-Diabetes ist jedoch wesentlich schlechter, da er im Gegensatz zum Typ-II-Diabetes zur Frühinvalidisierung und Lebensverkürzung führen kann und nicht reversibel ist.

b) Typ-II-Diabetes

Beim Typ-II-Diabetes (nicht insulinbedürftiger Diabetes, Erwachsenen-Diabetes, NIDDM = Non Insulin dependent Diabetes mellitus der ganz überwiegend Erwachsene betrifft, spielt das Übergewicht die wesentliche Rolle.
Beim Typ-II-Diabetiker besteht eine sog. *Insulinresistenz*, d. h. eine Störung der insulinvermittelten Glukoseaufnahme im peripheren Gewebe, besonders in der Skelettmuskulatur durch Abnahme der Empfindlichkeit der Insulinrezeptoren. Im Gegensatz zum Typ-I-Diabetes besteht beim Typ-II-Diabetes daher *kein* Insulinmangel, sondern im Gegensatz eine *Hyperinsulinämie*. Dies erklärt, warum beim Typ-II-Diabetes trotz erhöhter (!) körpereigener Insulinspiegel keine normalen, sondern erhöhte Blutzuckerspiegel vorliegen. Da sich durch Gewichtsreduktion die Empfindlichkeit der Insulinrezeptoren wieder normalisieren läßt, besteht grundsätzlich beim Typ-II-Diabetes die Möglichkeit der weitgehenden Besserung oder des völligen Verschwindens der Zuckerkrankheit durch Normalisierung des Körpergewichtes! Dies verdeutlicht, daß die Normalisierung des Körpergewichts die entscheidende Therapiemaßnahme des Erwachsenen-Diabetes vom Typ II darstellt. Der Typ-II-Diabetes wird weiter unterteilt in Typ IIa (normalgewichtig) und Typ IIb (übergewichtig).

4. Folgen

a) Insulinmangel

Die gestörten Stoffwechselvorgänge beim Diabetes sind sehr komplex. Sie lassen sich folgendermaßen umreißen: Durch den *Insulinmangel* kommt es zur Anhäufung von Glukose im Blut (*Hyperglykämie*), die nicht in vollem Umfang verwertet werden kann. Der Energiebedarf des Körpers wird nun durch *vermehrten Umsatz von Fett* gedeckt. Die Folgen sind ein erhöhter Blutfettspiegel (*Hyperlipämie*), sowie das vermehrte Auftreten von sog. *Ketokörpern,* wie Azetessigsäure, β-Oxybuttersäure und Aceton als Zwischenprodukte des Fettsäureabbaus. Daraus resultiert eine *Übersäuerung des Blutes,* welche *Ketoazidose* genannt wird. Im Harn tritt *Aceton* als Spaltprodukt der Acetessigsäure auf (*Acetonurie*). Wir sehen also, daß beim Diabetiker nicht nur der *Kohlenhydrat-,* sondern auch der *Fettstoffwechsel gestört* ist und daß der *Acetonnachweis* im Harn eine stärkere Entgleisung der diabetischen Stoffwechselsituation anzeigt.

b) Insulinresistenz und Hyperinsulinämie

Insulinresistenz und Hyperinsulinämie werden wahrscheinlich als *eigenständige metabolische Störung* genetisch bedingt vererbt. Häufig besteht eine Kombination von Insulinresistenz, Hyperinsulinämie, Übergewicht, Hypertonie und Hyperlipidämie, das sogenannte *metabolische Syndrom*. Es wird angenommen, daß die Hälfte bis zwei Drittel der Patienten mit essentieller Hypertonie eine Insulinresistenz aufweisen. Dies erklärt auch, warum die Zahl der Hypertoniker unter den Diabetes-Kranken und der Diabetiker und den Hypertonikern deutlich über den Zahlen der Durchschnittsbevölkerung liegt. Das metabolische Syndrom wird heute als eigenständiger *kardiovaskulärer Risikofaktor* angesehen, da die Hyperinsulinämie über verschiedene Mechanismen zu einer Beschleunigung arteriosklerotischer Prozesse und damit zur Häufung arteriosklerotischer Komplikationen führt. Durch *Gewichtsabnahme* und *körperliche Betätigung* läßt sich daher häufig nicht nur der Diabetes mellitus, sondern die nicht selten gleichzeitig bestehende Hypertonie bessern.

5. Klinisches Bild

Leitsymptome der Zuckerkrankheit sind: Durst, große Trinkmengen (Polydipsie), Polyurie, Gewichtsabnahme bei normalem Appetit und körperliche Schwäche.

Liegt der *Nüchternblutzucker* bei gleichzeitiger Glukosurie über 140 mg/dl, so ist die Diagnose praktisch gesichert. Die Symptomatik ist um so deutlicher ausgeprägt, je jünger der Patient ist. Bei alten Menschen können nicht selten typische Symptome völlig fehlen.

Frühsymptome der Zuckerkrankheit können quälender Juckreiz (besonders im Bereich des Genitale), Nervenschmerzen (diabetische Polyneuropathie), Furunkulose, Balanitis (Eichel- und Vorhautentzündung) und schlecht heilende Wunden sein, so daß der Diabetes nicht selten zuerst vom Chirurgen oder Hautarzt diagnostiziert wird.

Der *jugendliche Diabetiker* ist häufig schlank bis mager, hochaufgeschossen und weist einen niedrigen Blutdruck auf. Seine Blutzuckerwerte sind labil, er neigt zu Ketoazidose und unter Insulinbehandlung zu hypoglykämischen Reaktionen.

Der *Altersdiabetiker* ist fast immer übergewichtig, von gedrungenem Körperbau, weist öfters eine Gesichtsrötung (Rubeose) auf und neigt zur Hypertonie.

Seine Blutzuckerwerte sind relativ stabil, zur Ketoazidose kommt es seltener, häufiger besteht eine diabetische Fettleber.

6. Coma diabeticum

Das Coma diabeticum ist die *schwerste Form* der *diabetischen Stoffwechselstörungen*. Wir verstehen darunter einen mit Hyperglykämie, Ketoazidose und Bewußtseinseintrübung bis zum Bewußtseinsverlust einhergehende schwere Stoffwechselentgleisung, die unbehandelt in der Regel zum Tode führt.

Das Coma diabeticum kann sich rasch, innerhalb von 1–2 Tagen, oder allmählich entwickeln. Am häufigsten führen Infekte sowie eigenmächtiges Fortlassen der Insulin-Injektionen beim insulinbedürftigen Diabetiker zum Koma.

a) Klinisches Bild

Erheblicher Durst, Polydipsie, Übelkeit, Erbrechen, Muskelschwäche, Apathie und Bewußtseinseintrübung kennzeichnen das *Präkoma.*

Hervorstechende *Symptome* des Coma diabeticum sind die azidosebedingte pausenlos tiefe Atmung, die auch große *Kußmaulsche Atmung* genannt wird (*A. Kussmaul*, Heidelberger Kliniker, 1822 bis 1902), der *Acetongeruch* der Ausatmungsluft (ähnlich wie überreifes Obst) und eine hochgradige *Exsikkose,* d. h. Austrocknung, die am besten an der völlig trockenen Zunge und Mundschleimhaut sowie der in Falten abhebbaren Haut erkennbar wird. Die *Reflexe* sind erloschen. Im fortgeschrittenen Stadium kommt es infolge des Flüssigkeitsmangels und der Vergiftung zum *Schock.*

Beim sogenannten *hyperosmolaren, nichtketoazidotischen Koma* ist der Blutzucker (> 600 mg/dl) und die Plasmaosmolalität stärker erhöht, es besteht jedoch keine Ketoazidose. Daher fehlen auch die Symptome der Ketoazidose wie große Atmung und Acetongeruch.

b) Laborbefunde

Typisch sind eine *Hyperglykämie* (Werte meist zwischen 700–1000 mg/dl und höher), Glukosurie, Azetonurie, hoher Hämatokritwert und Polyglobulie (Exsikkose!), Leukozytose, Proteinurie und Zylinderurie.

7. Folgen der Zuckerkrankheit

Die *Komplikationen* des langjährig bestehenden Diabetes betreffen fast den *gesamten Organismus.* Der Diabetes wird zum *Lebensschicksal* des Kranken.

a) Spezifische Diabetesfolgen

Beim sog. »long-term-Diabetes« (Dauer mehr als 15 Jahre) treten zwei Veränderungen auf, die man auch als *diabetisches Spätsyndrom* bezeichnet. Sie beruhen beide auf *Veränderungen der Kapillaren:*

– Diabetische Retinopathie

Die diabetische Retinopathie ist gekennzeichnet durch *mikroaneurysmatische Kapillarausweitungen in der Netzhaut, Netzhautblutungen, Gefäßproliferationen,* die auch in den Glaskörper hineinwuchern können, und *Entwicklung eines Sekundärglaukoms* (grüner Star) im Endstadium mit schwerster Beeinträchtigung der Sehfähigkeit bis zu Erblindung. Ihre Häufigkeit bei long term-Diabetes beträgt 60–90%.

– Diabetische Glomerulosklerose (Nephropathie)

Es kommt zu charakteristischen Veränderungen an den Gloмеruluskapillaren.

Klinische Zeichen dieser *spezifisch diabetischen Nierenerkrankung,* die nach ihren Erstbeschreibern (1936) auch *Kimmelstiel-Wilson-Syndrom* genannt wird, sind *Proteinurie* und *Hochdruck.* Eine Mikroalbuminurie wird als »Marker« der beginnenden diabetischen Glomerulosklerose gewertet. Es besteht immer eine Retinopathie. Die Häufigkeit beträgt 25%. Nicht selten treffen beim Diabetiker Glomerulosklerose, Pyelonephritis und Nephrosklerose zusammen, so daß man meist nur von *diabetischer Nephropathie* spricht.

b) Begleiterkrankungen

Sie sind meist Folge der *herabgesetzten Resistenz gegenüber Infektionen.* So kommen beim Zuckerkranken staphylokokkenbedingte Hautkrankheiten, Furunkulose, Karbunkel, Phlegmonen, Hepatitis, Harnwegsinfekte und Tuberkulose gehäuft vor.

c) Komplikationen

Neben der oben angegebenen Mikroangiopathie im Bereich der Augen und der Nieren ist die sogenannte *Makroangiopathie* eine weitere schwerwiegende Folgeerkrankung des Diabetes mellitus. Ihre Ursache ist die *Arteriosklerose,* die durch den Diabetes erheblich gefördert wird. Sie wird bei 75% der Diabetiker zur Haupttodesursache. Klinisch tritt sie vor allem in einer Häufung von *Herzinfarkten, Apoplexie* und als *arterielle Verschlußkrankheit* der unteren Extremitäten (diabetische Angiopathie) in Erscheinung. Die *diabetische Angiopathie* betrifft mehr die kleinen Gefäße und führt häufig zu Nekrosen und Gangrän der Zehen (Abb. 25). Der sogenannte *»diabetische Fuß«* ist eine Kombination von Folgen der Angiopathien und der diabetischen Neuropathie und bedarf der gezielten spezialisierten Betreuung.

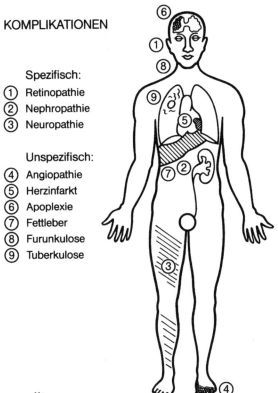

KOMPLIKATIONEN

Spezifisch:
① Retinopathie
② Nephropathie
③ Neuropathie

Unspezifisch:
④ Angiopathie
⑤ Herzinfarkt
⑥ Apoplexie
⑦ Fettleber
⑧ Furunkulose
⑨ Tuberkulose

Abb. 25: Diabetes mellitus

Am Coma diabeticum stirbt nur noch 1% der Diabetiker.

d) Diabetische Neuropathie

Neurologische Erkrankungen sind eine häufige *Komplikation* (50%) des Diabetes. Klinisch äußern sie sich in zwei Manifestationsformen:

– **periphere sensomotorische Neuropathie**

Typisch für sie sind Parästhesien und Hypästhesien, Taubheitsgefühl, aber auch brennende Schmerzen, vor allem an den unteren Extremitäten, mit nächtlicher Beschwerdezunahme.

– **autonome diabetische Neuropathie**

Sie kann prinzipiell alle Funktionen des vegetativen Nervensystems betreffen. Am Gastrointestinaltrakt kann es zu Durchfällen, besonders nachts, Obstipation oder Magenentleerungsstörungen kommen. Ist das Urogenitalsystem betroffen, so können sich Impotenz und Blasenentleerungsstörungen entwickeln.

8. Diabetesbehandlung

Sie verfolgt zwei Ziele:
– Wiederherstellung der vollen körperlichen und geistigen Leistungsfähigkeit,

Klinik des Kohlenhydratstoffwechsels

Tab. 10: Ziele der Diabetestherapie (nach *M. Toeller*)

Wohlbefinden / Symptomlosigkeit
Blutglukose:
– nüchtern 80–120 mg/dl
– postprandial 80–160 mg/dl
Hämoglobin A 1 < 8,5%
Harnglukose 0, Serumcholesterin < 200 mg/dl, HDL-Cholesterin > 40 mg/dl
Nüchterntriglyceride < 150 mg/dl
Normalgewicht
Blutdruck ≤ 140/90 mm Hg.

Tab. 11: Bedeutung einzelner Diätregeln für zwei häufige Typen von Patienten mit Diabetes mellitus (nach *Toeller*)

Diätregeln	Typ-II-Diabets-mellitus mit Adipositas ohne orale Antidiabetika	Typ-I-Diabetes-mellitus mit Normgewicht
Kalorienreduktion	sehr wichig	nicht erforderlich
häufige Mahlzeiten	nicht erforderlich, aber erwünscht	wichtig
festgelegte Essenszeiten	nicht erforderlich, aber erwünscht	sehr wichtig
Extra-Nahrungszufuhr bei ungewohnter Muskeltätigkeit	nicht erforderlich	wichtig

– Verhinderung oder Verzögerung der diabetischen Komplikationen (s. a Tab. 10).

Basis der Diabetestherapie ist die *Diätbehandlung*. Erst wenn diese nicht ausreicht, werden *Medikamente* gegeben. Die Grundzüge der Diabetesbehandlung muß jede Krankenschwester absolut beherrschen.

a) Diätbehandlung

Da Übergewichtigkeit den Diabetes ungünstig beeinflußt und der gestörte Fettstoffwechsel ausschlaggebend für die Ketoazidose und die Gefäßkomplikationen ist, besteht das Wesen der Diätbehandlung in einer der individuellen Leistungsfähigkeit angepaßten ausgewogenen *Diät*. Zunächst muß der *Kalorienbedarf* abgeschätzt werden. Er beträgt in Ruhe 25 Kalorien, bei leichter Arbeit 30 Kalorien, bei mittelschwerer Arbeit 35−40 Kalorien und bei Schwerstarbeit 45−50 Kalorien pro kg Körpergewicht. Ein 70 kg schwerer bettlägriger Patient erhält daher etwa 1750 Kalorien, ein schwer körperlich arbeitender 2800 Kalorien. 1 Kalorie = 4, 1868 Joule (»dschuhl« ausgesprochen).

– **Kohlenhydrate:**

Sie sollen etwa 50−55% der Gesamtnahrung ausmachen. Im allgemeinen werden täglich zwischen 150−350 g Kohlenhydrate, im Mittel *200−250 g*, in Form von Brot, Kartoffeln, Teigwaren, Gemüse und Obst, verteilt auf 6 Mahlzeiten, gegeben.

Tab. 12: Diätetische Richtlinien für Diabetiker

1. Möglichst meiden:	alle *Süßigkeiten* (Schokolade, Pralinen, Torten, Honig, Bonbons, Marmelade) Speiseeis, Schlagsahne, Majonnaise Trockenobst, Backobst, Datteln Bier, Coca-Cola (1 Fl. = 20 g Zucker), Südweine, Liköre zuckerhaltige Medikamente (Hustensirup)

2. Ohne Anrechnung sind erlaubt:

a) Alle *Gemüse,* die *über* der Erde wachsen, außer Hülsenfrüchten:

Blumenkohl	Rhabarber
Endiviensalat	Sauerkraut
Gurken	Spargel
Kohlrabi	Tomaten
Kopfsalat	Weißkohl
Pilze	Wirsing

b) andere *Lebens- und Genußmittel:*   *in kleineren Mengen:*

Kaffee, Tee, Mineralwasser	Kognak, Weinbrand
Fleischbrühe	naturreine, trockene Weine
Zwiebeln, Senf, Gewürzgurken	
Zitronensaft	

Merksatz: *100 g Brot enthalten 48 g Kohlenhydrate, 100 g Kartoffeln 20 g Kohlenhydrate.*

Die frühere Bezeichnung der BE mit Broteinheit ist heute durch den Begriff der »*Berechnungseinheit*« ersetzt und hilft bei der Kostzusammenstellung.

– Fett:

Das Fett soll etwa 30–35% der täglichen Gesamtkalorienzahl ausmachen, insgesamt jedoch *70 g pro Tag* nicht überschreiten. Höhere Fettmengen begünstigen die Ketoazidose.

– Eiweiß:

Der restliche Kalorienbedarf (15–20%) wird durch Eiweiß gedeckt, das mindestens zur Hälfte aus *tierischem* Eiweiß bestehen sollte. Richtwert: 1 g Eiweiß tägl. pro kg Körpergewicht.

Für die *Zahl der Mahlzeiten* gilt die Regel: Viele (etwa 6–7) kleine Mahlzeiten täglich sind wesentlich günstiger als 3 »große« Mahlzeiten. Beispiel: 1. Früh-stück, 2. Frühstück, Mittagessen, Kaffeetrinken, Vesper, Abendessen, Spätmahlzeit. Eine »kleine« Mahlzeit, kann z. B. lediglich aus einem Apfel oder einem Brötchen bestehen.

Als *Basisdiät* für einen älteren, übergewichtigen Diabetiker (häufigster Fall) kann gelten: 180 g Kohlenhydrate, 60 g Fett, 85 g Eiweiß = 1700 kcal.

Einzelheiten können den zahlreichen, überall erhältlichen Tabellen und *Diätvorschriften* entnommen werden. Entscheidend ist die *Aufklärung* des Kranken über *Sinn und Zweck der Diabetikerkost.* Hier kann die Krankenschwester entscheidend mithelfen. Große Umfragen haben nämlich gezeigt, daß nur jeder 8. Diabetiker über seine Diät ausreichend Bescheid weiß! *Ziele der Diabetikerschulung* können aus Tab. 14 entnommen werden.

b) Insulinbehandlung

Eine Insulinbehandlung ist *indiziert* im Coma und Praecoma diabeticum, bei

Klinik des Kohlenhydratstoffwechsels

Tab. 13: Indikationen der Insulintherapie
(nach W. Siegenthaler)

1. Typ-I-Diabetes-mellitus
2. Coma diabeticum
3. Kontraindikationen für orale
   Antidiabetika
   – schwere diabetische
     Ketose/Ketoazidose
   – Sekundärversagen der oralen
     Antidiabetika
   – Schwangerschaft, sofern eine
     ausreichende Stoffwechsel-
     kompensation mit Diät allein nicht
     gelingt
   – Nebenwirkungen der oralen
     Antidiabetika
4. Diabetische Neuropathie und
   progredientes mikroangiopathisches
   Spätsyndrom
5. Drohende Stoffwechselentgleisung
   unter Therapie mit Maximaldosen der
   oralen Antidiabetika

schwerer Ketoazidose, beim jugendlichen Insulinmangeldiabetes, bei diätetisch oder mit Tabletten nicht ausreichend einstellbaren Kranken und während besonderer Belastungen (Operation, Schwangerschaft, schwere Infekte). *Insulin* muß, da es als Eiweiß im Magen-Darm-Kanal zerstört wird, *injiziert* werden.
Dies geschieht in der Regel *subkutan* in die Haut der Oberarme, Oberschenkel und des Bauches.

Nur im Coma diabeticum wird Insulin *intravenös* oder *als Infusion* gegeben.
Die meisten *Insulinzubereitungen* enthalten *40 Einheiten in 1 ml*, für den Insulin-PEN 100 Einheiten pro 1 ml. Spezielle Insulinspritzen weisen eine Graduierung auf, die das Ablesen in Einheiten erleichtert.
Die früher häufig verwendeten Rinderinsuline und auch die hochgereinigten Schweineinsuline sind heute durch *Humaninsuline* abgelöst worden. Die gentechnologisch hergestellten Humaninsuline zeichnen sich durch eine gute lokale Verträglichkeit und eine fehlende Antikörperbildung aus.
Die Insuline lassen sich in 4 Gruppen unterteilen:

– **Alt-** oder **Normalinsuline**

– **Verzögerungsinsuline** mit Protamin als retardierendem Prinzip (NPH-Insuline; neutrales Protamin Hagedorn).

– **Verzögerungsinsuline** mit überschüssigem Zink als retardierendem Prinzip (sog. Lente-Insuline). Sie treten zur Zeit etwas in den Hintergrund.

– Stabile **Mischungen** aus **Alt-** und **NPH-Insulinen** in verschiedenen Verhältnissen.
Sog. *Mischinsuline* zeichnen sich durch schnellen Wirkungseintritt bei mittellanger Wirkungsdauer aus (Präparate: s. Tabelle 15).

Tab. 14: Inhalte der *Diabetikerschulung* (nach W. *Siegenthaler*)

1. Ursachen und Symptome des Diabetes mellitus	6. Stoffwechselselbstkontrolle
2. Natürlicher Verlauf und Komplikationen, Bedeutung der guten Stoffwechseleinstellung	7. Wirkungsweise und Anwendung blutzuckersenkender Medikamente
3. Bedeutung der Diät und körperlichen Aktivität	8. Regeln für die Selbstanpassung der Therapie unter Einschluß besonderer Situationen
4. Umsetzung des Diätplans in die tägliche Kost	9. Insulininjektion
5. Lebens- und Hygieneregeln, soziale Fragen	10. Erkennung und Verhinderung hypoglykämischer Zustände

Tab. 15: Humaninsuline (nach *Greten u. Mitarbeiter*)

A. Normalinsuline	Zusammensetzung	Wirkprofil
H-Insulin Hoechst Huminsulin Normal Lilly Actrapid HM Novo Velasulin human Nordisk	gelöstes Insulin	schneller Wirkungseintritt innerhalb 30 Minuten Wirkungsmaximum 1.–3. Std. Wirkdauer ca. 6 Std.
B. Verzögerungs- oder Basalinsuline		
Basal-H-Insulin Hoechst Huminsulin Basal Lilly Protaphan HM Novo Insulatard human Nordisk Monotard HM Novo	kristallines Protamin- Humaninsulin NPH = neutrales Protamin Hagedorn 30% amorphes, 70% kristallines Zinkinsulin	langsamer Wirkungseintritt innerhalb 1 Std. Wirkungsmaximum 4.–12.Std. Wirkdauer bis 20 Std. langsamer Wirkungseintritt nach 2 Std Wirkungsmaximum 6.–16.Std. Wirkdauer bis 22 Std.
Ultratard HM Novo	kristallines Zinkisulin	sehr langsamer Wirkungs- eintritt nach 2 Std. Wirkdauer bis 28 Std.
C. Mischinsuline	Verhältnis Normal/NPH-Insulin	
Huminsulin Depot-H-15-Insulin Hoechst Huminsulin Profil II Depot-H-Insulin Hoechst Mixtard human Actraphane HM Initard human Komb-H-Insulin	10:90 15:85 20:80 25:75 30.70 30:70 50:50 50:50	schneller Wirkungseintritt bei mittellanger Wirkungs- dauer

Intensivierte Insulintherapie

Das Prinzip der intensivierten Insulintherapie besteht darin, daß die Insulinsekretion der gesunden B-Zelle imitiert wird. Die Insulinzufuhr besteht deshalb aus einer basalen und einer von der Einnahme der Mahlzeiten abhängigen Komponente. Darüber hinaus können ergänzende Insulingaben zur Korrektur erhöhter Blutzuckerwerte erforderlich sein. Die intensivierte Insulintherapie kann mittels extern tragbarer Pumpen erfolgen. Eine andere Möglichkeit besteht darin, daß als basale Insulintherapie ein oder zwei Injektionen eines Verzögerungsinsulins appliziert und zusätzlich präprandial oder zur Korrektur erhöhter Blutzuckerwerte Altinsulin gespritzt wird (s. Abb. 26).

Weitere Insulin-Applikationsformen:

– Die sog Insulin-PENs haben die Form und Größe eines Füllfederhalters. Sie enthalten austauschbare Patronen mit 300 IE Humaninsulin. Durch einen Druckknopf kann die vom Patienten vorgewählte Dosis injiziert werden. Die Handhabung ist einfach, das sonst übliche und umständliche

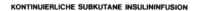

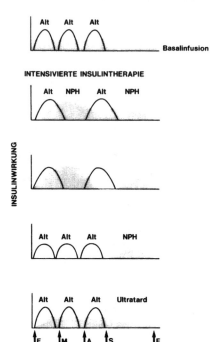

Abb. 26: Schematische Darstellung des Prinzips der **Insulinpumpentherapie** (kontinuierliche subkutante Insulininfusion) und der **intensivierten konventionellen Insulintherapie** (Alt: Altinsulin; NPH: Protamininsulin; F: Frühstück, M: Mittagessen, A: Abendessen, S: Spätmahlzeit) *(nach W. Kerner)*

Vorbereiten der Insulininjektion entfällt. Die Insulin-PENs sind vor allem für Patienten, die häufig am Tag Insulin spritzen müssen oder Schwierigkeiten beim Herrichten der üblichen Insulininjektion haben, geeignet.
– Mit den *Insulin-Jet-Injektoren* wird Insulin unter hohem Druck durch eine sehr enge Öffnung gepreßt und kann damit als feiner Strahl die Haut durchdringen und sich im subkutanen Gewebe verteilen.
– *Insulindosis-Computer* sind programmierbare Taschenrechner, die den Patienten bei der Festlegung der aktuellen Insulindosis unterstützen. Der Patient gibt vor einer geplanten Insulininjektion die notwendigen Daten (z. B. Uhrzeit, Blutzucker, Art und Kohlenhydratgehalt der nächsten Mahlzeit, bevorstehende körperliche Aktivitäten) in den Computer ein. Entsprechend einem vorprogrammierten Algorithmus wird die Insulindosis (Alt- und/oder Verzögerungsinsulin) errechnet, die den Blutzucker in einem vorgewählten erwünschten Bereich halten soll. Eine Besonderheit dieser Programme ist es, daß sie aus den Vorgängen der Vortage »lernen«.
– Externe tragbare *Insulinpumpen* sind seit über 10 Jahren verfügbar und technisch weitgehend ausgereift. Ihre Funktion besteht darin, einerseits kontinuierlich eine basale Insulindosis zu fördern, andererseits die Abgabe eines Insulinbolus vor den Mahlzeiten zu ermöglichen (häufig verwendete Pumpen in der Bundesrepublik: AS8MP, Betatron I/II, H-Tron, Nordisk-Infuser). Die Insulinreservoirs enthalten bis zu 570 Einheiten Altinsulin, die Kosten pro Pumpe betragen ca. 3 000 – 6 000 DM.

– **Komplikationen der Insulintherapie:**

Jeder insulinspritzende Diabetiker ist durch *Hypoglykämien*, d. h. das zu starkes Absinken des Blutzuckerspiegels, gefährdet. *Hauptursachen* der – besonders bei labilem Diabetes auftretenden – Hypoglykämie sind Auslassen der Mahlzeit nach erfolgter Injektion, Insulinüberdosierung und abnorme körperliche Anstrengungen. Jede Krankenschwester muß die *Leitsymptome der* Hypoglykämie kennen: Heißhunger, Schweißausbruch, Augenflimmern, Zittern, Schwäche, Verwirrtheit und schließlich Bewußtlosigkeit.

Jeder insulinbehandelte Diabetiker muß:
- *über die Symptomatik der Hypoglykämie aufgeklärt* werden und *stets ein Stück Zucker oder Obst mit sich führen,* um eine beginnende Hypoglykämie abfangen zu können,
- einen *Diabetikerausweis* bei sich tragen.

Diabetiker sollten *keinen Beruf* ausüben, *in dem sie sich oder andere durch Hypoglykämie gefährden können* (Bus-, Straßenbahn-, Lokomotiv-, Flugzeugführer; Dachdecker, Bauarbeiter, Feuerwehrleute, Telegrafenarbeiter, Schornsteinfeger).

Um *Hypoglykämien zu vermeiden,* müssen dem insulinspritzenden Diabetiker folgende Verhaltensregeln nahegelegt werden:
- Niemals ohne zwingenden Grund die Insulindosis ändern (bei festem Spritzenregime).
- Niemals die vorgeschriebenen Mahlzeiten auslassen (wenn schon gespritzt wurde).
- Außergewöhnliche körperliche Anstrengungen miteinberechnen (= Anpassung).

Gegenmaßnahmen bei Hypoglykämien:
Die Injektion von 30–50 ml (evtl. mehr) 40%iger Glukose i. v. führt im hypoglykämischen Schock innerhalb weniger Minuten zur Wiederkehr des Bewußtseins und zum Verschwinden der Symptomatik. Falls Glukose nicht verfügbar ist, kann 1 mg *Glukagon* i. m. injiziert werden.

Die erfahrene Krankenschwester sollte *Coma diabeticum* und *hypoglykämischen Schock* an Hand der klinischen Symptome unterscheiden können (s. Tab. 16).

c) Orale Antidiabetika

Die Tablettenbehandlung der Zuckerkrankheit ist indiziert, wenn eine diätische Einstellung nicht befriedigend möglich und der Diabetes nicht sehr schwer ist. Domäne dieser Therapie ist der *Typ-II-Diabetes.*

Als orale Antidiabetika finden heute nur noch Sulfonylharnstoffderivate (siehe Tab. 17) Verwendung. Ihre Wirkung beruht auf einer Stimulierung der Insulinsekretion des Pankreas. Sulfonylharnstoffderivate können auch die Insulinresistenz in der Peripherie verbessern helfen.

Diese letztere Wirkung ist noch stärker ausgeprägt bei den sogenannten Biguaniden, die seit vielen Jahren ebenfalls als orale Antidiabetica eingesetzt wurden, die aber wegen seltener, aber *lebensgefährlicher Komplikationen* (bis auf Gucophage® retard) aus dem Handel gezogen werden mußten. Besonders bei gleichzeitiger Niereninsuffizienz wurden meist tödlich verlaufende, schwerste Azidosen durch Anhäufung von Milchsäure (Laktat) im Blut beobachtet (sog. *Laktat-Azidose*).

Orale Antidiabetika eignen sich *nicht* zur Behandlung des *Coma* und *Praecoma diabeticum,* der *Ketoazidose* sowie des jugendlichen *Insulinmangeldiabetes.*

Hypoglykämien können auch bei dieser Behandlungsform – allerdings wesentlich seltener als unter Insulin – auftreten. Ein gewisser *Nachteil* der oralen Antidiabetika liegt in der Gefahr der Appetitsteigerung und Gewichtszunahme sowie der Vernachlässigung der vorgeschriebenen Diät.

Im Gegensatz zu früheren Anschauungen scheint bei einigen wenigen Diabetikern, die mit Insulin allein nicht befriedigend eingestellt werden können, die *Kombinationsbehandlung* von Insulin mit oralen Antidiabetika zu einer besseren Stoffwechseleinstellung zu führen.

Klinik des Kohlenhydratstoffwechsels

Tab. 16: Unterscheidung: Coma diabeticum – Hypoglykämie

	Coma diabeticum	*Hypoglykämie*
Haut	stark ausgetrocknet	feucht, schweißig
Zunge	trocken	feucht
Geruch	Azeton	unauffällig
Atmung	tief	unauffällig
Puls	flach, frequent	langsam, gut gefüllt

Tab. 17: Trivialname, Handelsbezeichnung und mittlere Tagesdosis der wichtigsten oralen Antidiabetika (nach G. *Schettler*)

Stoffgruppe	Trivialname	Handelsbezeichnung	Durchschnittliche Tagesdosis
Sulfonylharnstoffe	Glibornurid	Glutril, Gluborid	12,5–75 mg
	Glisoxepid	Pro-Diaban	2–16 mg
	Gliquidon	Glurenorm	15–120 mg
	Glibenclamid	Euglucon N	1,75–14 mg
		Semi Euglucon N	

Tab. 18: Schema für Komatherapie (nach H. *Greten u. Mitarbeiter*)

Hausarzt	Sofort mit Infusionstherapie beginnen (z. B. 500 ml 0,9%ige NaCl-Lösung)
Normalinsulin:	12–20 IE i.v. und i.m.
Klinik	
Flüssigkeit:	insgesamt 6–8 l (ca. 10% des Körpergewichts) innerhalb 24 Std. in den ersten 2 Std. ca. 2 l isotone (0,9%) NaCl-Lösung, bei Blutzuckerwerten um 250 mg/dl 5%ige Glukoselösung
Normalinsulin:	6–12 IE/Std. mit der Infusionspumpe
Kalium:	15–20 mmol/Std. mit Beginn der Insulintherapie, bei Kalium > 5,5 mmol/l abwarten!
Phosphat:	nur wenn Phosphor < 1,5 mg/dl und bei erhaltener Nierenfunktion 5–10 mmol/Std.; Verabreichung als KH_2PO_4 (2,7%)- und K_2HPO_4 (7%)-Lösung (1ml enthält 0,6 mmol Phosphat und 1 mmol Kalium)
Bikarbonat:	nur wenn pH < 7,1 50 mmol bei pH 7,0–7,1 100 mmol bei pH < 7,0
allgemeine Maßnahmen:	Intensivüberwachung mit engmaschigen Laborkontrollen, zentralvenösem Zugang, Warmhalten, Antibiotika, Thrombembolieprophylaxe

114

Tab 19: Indikationen und Kontraindikationen der oralen Antidiabetika vom Sulfonylharnstofftyp (nach *W. Siegenthaler*)

Indikationen – Typ-II-Diabetes-mellitus, der mit Diät allein nicht voll kompensiert ist – durch Diät kompensierbarer Diabetes mellitus bei drohender passagerer Stoffwechselentgleisung **Kontraindikationen** – Typ-I-Diabetes-mellitus – diabetische Ketose/Ketoazidose – unzureichende Wirksamkeit (Primär-/Sekundärversagen) – Niereninsuffizienz – Schwangerschaft – Nebenwirkungen

Guar (z. B. Glucotard®) ist ein pflanzlicher Faserstoff, der zu einer verzögerten Glukoseresorption aus dem Darm führt. Es werden drei Einzeldosen à 5 g vor den Mahlzeiten verabreicht.

Der therapeutische Stellenwert der *Acarbose* (Glucobay®) als Zusatztherapie bei Diabetes mellitus in Verbindung mit Diät wird kontrovers beurteilt.

d) Behandlung des Coma diabeticum

Die Grundzüge der Behandlung des Coma diabeticum gehen aus Tab. 18 hervor. Die *Koma-Sterblichkeit* beträgt auch heute noch bis zu 10%.

Pflegerische Leitsätze:

– *Sorgfältige Hautpflege:* Dekubitusgefahr!
– *Vorsichtige Wärmezufuhr:* Verbrennungsgefahr!
– *Streng antiseptische Katheterisierung:* Infektionsgefahr!

B. Hyperinsulinismus

Ein relativ oder absolut erhöhter Insulinspiegel im Blut macht sich in der Regel durch ein Absinken des Blutzuckerspiegels (*Hypoglykämie*) bemerkbar (Blutzucker meist unter 50 mg/dl).

1. Ursachen

– *Überdosierung* von Insulin oder oralen Antidiabetika beim Diabetiker (Hauptursache), evtl. suizidale Insulininjektion.
– *Funktioneller Hyperinsulinismus:* Es handelt sich um eine Störung der Blutzuckerregulierung mit überschießender Bildung von Insulin.
– *Organischer Hyperinsulinismus:* Er beruht in der Regel auf einzeln oder multipel auftretenden, gutartigen, *insulinproduzierenden Geschwülsten* des Pankreas, sog. *Inselzelladenomen.*

2. Klinisches Bild

Die klinischen *Symptome* (Heißhunger, Schwäche, Zittern, Schweißausbruch) haben wir bereits beim Diabetes mellitus kennengelernt. Immer wieder auftretende *Hypoglykämien*, z. B. bei Pankreastumoren, können zu *bleibenden Hirnschäden* mit Intelligenzminderung und Wesensveränderungen führen.

3. Diagnose

Die Diagnose gelingt am sichersten durch Bestimmung der Insulinaktivität und des C-Peptids im Blut.

4. Behandlung

Im *hypoglykämischen Schock* wird *Glukose intravenös* injiziert, falls nicht verfügbar 1 mg *Glukagon* i. m. Bei *funktio-* *nellen Hypoglykämien* empfiehlt sich eine eiweiß- und fettreiche, kohlenhydratarme *Diät*, bei *Inselzelladenomen* die *Operation*.

III. Störungen des Purinstoffwechsels

A. Gicht

Die Gicht (Arthritis urica) ist eine *erbliche* Erkrankung, bei der es zu einer Anreicherung und Ablagerung von *Harnsäure* im Organismus kommt. Sie kann zu akuten, anfallsartigen, später auch chronischen *Gelenkveränderungen* führen und mit einer *Erhöhung des Harnsäurespiegels* im Blut (*Hyperurikämie*) einhergehen.
Es handelt sich um eine *Erkrankung* des *Zellkernstoffwechsels*: Die *Harnsäure* ist das Endprodukt des Zellkernstoffwechsels; sie stammt z.T. aus den mit der Nahrung zugeführten Zellkernsubstanzen, den sog. *Purinen* (z. B. Fleisch, Leber, Hirn, Fisch), z.T. aus den körpereigenen Zellen. Die Harnsäure wird als harnpflichtige Substanz mit dem Urin ausgeschieden.

1. Häufigkeit und Vorkommen

Männer erkranken an der Gicht – meist um das 40. Lebensjahr – 10–20mal *häufiger* als Frauen. Die Gicht ist eine typische *Wohlstandskrankheit*: *Adipositas*, opulentes Essen und Alkoholkonsum fördern ihre Manifestation .
Die Zusammenhänge zwischen ausschweifender Lebensweise und Gicht haben bereits die Ärzte des Altertums zu dem Ausspruch veranlaßt:»Vinum (lat. Wein) der Vater, Cena (lat. Speise) die Mutter, Venus, die Hebamm machen Podagram (früher gebrauchte Bezeichnung für Gicht).

2. Klinisches Bild

Man kann im Verlauf der Gicht *4 Stadien* abgrenzen:
– *Gichtanlage* ohne Symptome
– akuter *Gichtanfall*
– *symptomfreies* Intervall
– bleibende *Gelenkveränderungen*

Leitsymptom ist der *akute Gichtanfall*. der zu einer *akuten Gelenkentzündung* durch den Ausfall von Harnsäurekristallen im Gelenk führt (*Arthritis urica*). In 80% der Fälle wird das *Großzehengrundgelenk* befallen, seltener Finger-, Hand-, Knie-, Sprung- oder Ellenbogengelenke. Anfallauslösend können überreichliches Essen, alkoholische Exzesse, Kälte und Traumen wirken. Die *Attacke* ist außerordentlich *schmerzhaft*. Das befallene Gelenk ist rotblau verfärbt, geschwollen und ungemein berührungsempfindlich. Es bestehen Fieber, Leukozytose mit Linksverschiebung und eine BSG-Beschleunigung. Nach 3–5 Tagen klingen die Erscheinungen ab.
In der *chronischen Phase* kommt es zur *knotenförmigen Ablagerung von Harnsäurekristallen* im Gewebe, die man *Tophi* nennt. Die Gichttophi, die erbs- bis maximal walnußgroß werden können, finden sich vorwiegend an den Ohrmuscheln (Blickdiagnose!), aber auch an den Fingern, Zehen und Ellenbogengelenken. In *fortgeschrittenen* Fällen finden sich *bleibende Gelenkdeformierungen*, die heute allerdings selten zu beobachten sind.

Entscheidend für die *Diagnose* ist der meist auf Werte über 10 mg% *erhöhte Harnsäurespiegel* im *Blut* (Normalwerte 2,0–6,5 mg%). Während des Gichtanfalls kann jedoch der Harnsäurespiegel wieder normal sein.

Zu einer *nicht gichtigen Hyperurikämie* kann es durch alle Zustände, die mit *vermehrtem Zellzerfall* einhergehen (zytostatische Therapie, NULL-Diät), oder durch eine *Niereninsuffizienz* (verminderte Harnsäureausscheidung) kommen.

3. Komplikationen

Die vermehrte Harnsäureausscheidung führt in 10–25% der Fälle zur *Urolithiasis* (Uratsteine).

So schrieb schon der Humanist Erasmus von Rotterdam (um 1500) an den englischen Humanisten und Theologen Thomas Morus: „Du hast Nierensteine und ich habe Gicht. Wir haben zwei Schwestern geheiratet.«

Uratablagerungen im Interstitium und Entzündungen führen zum Bild der *Gichtniere* mit langsam fortschreitender Niereninsuffizienz. Darüber hinaus fördert die Gicht die Arteriosklerose mit allen ihren Komplikationen.

4. Behandlung

Im *akuten* Anfall ist Colchizin neben Ruhigstellung und feuchten, kühlen Umschlägen am wirksamsten.

Reichliche *Flüssigkeitszufuhr* ist zweckmäßig. Die *Kost* sollte keine purinreichen Nahrungsmittel, wie beispielsweise Leber, Niere, Thymus oder Gehirn enthalten sowie knappkalorisch, vitamin- und ballaststoffreich sowie milch-/eiweißreich ausgerichtet sein.

Im *Intervall* werden Substanzen angewandt, die die Harnsäureausscheidung steigern, wie z. B. Sulfinpyrazon (Präparat: Anturano®) oder Uricovac®, besser noch Mittel, die die Harnsäurebildung hemmen, wie Allopurinol (Präparat: Zyloric®). Um eine *Uratsteinbildung* bei medikamentös gesteigerter Harnsäureausscheidung zu vermeiden, muß der Harn alkalisiert werden, z. B. durch Einnahme von Uralyt-U®.

IV. Hämochromatose (Eisenspeicherkrankheit)

Es handelt sich um eine seltene, autosomal-rezessiv vererbte *Stoffwechselkrankheit,* die zu einer *vermehrten Resorption von Eisen aus dem Verdauungstrakt* führt. Das Eisen wird in Form von *Hämosiderin* in Haut, Leber, Pankreas und Herzmuskel gespeichert.

Die klassische *Symptomen-Trias* ist die *graubraune Hautverfärbung (Bronzepigmentierung),* kombiniert mit *Diabetes (Bronzediabetes)* und *Leberzirrhose.*

In der Leber können bis zu 50 g Eisen gespeichert werden (normal 5 g). Durch die Eiseneinlagerung kommt es auch zur Herzbeteiligung (Kardiomyopathie) und zu Arthropathien. Verlust von Libido, Potenz und Amenorrhoe sind oft Frühsymptome. Eiseneinlagerungen in den Langehans-Zellinseln und Insulinresistenz sind die Ursachen des Diabetes. Eisen- und Ferritinspiegel im Blut sind stark erhöht.

117

Die *Behandlung* besteht in eisenarmer Kost und wöchentlichen Aderlässen über 1–2 Jahre. Mit Desferoxamin als Infusion kann die Eisenüberladung vor allem bei anämischen Patienten behandelt werden.

Die *Prognose* ist wegen der Leberzirrhose, die zum Übergang ins Leberkarzinom neigt, so wie der kardialen Spätfolgen (Herzinsuffizienz und -rhythmusstörungen) nicht gut.

V. Störungen des Fettstoffwechsels

Ein *erhöhter Gehalt an Blutfetten* wird *Hyperlipidämie* genannt. Je nachdem, welcher Anteil des Fettes überwiegt, z. B. das Cholesterin oder die sog. Triglyzeride, unterscheidet man *Hypertriglyzeridämien* und *Hypercholesterinämien*.

1. Hyperlipoproteinämien

Unter Hyperlipoproteinämien versteht man den vermehrten Gehalt des Blutes an Lipoproteinen. Der Transport der wasserunlöslichen Lipide wird erst durch Bindung an Proteine im Serum als *Lipoproteine* ermöglicht. Hyperlipidämien sind daher stets auch Hyperlipoproteinämien. Die Bedeutung dieser Fettstoffwechselstörungen liegt vor allem darin, daß sie mit einem mehr oder minder hohen *Arterioserisiko* verbunden sind. Es werden heute fünf Typen (Typ I–IV) unterschieden. Eine Differenzierung ist an Hand des Cholesterin- und Triglyzeridspiegels im Blut möglich, eventuell durch eine Elektrophorese der Fettanteile (*Lipidelektrophorese*). Am häufigsten ist der Typ IV (siehe Tab. 20).

Die Lipoproteine werden elektrophoretisch und nach ihren verschiedenen Dichteklassen eingeteilt. Danach lassen sich unterscheiden:
– *hohe Dichte*: HDL (*high density lipoproteins*)

– *niedrige Dichte*: LDL (*low density lipoproteins*)
– *sehr niedrige Dichte*: VLDL (*very low density lipoproteins*)

Die Bedeutung dieser Differenzierung liegt darin, daß eine *Erhöhung* von LDL und VLDL mit einem *hohen Arterioserisiko* korreliert, während HDL-Cholesterin als »Schutzfaktor« gegenüber Arteriosklerose gilt. Hohe HDL-Konzentrationen gehen mit einem verringerten Infarktrisiko einher. Als prognostisch ungünstig gilt ein Serum-HDL-Cholesterin < 45 mg% bei Frauen, < 35 mg% bei Männern.

Man unterscheidet:
– *primäre* Hyperlipidämien = meist genetisch bedingte, eigenständige Störungen des Fettstoffwechsels;
– *sekundäre* Hyperlipidämien = bei verschiedensten Erkrankungen auftretende, begleitende Fettstoffwechselstörungen (s. Tab. 20).

Tab. 20: Sekundäre Hyperlipidämien:

– Lebererkrankungen (Hepatitis, Fettleber, Cholestase)
– Nierenerkrankungen (Urämie, nephrotisches Syndrom)
– Hypothyreose
– Plasmozytom
– Alkoholismus
– Medikamente (»Pille«, Diuretika, β-Blocker)

Tab. 21: Hyperlipoproteinämien (nach *Frederickson*)

	Typ I	Typ II	Typ III	Typ IV	Typ V
Vorkommen	sehr selten	ca. 30%	ca. 5–10%	ca. 50%	ca. 5–10%
Arteriosklerserisiko		+++	+++	++	+
Serum	milchig	klar	klar bis trüb	klar bis milchig	trüb bis milchig
Triglyzeride	↑	n oder ↑	↑	↑	↑
Cholesterin	n	↑	↑	n oder ↑	n oder ↑
Therapie Diät	extrem fettarm	cholesterinarm	kalorien- und KH-arm	kalorien- und KH-arm	kalorien- und KH-arm evtl. fettarm
Medikamente		Cholestyramin Nikotinsäure	Bezafibrat Clofibrat Nikotinsäure	Bezafibrat Clofibrat Nikotinsäure	Bezafibrat Clofibrat Nikotinsäure

↑ = erhöht   n = normal   KH = Kohlenhydrate

Die Patienten mit angeborenen Hyperlipämien haben häufig sog. *Xanthome,* das sind gelbliche Hautknoten, die eingelagerte Fettsubstanzen enthalten und an der Haut, den Handflächen oder im Bereich von Sehnen (Achillessehne) auftreten können. Massive Hypertriglyzeridämien können zu krisenhaften *abdominellen Beschwerden* führen. Bei familiären Hypercholesterinämien tritt eine *Koronarsklerose* 2–10 mal häufiger als in der Durchschnittsbevölkerung auf (gelegentlich schon im Kindesalter Herzinfarkte!)

Als *Begleiterscheinung* werden Hyperlipoproteinämien bei folgenden Erkrankungen gefunden: Diabetes mellitus, Alkoholabusus, nephrotisches Syndrom, Leberzirrhose und Schilddrüsenunterfunktion.

Therapie

Die *Therapie* wird diätetisch und medikamentös durchgeführt. Je nach Typ kommt eine fett-, cholesterin-, kalorien- oder kohlenhydratarme Kost in Frage (s. Tab. 21). Medikamentös wird mit Clofibrat (z. B. Regelan®), Etofibrat (z. B. Lipo-Merz®), Bezafibrat (Cedur®), Cholestyramin (z. B. Quantalan®) oder Nikotinsäure (z. B. Ronicol®) behandelt. Lovastatin (Mevinacor®) bewirkt durch Hemmung des Enzyms HMG-CoA-Reduktase (HMG-CoA = Hydroxymethylglutaryl-CoA...) eine Hemmung der Cholesterin-Synthese.

2. Hypoliporoteinämien

Es handelt sich um verschiedene, sehr seltene, angeborene, meist im Kindesalter auftretende Stoffwechselstörungen mit *erniedrigten* Plasmacholesterinkonzentrationen (< 100 mg/dl), wie beispielsweise die *Abetalipoproteinämie* oder die familiäre *Hypoalphalipoproteinämie* (Tangier-Krankheit).

VI. Anorexia nervosa und Bulimie

Die *Anorexia nervosa*, die in der Regel in der Pubertät oder Adoleszenz beginnt (»Pubertätsmagersucht«), ist durch eine konflikthafte Einstellung zur Nahrungsaufnahme gekennzeichnet. Die Erkrankung betrifft zu 95% das weibliche Geschlecht. Sie scheint in den letzten Jahren zuzunehmen und etwas häufiger auch Männer zu betreffen. Die Erkrankten fasten zwanghaft, bis sich eine extreme, nicht selten lebensbedrohliche Gewichtsabnahme einstellt.

Patientinnen mit *Bulimie* verschlingen oft mehrmals täglich exzessive Nahrungsmengen, erbrechen diese aber anschließend wieder. Bulimisches Verhalten kann sich im Verlauf einer Anorexia nervosa einstellen oder unabhängig davon auftreten.

1. Pathophysiologie und Psychopathologie

Typisch ist die Angst der Betroffenen vor Zunahme und Normalisierung des Körpergewichtes (»Gewichtsphobie«), meist verbunden mit Fehleinschätzungen des eigenen Aussehens (sog. »Körperschemastörungen«), so daß auch die stark untergewichtigen Patientinnen sich noch zu dick vorkommen. Als aktive Maßnahmen zur Gewichtsreduktion dienen Fasten, Diät, Erbrechen und Abführmittel. Eine falschverstandene Askese wird zum lebensbestimmenden Ideal.

2. Klinisches Bild

Mangelernährung, Laxantienabusus und Erbrechen führen zur Kachexie, sekundären Amenorrhoe, Hypotonie, Bradykardie, Elektrolytverschiebungen mit Obstipation und der Gefahr von Herzrhythmusstörungen. Das Körpergewicht liegt häufig unter 40 kg.

3. Therapie

Sie ist außerordentlich schwierig, da meist überhaupt keine Krankheitseinsicht besteht. Die Behandlung muß meist mehrschichtig (körperliche Behandlung und Psychotherapie gemeinsam) durchgeführt werden. In lebensbedrohlichen Situationen ist die Ernährung mittels Magensonde sicherzustellen. Die wöchentliche Gewichtszunahme sollte 1 bis 1,5 kg betragen.

4. Prognose

Die Prognose der Erkrankung ist wegen der typischen Krankheitsverleugnung, der somatischen Komplikationen und der erhöhten Suizidalität sehr ernst. Die Sterblichkeit beim voll ausgebildeten Krankheitsbild liegt bei 15 – 20%.

Endokrinologie

Die Endokrinologie befaßt sich mit der *Funktion* und den *Erkrankungen hormonbildender Organe. Endokrine Störungen* beruhen in der Regel auf einer *Über-* oder *Unterproduktion* der jeweiligen Hormone.

Für den Internisten sind die Störungen folgender endokriner Organe von Bedeutung: Schilddrüse, Inselzellsystem, Nebenschilddrüsen, Hypophyse, Nebennieren.

Die Erkrankungen des Inselzellsystems (Diabetes, Hyperinsulinismus) haben wir bereits kennengelernt. Störungen der weiblichen Sexualfunktion gehören in das Gebiet der Frauenheilkunde.

I. Erkrankungen der Hypophyse

A. Einleitung

Hypothalamus (Teil des Zwischenhirns) und *Hypophyse* bilden hormonell eine Funktionseinheit, weshalb sie auch als *hypothalamisch-hypophysäres System* bezeichnet werden.

Die *Hypophyse* besteht aus *Hypophysenvorderlappen (HVL), Hypophysenzwischenlappen* und *Hypophysenhinterlappen (HHL)*; letzterer wird auch *Neurohypophyse* genannt.

Folgende Hormone werden in der Hypophyse gebildet bzw. gespeichert:

– *Adiuretin* (ADH, Syn. Vasopressin):
Es wird im Hypothalamus gebildet und im Hypophysenhinterlappen gespeichert. Es wirkt durch Förderung der Wasserrückresorption in den distalen Nierentubuli *diuresehemmend* und ist daher für den Wasserhaushalt des Organismus von großer Bedeutung.

– *Oxytozin*:
Es wird wie Adiuretin gebildet und gespeichert. Es spielt bei der natürlichen Geburtseinleitung eine Rolle, da es die *Kontraktionen der Gebärmutter steigert*.

– *MSH* (Melanotropin, melanotropes Hormon):
Es entsteht im Hypophysenzwischenlappen, ist beim Menschen ein Bestandteil des Proopiomelanocortins, einer Vorstufe des ACTH und *steigert die Hautpigmentierung*.

– *STH* (Somatotropin, somatotropes Hormon):
Das *Wachstumshormon* wird in den sog. eosinophilen Zellen des Hypophysenvorderlappens gebildet. Es steigert beim Kind das *Längenwach-*

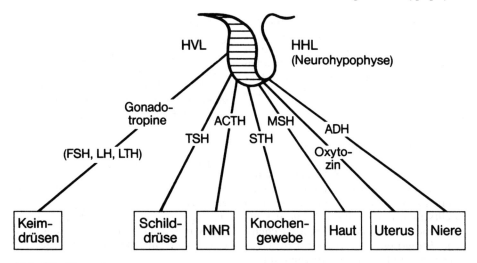

Abb. 27: Hypophyse

stum und wirkt, da es ein Gegenspieler des Insulins ist, *diabetogen*.
- *ACTH* (adrenokortikotropes Hormon):
  Das in den sog. basophilen HVL-Zellen gebildete Hormon *stimuliert die Produktion der Kortikoide*, d. h. der in der Nebennierenrinde (NNR) gebildeten Hormone. Die ACTH-Bildung und Ausschüttung wird von der Menge der zirkulierenden NNR-Hormone bestimmt: Ein Absinken des NNR-Hormonspiegels führt zu vermehrter ACTH-Ausschüttung.
- *TSH* (Thyreotropin, thyreoideastimulierendes Hormon):
  Es wird in den basophilen HVL-Zellen gebildet, *fördert das Wachstum der Schilddrüse*, die *Bildung, Aktivierung* und *Ausschüttung* von *Schilddrüsenhormonen* und die *Jodaufnahme in die Schilddrüse*. Seine Produktion und Ausschüttung ist abhängig von der Konzentration der im Blut zirkulierenden Schilddrüsenhormone.
- *Gonadotropine*:
  Dazu gehören das *FSH* (follikelstimulierendes Hormon), das bei der Frau

die Eireifung, beim Mann die Spermienbildung anregt, das LH (Luteinisierungshormon) und das LTH (luteotropes Hormon), welche ebenfalls auf die Keimdrüsen einwirken.
Die Freisetzung von HVL-Hormonen wird durch sog. *Releasingfaktoren* bzw. *-hormone* beeinflußt, die im Hypothalamus (Teil des Zwischenhirns) gebildet werden und über den Hypophysenstiel in den HVL gelangen. Beispiele: Thyreotropin-Releasing-Hormon (TRH) oder Kortikotropin-(ACTH-)Releasing-Faktor (CRF, engl. to release, freisetzen).
- *Prolactin*:
  wird von den lactotropen HVL-Zellen ohne besondere Stimulation sezerniert und ist bei Frauen für die Lactation verantwortlich.
Im Hypothalamus werden auch *hemmende Faktoren*, sog. *Inhibiting factors* (IF), gebildet, so das Somatostatin, welches die Sekretion des STH hemmt.
Es ist grundsätzlich wichtig, sich klarzumachen, daß die *Sekretion* von *Hypophysenhormonen* und *Hormonen* der peripheren Drüsen durch *Regelmechanismen*

123

gesteuert wird: So führt die Zunahme eines bestimmten Hormons im Blut über den Hypothalamus zu einer Hemmung der Ausschüttung des entsprechenden Hypophysenhormons, was im Endeffekt wieder ein Absinken des Hormonspiegels im Blut zur Folge hat.

B. Hypophysentumoren

Es handelt sich in 70–80% der Fälle um *Adenome*, im übrigen um *Karzinome*. Man kann bei den Adenomen je nach Zelltyp ein *eosinophiles Adenom* (vorwiegend Kinder und jüngere Menschen), ein *chromophobes Adenom* (Erwachsenenalter) und *Mischtypadenome* unterscheiden.

1. Leitsymptome

Die *Leitsymptome* der Hypophysentumoren sind:
- *Kopfschmerzen*,
- *Sehstörungen*, die dann auftreten, wenn der Tumor die Sella (sog. Türkensattel, Sitz der Hypophyse) überschreitet, und die Kreuzungsstelle der Sehnerven, das sog. Chiasma, schädigt. Dieses sog. *Chiasmasyndrom* führt an beiden Augen zu einem Gesichtsfeldausfall an der Schläfenseite,
- *Endokrine Störungen* je nach dem im Übermaß sezernierten hypophysären Hormon (STH, Prolaktin, ACTH oder Adiuretin).

2. Therapie

Als Behandlungsverfahren kommen in Frage:

a) Bestrahlung

Röntgenbestrahlung, Einbringung radioaktiver Substanzen in die Hypophyse, wie z. B. Yttrium 90.

b) Operation

Sie wird besonders beim *Chiasmasyndrom* in Form der *Hypophysenentfernung (Hypophysektomie)* durchgeführt. Da bei beiden Behandlungsarten eine Zerstörung der Hypophyse erfolgt, müssen hinterher die entsprechenden Hormone verabreicht werden.

c) Kryo-Hypophysektomie

Ein ganz modernes Verfahren ist die *Kryo-Hypophysektomie* (kryos, gr. Kälte, Frost). Unter stereotaktischer Technik wird eine begrenzte Läsion des HVL durch Kälteeinwirkung (-190°C) gesetzt.

C. Diabetes insipidus

Der Name Diabetes insipidus (lat. nicht süß schmeckend) besagt, daß eine massive Polyurie ohne Glukosurie vorliegt. Der Diabetes mellitus hat *nichts* mit dem Diabetes insipidus zu tun, obwohl beide zu verstärktem *Durst* und *Polyurie* führen. Trink- und Diuresemengen liegen beim Diabetes insipidus allerdings viel höher (bis zu 10 Liter täglich und mehr). Die *Ursache* des Diabetes insipidus ist in der Mehrzahl der Fälle eine ungenügende Sekretion von Adiuretin (sehr viel seltener ein Nichtansprechen der Nierentubuli auf ADH).
Die *Folge* ist eine mangelhafte Rückresorption von Wasser in den distalen Nierentubuli, was zu einer *enormen Steigerung der Diurese* und damit zu einem *erheblichen Durstgefühl* führt.

1. Ursachen

Der Diabetes insipidus entsteht am häufigsten als Folge von *Operationen* im Bereich des Hypothalamus und der Hypophyse, seltener durch einen HHL- oder Hypothalamus-*Tumor*, Entzündungen, Blutungen, Zysten oder Metastasen im HHL. In 50% der Fälle ist die Ursache unbekannt (idiopathischer Diabetes insipidus).

2. Klinisches Bild

Die *führenden Symptome* der Erkrankung sind enormer Durst, massive Polyurie (Diuresemenge zwischen 10 bis maximal 18 Liter pro Tag), Polydipsie (Trinken großer Flüssigkeitsmengen) und mangelnde Konzentrationsfähigkeit des Harns (Urinosmolalität unter 800 mOsmol/l). Der Durst ist *zwanghaft* und unüberwindlich. Wird dem Kranken die Flüssigkeit gewaltsam entzogen, so können sich innerhalb kürzester Zeit schwere Krankheitsbilder mit Verwirrtheit und deliranten Zuständen entwickeln. Kranke, die aus irgendwelchen Gründen in eine derartige Zwangslage geraten, stillen ihren Durst mit jeder verfügbaren Flüssigkeit, z. B. auch mit dem eigenen Harn. Liegt dem Diabetes insipidus ein Hypophysentumor zugrunde, so können sich dessen Symptome (Kopfschmerzen, Sehstörungen) hinzugesellen.

3. Behandlung

Da es sich um einen Adiuretinmangel handelt, muß *ADH* substituiert werden. Dies gelingt beispielsweise durch intranasale Verabreichung eines synthetischen Vasopressinanalogons (1-Desamino-8-D-arginin-Vasopressin = Minirin®). Angestrebt wird eine tägliche Urinmenge von ca. 2–6 l.

D. Akromegalie

Der Name der Erkrankung sagt bereits, daß ein ungewöhnliches Größenwachstum »gipfelnder« (akraler) Teile vorliegt (gr. megas, groß, akron Spitze, Gipfel).

Die Akromegalie beruht auf einer Überproduktion von STH.

1. Ursachen

Ursache der vermehrten *STH-Bildung* sind *eosinophile Hypophysenvorderlappenadenome*, seltener eine *Vermehrung* der *eosinophilen Zellen* der Hypophyse.

2. Klinisches Bild

Beim *Erwachsenen* kommt es unter der STH-Wirkung zu einem *Wachstum* von *Nase, Ohren, Zunge, Kinn, Händen* (Tatzenhand) und *Füßen*. Schuhe und Handschuhe werden im Laufe der Zeit zu klein. Die *Gesichtszüge* vergröbern sich. Da ein Längenwachstum nicht mehr möglich ist, ist der Akromegale »eine Riese, soweit er noch kann«.
Die Symptome des Hypophysentumors können hinzutreten. In 12% besteht ein *Diabetes mellitus*. Darüber hinaus kommt es zu *Potenzstörungen* beim Mann und bei der Frau zur *Amenorrhoe* (Ausbleiben der Menstruationsblutung). Entwickelt sich *während des Wachstumsalters* ein STH-produzierendes Hypophysenadenom, so kommt es zu einer starken *Beschleunigung des Längenwachstums*, zum *hypophysären Riesenwuchs* (sog. *Gigantismus*), der häufig mit einem Diabetes mellitus vergesellschaftet ist.

3. Behandlung

Es ist die gleiche Therapie, wie bei Vorliegen eines Hypophysentumors angebracht (siehe oben). *Medikamentös* kann Bromocriptin (Pravidel®) eingesetzt werden (Hemmung der STH-Produktion), ist aber nicht in allen Fällen wirksam. *Somatostatinanaloga* erweisen sich in der Erprobung als erfolgversprechend.

E. Prolactinom

Prolactin produzierende Hypophysen-Tumoren (Prolactinome) bewirken bei der Frau Periodenstörungen bis zur Amenorrhoe sowie in 50% eine Galaktorrhoe. Bei Männern führen allerdings erst wesentlich höhere Prolactinspiegel zu Libido- und Potenzstörungen, sehr viel seltener zur Galaktorrhoe.

Die Prolactinbestimmung im Serum ergibt Werte von mehreren 100 bis 1000 ng/ml (Normbereich für Männer bis 15, für Frauen bis 20 ng/ml). Bei Verdacht auf Prolactinom muß die Hypophysenregion genau untersucht werden (Röntgen, CT, Augenarzt, neurologische Untersuchung).

Therapie der Wahl ist die Behandlung mit Bromocriptin (Pravidel®). Eine Operation ist nur selten erforderlich.

F. Multiple endokrine Neoplasie (MEN)

Als multiple endokrine Neoplasie (MEN) bezeichnet man eine episodisch oder familiär gehäuft auftretende endokrinologische Störung, bei der mehrere endokrine Organe betroffen sind: primäre Hyperparathyreoidismus (s. d.), Pankreastumoren mit Bildung von Gastrin oder Insulin und Hypophysentumoren (Akromegalie, Prolaktinom).

G. Hypophysenvorderlappen-insuffizienz

Als HVL-Insuffizienz bezeichnet man ein Krankheitsbild, das durch den *Ausfall* oder die *Verminderung von HVL-Hormonen* zustande kommt. Klinische Symptome entwickeln sich erst, wenn etwa 90% des HVL-Gewebes ausgefallen sind.

1. Ätiologie

Die HVL-Insuffizienz kann durch Hypophysentumoren, Traumen (Schädelbasisfraktur), entzündliche Prozesse (Meningitis, Enzephalitis), Metastasen, zerebrale Durchblutungsstörungen oder als Folge von Operationen und Bestrahlungen auftreten. Eine Nekrose der Hypophyse als Folge ausgedehnter Blutungen nach schweren Geburten, die sog. *postpartale* (d. h. nach der Geburt auftretende) *Hypophysennekrose* bei Frauen (als *Sheehan-Syndrom* 1937 beschrieben) wird heute kaum mehr beobachtet.

2. Klinisches Bild

Das klinische Bild wird durch die Symptome des *Glukokortikoid-, Schilddrüsenhormon- und Gonadenhormonmangels* infolge des Ausfalls der entsprechenden »tropen« Hormone des HVL bestimmt.

Auffallend ist die starke *Blässe* der Kranken (sog. Alabasterhaut) infolge *fehlender Hautpigmentierung*. Darüber hinaus kommt es zu Antriebsmangel, Hypotonie, Hinfälligkeit, großer Müdigkeit, Hypoglykämien, Amenorrhoe, Verlust der sexuellen Potenz und Ausfall der Scham- und Axillarbehaarung. In schwersten Fällen kann sich ein *hypophysäres Koma* entwickeln.

Als *hypophysären Zwergwuchs* bezeichnet man eine im *Kindesalter auftretende HVL-Insuffizienz*, deren Ursache, zumindest in einem Teil der Fälle, eine Hypophysenschädigung »während« der Geburt ist. Die Patienten werden meist nur 120 bis 140 cm groß. Häufig machen sie keine normale sexuelle Entwicklung durch und zeigen Zeichen der Schilddrüsenunterfunktion und des Glukokortikoidmangels.

3. Pathophysiologie

Ursachen dieser Symptome sind die *fehlende Stimulierung* von *Schilddrüse, Nebennierenrinde* und *Gonaden* durch die Hypophyse sowie der *Mangel an MSH.*

4. Diagnose

Sie stützt sich auf das klinische Bild und den Nachweis der Schilddrüsen-, NNR- und Gonadeninsuffizienz durch entsprechende Hormonbestimmungen.

Bei der Anorexia nervosa (s.d.) fehlen diese endokrinen Störungen, darüber hinaus weisen die Patientinnen die typische konflikthafte Einstellung zur Nahrungsaufnahme auf.

5. Behandlung

Sie besteht in der *Substitution,* d. h. im Ersatz der fehlenden Schilddrüsen-, Nebennierenrinden- und Sexualhormone, die als entsprechende Präparate meistens lebenslang verabreicht werden müssen.

II. Erkrankungen der Schilddrüse

Schilddrüsenerkrankungen spielen in der Endokrinologie eine wichtige Rolle. Neben Zuständen mit *Überfunktion (Hyperthyreose)* und *Unterfunktion (Hypothyreose)* sind vor allem Schilddrüsenvergrößerungen ohne Funktionsstörung von Bedeutung. Ist die Schilddrüsenfunktion *normal,* so spricht man von *Euthyreose.*

A. Funktion der Schilddrüse

Die Bildung, Speicherung und Freisetzung der *Schilddrüsenhormone* läuft wie folgt ab:

1. Bildung

Die Schilddrüsenhormone werden aus dem über den Darm aufgenommenen und mit Blut zur Schilddrüse transportierten *Jod* (Tagesbedarf 150−200 μg) sowie der im Kolloid der Schilddrüse bestehenden Aminosäure *Tyrosin* gebildet.

2. Speicherung

Über Zwischenstufen entstehen die beiden Schilddrüsenhormone *L-Trijodthyronin* (T_3) und *L-Thyroxin* (T_4). T_3 und T_4 werden an *Thyreoglobulin* gebunden gespeichert.

3. Freisetzung

Unter der Einwirkung von *TSH* (siehe S. 129) werden T_3 und T_4 ins Blut abgegeben. Im zirkulierenden Blut sind die Schilddrüsenhormone zum größten Teil an Transporteiweiße gebunden. *Biologisch wirksam* ist jedoch nicht das gebundene, sondern das »*freie*« Hormon. Das Verhältnis von freiem zu eiweißgebundenem Hormon im Blut beträgt ca. 1 : 1000 (!). Im Blut wird ein großer Teil des T_4 zu T_3, dem eigentlich bedeutsamen *Schilddrüsenhormon, umgewan-*

127

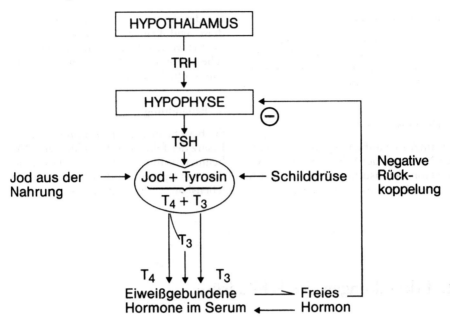

Abb. 28: Regelkreis der Schilddrüsenfunktion (modif. nach *G. Mödder*)

delt. Die sog. biologische Halbwertzeit von T_3 beträgt ca. 19 Stunden, von T_4 ca. 190 Stunden (siehe Abb. 28).

4. Schilddrüsenregelkreis

Wie funktioniert nun der Schilddrüsenregelkreis? Im Hypothalamus wird TRH freigesetzt, welches zu einer Abgabe von TSH aus dem Hypophysenvorderlappen führt. TSH stimuliert alle Stufen der Schilddrüsenhormonbildung und führt bei längerer Einwirkung zu einer Hyperplasie (Zellgewebsvermehrung) der Schilddrüse. *Ausschlaggebend* für den Regulationsvorgang ist die Konzentration *freier Schilddrüsenhormone* im Blut: Sinkt der Spiegel ab, wird über Hypothalamus und Hypophysenvorderlappen (TRH- und TSH-Ausschüttung) die Produktion von Schilddrüsenhormonen gesteigert, bei hohem Hormonspiegel gehemmt (feed back-Mechanismus).

Im Schilddrüsenregelkreis ist somit der Hypothalamus die *Führungsgröße*, die Hypophyse der *Regler*, ihr Hormon TSH die *Stellgröße*, die Schilddrüse das *Stellglied* und T_3 und T_4 im Blut die *Regelgrößen*.

5. Wirkung

Die Schilddrüsenhormone wirken auf alle Körpergewebe. Sie führen zu einer *Steigerung des Zellstoffwechsels* mit vermehrtem Sauerstoffverbrauch. Sie fördern Wachstum und Entwicklung des Organismus, insbesondere auch die Gehirnreifung. Dies macht verständlich, warum es bei angeborener Schilddrüsenunterfunktion zu Zwergwuchs, Voralterung und hochgradiger geistiger Retardierung bis zur Idiotie kommt. Die Schilddrüsenhormone sind demnach unentbehrlich für eine normale körperliche und geistige Entwicklung und Aktivität.

B. Wichtige Untersuchungsmethoden

1. Körperliche Untersuchung

Sie dient dem Nachweis und der Beurteilung einer Schilddrüsenvergrößerung (*Struma*): hart, weich, knotig, diffus vergrößert, verschieblich, druckschmerzhaft. Daneben muß immer auf die *klinischen Zeichen* einer Schilddrüsenüber- oder Unterfunktion geachtet werden.

2. Sonographie der Schildrüse

Die Ultraschalldiagnostik der Schilddrüse erlaubt eine genaue Bestimmung des Schilddrüsenvolumens (Obergrenze für Frauen 18 ml, für Männer 25 ml) die Beurteilung der Morphologie sowie die Erfassung von Knoten, Zysten oder Verkalkungen. Auch können krankhafte Befunde gezielt (»ultraschallgeführt«) punktiert und zytologisch untersucht werden.

3. Röntgenuntersuchung

Durch Röntgenuntersuchung kann festgestellt werden, ob eine Einengung oder Verlagerung der Luftröhre durch eine Struma vorliegt und ob die Struma bis in den Thorax, d. h. hinter das Brustbein (retrosternal) reicht (*retrosternale Struma*). In Zweifelsfällen kann die Halsregion auch mittels *Computertomographie* untersucht werden.

4. Schilddrüsenhormone

Heute werden in erster Linie die freien Schilddrüsenhormone bestimmt (freies T_3, freies T_4).
Normalwerte: FT_3 = 2,5–6,0 pg/ml, Gesamt-T_3 = 0,7–2,0 µg/l FT_4 = 0,8–2,0 ng/dl, Gesamt-T_4 = 5,0–12,0 µg/dl.

Bewertung: FT_3 und FT_4 sind erniedrigt bei Hypothyreose, aber auch bei zahlreichen schweren, lebensbedrohlichen Erkrankungen (z. B. Schock, schweren Intoxikationen, sogenanntem »Niedrig-T_3-Syndrom«).
Bei Hyperthyreose sind FT_3 und FT_4 erhöht, bei beginnender oder abklingender Hyperthyreose kann FT_3 isoliert erhöht sein.

5. TSH im Serum

Die *Normalwerte* für das basale TSH betragen: 0,3–4,0 µU/ml Serum.
Eine *Erniedrigung* des basalen TSH-Wertes spricht je nach Ausmaß für eine latente oder manifeste *Schilddrüsenüberfunktion* (Hyperthyreose), eine *Erhöhung* für eine latente oder manifeste *Schilddrüsenunterfunktion* (Hypothyreose).
Die eigentliche Bedeutung der TSH-Bestimmung ergibt sich aus dem TRH-TSH-Test.

6. TRH-TSH-Test (»TRH-Test«)

Der TRH-TSH-Test wird oft nur als »*TRH-Test*« bezeichnet.
Das *Prinzip* des Tests wird aus den zuvor geschilderten Funktionen des Regelkreises (siehe II A 4) verständlich: Niedrige Serumhormonspiegel bei *Hypothyreose* führen zu einer starken Stimulierung von Hypothalamus und Hypophyse mit einer Erhöhung von TSH, insbesondere aber TRH.
Bei *Hyperthyreose* hingegen ist durch die hohen Konzentrationen von T_3 und T_4 die TSH-Sekretion im Hypophysenvorderlappen blockiert und auch durch intravenöse oder orale Gabe von TRH nicht stimulierbar: der *TRH-Test ist negativ bei »blockiertem Regelkreis«*.

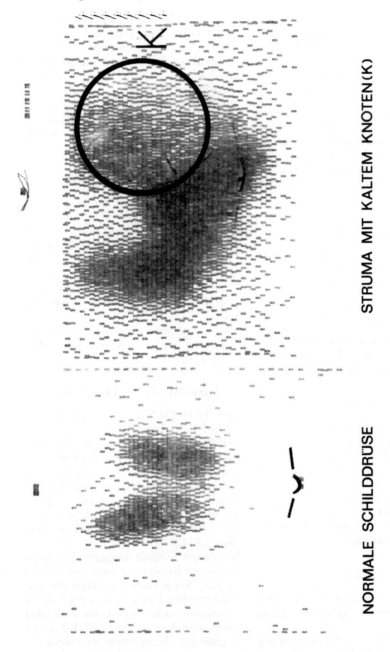

STRUMA MIT KALTEM KNOTEN(K)

NORMALE SCHILDDRÜSE

Abb. 29: Schilddrüsen-Szintigramm

a) Durchführung:

Vorbemerkung: Bei basalen TSH-Werten innerhalb der Norm ist eine Funktionsstörung auszuschließen und ein TRH-Test unnötig. Eine Indikation für den TRH-Test stellen TSH-Werte dar, die sich im unteren oder oberen Grenzbereich bewegen, um latente Funktionsstörungen zu erfassen.
- Blutentnahme und Bestimmung des basalen TSH (*TSH 1*).
- Applikation von TRH: entweder 200 µg intravenös oder 40 mg oral
- Nach 30 Minuten bei intravenöser Stimulierung bzw. 3−4 Stunden nach oraler Gabe zweite Blutentnahme und erneute TSH-(*TSH 2-*)Bestimmung.

b) Bewertung:

Bei *Euthyreose*, d. h. *intaktem Regelkreis*, steigt TSH nach TRH-Gabe an.
Normalwerte:
TSH nach TRH (= TSH 2):
2−20 mU/ml.
Sind FT_3 und FT_4 normal, ist eine Störung des Regelkreises Hypophyse–Schilddrüse ausgeschlossen.
- Der TRH-Test ist *negativ*, d. h. die *Differenz* zwischen TSH 2 und TSH 1 beträgt weniger als 2 mU/ml, wenn eine *Hyperthyreose* vorliegt (sog. *blockierter Regelkreis*). Der *negative TRH-Test* ist die *empfindlichste* Untersuchungsmethode zum Nachweis einer Schilddrüsenüberfunktion.
- Ein *positiver TRH-Test* (Werte s. o.) entspricht der *Norm*, d. h. es liegt ein *euthyreoter Zustand* vor.
- Ein *pathologisch positiver TRH-Test* liegt vor, wenn TSH überschießend ansteigt, d. h. die Differenz zwischen TSH 2 und TSH 1 mehr als 20 mU/ml beträgt. Diese Befundkonstellation spricht für eine *primäre Hypothyreose*.

7. Schilddrüsen-Szintigramm

Das Schilddrüsen-Szintigramm liefert eine Information über *Lage*, *Form* und *Größe der Schilddrüse* und über *Bezirke* mit starker oder fehlender *Speicherung* des *Nuklids* (radioaktives Material), d. h. über sog. *heiße* oder *kalte Knoten*. Schließlich können mittels Ganzkörperszintigraphie Fernmetastasen bestimmter Schilddrüsenkarzinome nachgewiesen werden.
Zur Szintigraphie wird heute ganz überwiegend radioaktives Technetium-99 m verwendet (^{99m}Tc-Pertechnetat). Es ist ein reiner Gamma-Strahler mit einer Halbwertszeit von sechs Stunden. Möglicherweise wird in Zukunft vermehrt ^{123}Jod Verwendung finden, das zu einer noch geringeren Strahlenbelastung der Schilddrüse führt.
Praktisch sehr wichtig ist, daß bei jedem *Verdacht auf eine Schilddrüsenerkrankung keine jodhaltigen Röntgenkontrastmittel* (i. v.-Galle, i. v.-Urogramm, Angiographie) verabreicht werden, sondern *zuerst* die Schilddrüsendiagnostik durchgeführt wird. Dafür gibt es zwei wichtige Gründe:
- Durch die Gabe jodhaltiger Kontrastmittel ist die Durchführung eines Schilddrüsenszintigramms für Wochen bis zu maximal 6 Monaten nicht mehr möglich!
- Bei Hyperthyreose bewirkt die Jodzufuhr oft eine massive Verschlechterung des Krankheitsbildes.

8. Feinnadel-Punktion

Sie ist geeignet zur zytologischen Abklärung (Aspirationszytologie) kalter Knoten oder anderer verdächtiger Schilddrüsenbezirke, d. h. insbesondere zum Ausschluß oder Nachweis eines Malignoms. Ein Verdacht auf Schilddrüsenkarzinom besteht insbesondere bei szintigraphisch »kalten« Knoten (Karzinomhäufigkeit

3–5%) oder sonographisch echoarmen Knoten (Karzinomhäufigkeit 3–5%).

9. Schilddrüsen-Autoantikörper

Es können verschiedene *Schilddrüsen-Autoantikörper* bestimmt werden:
- MAK = Mikrosomale Antikörper (= Autoantikörper gegen Schilddrüsenperoxidase = Anti-TPO-Antikörper)
- TAK = Thyreoglobulin Antikörper
- TRAK = TSH-Rezeptor Antikörper
- Antikörper gegen T4 und T3.

Eine Erhöhung von *MAK* und *TAK* kommt bei Autoimmunthyreoiditis (Typ Hashimoto, s.d.), aber auch bei Morbus Basedow vor.

Die Bestimmung der *TRAK* erlaubt eine Abgrenzung des Morbus Basedow (70–80% positiv = Werte > 14 U/l) gegenüber anderen Formen der Schilddrüsenüberfunktion, die meist TRAK-negativ sind.

T4- und T3-Antikörper-Bestimmungen können weiterhelfen, wenn die Diagnose eines Morbus Basedow oder einer Hashimoto-Thyreoiditis Schwierigkeiten bereiten.

10. Radiojodtest

Die häufigste Indikation zur Durchführung eines Radiojodtests mit ^{131}J ist heute die Ermittlung der für eine Radiojodtherapie erforderlichen ^{131}J-Menge.

C. Euthyreoter Kropf

Liegt eine *tastbare Vergrößerung* der Schilddrüse bei normaler Hormonproduktion vor, so spricht man von *euthyreoter (blander) Struma*. Die Schilddrüse kann gleichmäßig, d.h. diffus (*Struma diffusa*), oder knotig (*Struma nodosa*) vergrößert sein.

Man unterteilt die Struma in mehrere Grade:
- *I a*: Knoten in sonst normaler Schilddrüse
- *I b*: nur bei zurückgebeugtem Hals sichtbare Struma
- *II*: bei normaler Kopfhaltung sichtbare Struma
- *III*: sichtbare Struma mit lokalen Stauungs- und Kompressionszeichen.

1. Vorkommen und Häufigkeit

Der euthyreote Kropf kommt bei *Frauen* wesentlich häufiger als bei Männern vor (6:1). Nicht selten entwickelt er sich in der Pubertätsphase, während der Gravidität oder im Klimakterium.

Gebiete, in denen Kröpfe überdurchschnittlich häufig auftreten, bezeichnet man als *Kropfendemiegebiet* (Endemie, zeitlich nicht begrenztes, gehäuftes Auftreten einer Krankheit). Bekannte deutsche Kropfendemiegebiete sind z.B. Breisgau, Schwarzwald, Südbayern, Vogtland, Erzgebirge, Hunsrück und das Bergische Land, also meist gebirgige Gegenden. Dort können 40–70% der Erwachsenen einen Kropf aufweisen; im Bundesdurchschnitt sind es 15%.

2. Ätiologie und Pathogenese

Dem endemischen Kropf liegt meist ein nahrungsbedingter (= alimentärer) *Jodmangel* (geringer Jodgehalt des Wassers in Gebirgsgegenden) zugrunde. Der *tägliche Jodbedarf* von 180–200 µg Jodid wird in der Bundesrepublik Deutschland in der Regel durch die Nahrung nicht gedeckt. Beim sog. *sporadischen*, d.h. nicht in Endemiegebieten auftretenden Kropf, der häufig familiär vorkommt, dürfte die *mangelhafte Verwertung* des angebotenen Jods durch die Schilddrüse die Hauptrolle spielen (*Jodfehlverwertung*). Der Jodmangel führt über eine vermehrte TSH-Ausschüttung zu einem Wachstum der Schilddrüse, nicht aber zu einer vermehrten Bildung von Schilddrüsenhormonen.

Nach Befunden spielt der intrathyreoidale Jodmangel selbst eine zentrale Rolle in der Strumaentstehung.

Eine *strumigene*, d. h. eine Struma auslösende Wirkung, haben verschiedene Medikamente, wie z. B. alle Thyreostatika (s. d.), Lithium, Amiodaron sowie jodhaltige Arzneimittel und Röntgenkontrastmittel.

3. Klinisches Bild

Häufig führen nur kosmetische Erwägungen den Patienten zum Arzt.

In anderen Fällen wird über Druck- und Engegefühl am Hals geklagt. Zu Atemnot und Stridor (lat. stridere, zischen), d. h. einem pfeifenden Atemgeräusch, kann es durch *Einengung der Luftröhre* (bei Strumen Grad III) kommen. Ist diese hochgradig, so spricht man von *Säbelscheidentrachea*. Bei massiven Strumen treten Halsvenenstauungen bis zum Vollbild der oberen Einflußstauung mit prallgefüllten Hals- und Oberkörpervenen und blauroter Gesichtsfarbe auf. *Heiserkeit* spricht für eine Schädigung des Stimmbandnerven (Nervus recurrens), ein *Hornersches Syndrom* (siehe Bd. I S. 10) für eine Beeinträchtigung des Halssympathikus. Das Schilddrüsenszintigramm zeigt, ob die Struma retrosternal reicht und evtl. kalte Knoten aufweist, welche auf einer malignen Entartung des Schilddrüsengewebes (3–5%) beruhen können (siehe Abb. 29).

4. Diagnose

Anamnese und klinische Untersuchung sollten immer durch eine Schilddrüsenfunktionsdiagnostik und eine Sonographie mit Volumenbestimmung ergänzt werden.

5. Behandlung

Während früher die *medikamentöse Behandlung* der endemischen Struma ausschließlich in der Verabreichung von Schilddrüsenhormonen zur Hemmung der TSH-Ausschüttung bestand, spielt aufgrund neuerer Erkenntnisse (s. o.) die Behandlung mit *Jodid* zunehmend eine Rolle.

Therapieempfehlungen:

Bei Erwachsenen < 40 Jahre entweder Jodidtherapie mit 300–500 µg Jodid /Tag über ein Jahr oder 75–150 µg Levothyroxin/Tag über ein Jahr oder für den gleichen Zeitraum eine Kombinationsbehandlung mit 75–150 µg Levothyroxin + 100–200 µg Jodid/ Tag. Liegt bei Erwachsenen > 40 Jahre keine funktionelle Autonomie (s.d.) und bei Knotenstruma kein Malignomverdacht und keine Operationsindikation vor, wird in gleicher Weise therapiert.

Eine *Operationsindikation* liegt bei Malignomverdacht vor (Sonographie, Szintigraphie, rasches Knotenwachstum, verdächtige Zytologie) oder bei ausdrücklichem Operationswunsch des Patienten.

6. Strumaprophylaxe

Die beste Strumaprophylaxe stellt die Jodierung des Kochsalzes dar. Bei erhöhtem Risiko zur Entwicklung einer Jodmangelstruma erhalten Erwachsene 150–200 µg Jodid/Tag.

D. Hyperthyreose

Als Hyperthyreose bezeichnet man ein Krankheitsbild, das auf einer *Überproduktion von Schilddrüsenhormonen* beruht. Klinisch können Hyperthyreosen hauptsächlich in zwei Formen in Erscheinung treten:

– *Funktionelle Autonomie* der Schilddrüse,
– *Morbus Basedow.*

1. Funktionelle Autonomie der Schilddrüse

a) Definition und Pathogenese

Schon in der gesunden Schilddrüse finden sich nebeneinander funktionell aktive und ruhende Zellen. Meist durch einen Jodmangel kommt es zur *Proliferation funktionell autonomer, d. h. TSH-unabhängig hormonproduzierender Zellen,* die schließlich Schilddrüsenhormone im Überschuß produzieren. In Deutschland beruhen etwa 60% aller Hyperthyreosen auf einer Schilddrüsenautonomie.

Diese autonom funktionierenden Zellen können als einzelne Knoten in Erscheinung treten. Dann spricht man von *unifokaler Autonomie* oder »autonomem Adenom«. Seltener ist die *disseminierte Autonomie* mit diffus über die Schilddrüse verteilten, autonom funktionierendem Gewebe.

b) Klinisches Bild

Die Autonomie ist die häufigste Ursache einer Hyperthyreose im höheren Lebensalter. Sie bewirkt selten das Vollbild einer Schilddrüsenüberfunktion wie beim Morbus Basedow (s. d.), sondern verläuft häufig mit nur einem oder wenigen Symptomen (mono- oder oligosymptomatisch). So bestehen oft nur eine Tachyarrhythmie, Gewichtsverlust, Durchfälle oder Schlaflosigkeit, eine endokrine Ophthalmopathie (s. d.) fehlt immer. Verständlicherweise erschwert dies die frühzeitige Erkennung.

c) Diagnose

Schilddrüsenszintigraphie, -sonographie und -funktionsdiagnostik ermöglichen die Diagnose.

In der Sonographie können die meist echoarmen autonomen Adenome nachgewiesen werden. Szinitgraphisch sind »heiße« Knoten ein typischer Befund. Der TRH-Test fällt im Sinne einer Überfunktion aus, schließlich findet sich eine Erhöhung von T_3 und weniger stark von T_4 im Serum.

d) Therapie

Eine *thyreostatische Therapie* (s. Morbus Basedow) kommt nur bei manifester Hyperthyreose und zur Überbrückung in Betracht.

Die Therapie der Wahl in den meisten Fällen ist die *Radiojodtherapie.* Sie wird mit dem Radionuklid ^{131}J durchgeführt, das sich in der Schilddrüse stark anreichert und seinen therapeutischen Effekt durch Aussendung von Betastrahlen sehr kurzer Reichweite (2,2 mm) bei einer physikalischen Halbwertseit von 8,1 Tagen entfaltet. Das Strahlenrisiko im Hinblick auf eine Auslösung von Malignomen sowie genetische Schäden ist zu vernachlässigen. Eine Altersgrenze im Erwachsenenalter nach unten besteht nicht mehr. Eine absolute *Kontraindikation* ist eine Schwangerschaft (Anreicherung von ^{131}J in der fetalen Schilddrüse). Die Radiojodtherapie sollte immer dann durchgeführt werden, wenn keine Indikation zur Operation besteht.

Operationsindikationen sind Schwangerschaft, Malignomverdacht und mechanische Strumakomplikationen.

2. Morbus Basedow

Carl Ad. v. Basedow (1799–1854), Kreisarzt in Merseburg, beschrieb 1840 als erster im deutschen Sprachraum die

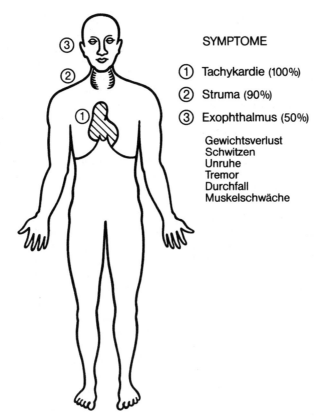

SYMPTOME

① Tachykardie (100%)

② Struma (90%)

③ Exophthalmus (50%)

Gewichtsverlust
Schwitzen
Unruhe
Tremor
Durchfall
Muskelschwäche

Abb. 30: Hyperthyreose

klinischen Leitsymptome der Krankheit: Struma, Tachykardie und Exophthalmus (sog. »Merseburger Trias«).

a) **Definition**

Der Morbus Basedow wird heute als immunologisch bedingte Multisystemerkrankung (Autoimmunerkrankung) aufgefaßt, die mit einer Hyperthyreose, einer diffusen Vergrößerung der Schilddrüse sowie einer infiltrativen Ophthalmopathie und Dermopathie einhergehen kann.

b) **Pathogenese**

Die Rolle von Autoantikörpern beim Morbus Basedow (z. B. TRAK) ist schon seit längerem bekannt. Bestimmte Autoantikörper können, ähnlich wie TSH, die Schilddrüsenzellen zu einer Synthese und Freisetzung von Schilddrüsenhormonen stimulieren. Wodurch der Autoimmunprozeß in Gang kommt, ist im einzelnen noch weiter unklar. Neben genetischen Faktoren (Assoziation mit den HLA-Markern B8 und DR3) spielen Umweltfaktoren wie erhöhte alimentäre Jodzufuhr, vielleicht auch Infektionen

(Yersinien? Viren?) eine Rolle. Auch nach Geburten wird eine Häufung von Hyperthyreosen beobachtet.

c) Klinisches Bild

Im Gegensatz zur funktionellen Autonomie, die vor allem ältere Menschen betrifft, kommt der Morbus Basedow in jedem Lebensalter vor.

Die Patienten klagen über innere Unruhe, Schlaflosigkeit, Gewichtsabnahme, Schweißausbrüche, Durchfälle und plötzliche Schwächezustände und Wärmeunverträglichkeit (Bevorzugung leichter Kleider, Öffnen der Fenster!)

An *objektiven Symptomen* finden sich: gering und diffus vergrößerte Schilddrüse, Dauertachykardie, erhöhter Blutdruck mit großer Amplitude, feinschlägiger Tremor der Finger. Die *Tachykardie* wird von den Kranken als sehr unangenehm empfunden. In schweren Fällen besteht eine *absolute Arrhythmie mit Vorhofflimmern*. Schließlich kann sich eine *Herzinsuffizienz*, die kaum auf Digitalis, wohl aber auf eine Behandlung der Schilddrüsenüberfunktion anspricht, entwickeln.

Als richtungweisende Veränderung ist bei etwa 60% der Patienten eine *endokrine Ophthalmopathie* nachweisbar.

Der *Exophthalmus*, d. h. das Hervortreten der Augäpfel, das auf einem Ödem und einer Infiltration des um den Augapfel gelegenen Gewebes beruht und zu einer Erweiterung der Lidspalten führt, verleiht dem Kranken den charakteristischen starren Gesichtsausdruck (»Glotzaugen«). Die Augenlider sind stark zurückgezogen, so daß die Lederhaut der Augen als schmaler Streifen über der Hornhaut sichtbar wird. Das Zurückbleiben des Oberlides beim Blick nach unten, das sog. Graefesche Zeichen, der – keineswegs immer – vorhandene seltene Lidschlag (Stellwagsches Zeichen) und die Konvergenzschwäche der Augen

(Möbiussches Zeichen), d. h. die mangelnde Annäherung der Augenachsen beim Fixieren naher Gegenstände, sind weitere Augensymptome. In schweren Fällen kann es zu Lidschwellungen, Bindehautentzündung, Hornhautgeschwüren und Erblindung kommen. Die endokrine Ophthalmopathie, auch Orbitopathie genannt (lat. orbita, Augenhöhle) wird heute als *eigenständige Auto immunerkrankung* angesehen. Sie kann auch bei Euthyreose vorkommen.

d) Diagnose

Der voll ausgebildete Morbus Basedow ist klinisch auf Anhieb zu diagnostizieren. Schwierigkeiten macht die Abgrenzung zwischen *leichter Hyperthyreose* und *vegetativer Labilität*.

Problematisch kann die Diagnose der nicht selten monosymptomatisch verlaufenden *Altershyperthyreose* sein, die sich oft nur durch einen rapiden Gewichtsverlust äußert. Werden dann unter der Verdachtsdiagnose »maligner Tumor« jodhaltige Röntgenkontrastmittel zur Tumorsuche gegeben, so kann dies zu einer massiven Verschlechterung führen!

Folgende *Laborbefunde* sind typisch für eine Hyperthyreose: T_3 und T_4 sind erhöht (gelegentlich zu Beginn und am Ende einer Hyperthyreose alleinige T_3-Erhöhung), der basale TSH-Spiegel erniedrigt, der TRH-Test negativ (blockierter Regelkreis!).

Die *Schilddrüsensonographie* zeigt eine mäßiggradige Schilddrüsenvergrößerung mit diffuser Echoarmut. Die nicht regelmäßig erforderliche Szintigraphie zeigt eine vermehrte Aufnahme von ^{99m}Tc-Pertechnetat.

e) Verlauf und Prognose

Die Krankheit beginnt meist allmählich, verläuft ausgesprochen chronisch, neigt zu Rezidiven und hat unbehandelt eine schlechte Prognose. Besonders gefährlich ist das – heute allerdings seltene – *Coma basedowicum*, welches den höchsten Grad einer Schilddrüsenüberfunktion darstellt und auch *Thyreotoxikose* (Vergiftung durch Schilddrüsenhormone) genannt wird. Neben den Zeichen der Hyperthyreose bestehen hochgradige Muskelschwäche, Fieber bis 41°C, Durchfälle, massive Tachykardien und schließlich ein tiefes Koma. Die Letalität des Coma basedowicum beträgt 50%.

f) Behandlung

Es stehen drei Behandlungsmethoden zur Verfügung:

aa) Thyreostatika

Es handelt sich um Substanzen, die letzten Endes die *Bildung von Schilddrüsenhormonen hemmen,* wie z. B. Thiamazol (Präparat: Favistan®), Carbimazol (Präparat: neo-morphazole®), Propylthiouracil (Präparat: Propycil®) oder Natriumperchlorat (Präparat: Irenat®). Als *Nebenwirkungen* können Leukopenie und Agranulozytose auftreten. Es muß meist viele Monate (minimal 6, maximal 18) lang behandelt werden. Unter der Therapie kann sich die Struma vergrößern. Zusätzlich gegebene kleine Mengen von Schilddrüsenhormonen zur Bremsung der TSH-Ausschüttung (50–100 μg Levothyroxin) können ein weiteres Schilddrüsenwachstum und eine Zunahme der endokrinen Ophthalmopathie hemmen.

bb) Radiojod-Behandlung

Sie ermöglicht eine definitive Behandlung der Hyperthyreose (Durchführung s. funktionelle Autonomie). Zuvor ist eine thyreostatische Behandlung bis zum Erreichen einer Euthyreose erforderlich. Mit der meist eingesetzten hochdosierten Therapie (Herddosis von etwa 150 Gy) kann die Rezidivrate auf etwa 5% gesenkt werden. Allerdings entwickelt sich bei etwa 60% der Patienten im ersten Jahr nach der Therapie eine Hypothyreose, die eine adäquate Substitution mit Schilddrüsenhormonen erforderlich macht.

cc) Operation

Sie ist nur *indiziert bei Kontraindikationen für eine Radiojodtherapie*, also bei Kindern und Jugendlichen, in der Schwangerschaft, jungen Frauen mit Kinderwunsch und ungesichertem Konzeptionsschutz, großen Strumen mit mechanischen Komplikationen und konkretem Malignomverdacht. In 5% der Fälle kann es zu Komplikationen wie Nachblutungen, Stimmbandlähmung (Recurrensparese), Hypothyreose und Hypoparathyreoidismus (s.d.) kommen.

dd) Behandlung der thyreotoxischen Krise

Die Behandlung der thyreotoxischen Krise muß unter Intensivüberwachung erfolgen. Ziel ist die Verminderung der Schilddrüsenhormonsynthese durch *Thiamazol* 160–200 mg i.v. pro Tag und Verminderung der Schilddrüsenhormonfreisetzung durch Gabe von *Jod* in hoher Dosierung oral (sog. Lugol'sche Lösung per Magensonde) *nach* Thiamazol-Gabe, falls es sich nicht um eine jodinduzierte Hyperthyreose handelt. Liegt diese vor, wird mit 1000–1500 mg *Lithiumchlorid* behandelt. Wichtig sind ferner Flüssigkeits- und Elektrolytausgleich, intravenöse Gabe von Glukokortikoiden und Verabreichung von Betarezeptorenblockern (z. B. Propranolol = Dociton®).

ee) Endokrine Ophthalmopathie

Sie ist das am schwersten zu bekämpfende Symptom; nicht selten nimmt es unter der Behandlung noch zu. Anzustreben ist eine Euthyreose (Hypothyreose jedoch vermeiden!). Lokale Maßnahmen sind: entsprechende Augentropfen, getönte Brille. Medikamentös kommen Glukokortikoide und eventuell Immunsuppressiva in Betracht. Weitere Behandlungsmöglichkeiten in schwersten Fällen sind: Strahlentherapie, Plasmaphorese, Dekompressionsoperationen der Orbita.

E. Hypothyreose

Hypothyreose bedeutet *Schilddrüsenunterfunktion, d. h.* ein Defizit an Schilddrüsenhormonen in den Zielorganen. Sie beruht auf einem Mangel oder völligem Fehlen von Schilddrüsenhormonen. Man unterscheidet klinisch eine *latente* von einer *manifesten* Hypothyreose. Bei der latenten Form sind die klinischen Symptome so diskret, daß die Krankheit oft verkannt wird. Laborteste ergeben einen pathologisch erhöhten TSH-Anstieg nach TRH-Stimulation.

1. Ätiologie

Je nach Ursache können eine *primäre Hypothyreose* (häufig) und sekundäre Hypothyreosen unterschieden werden:

a) Primäre Hypothyreose

Die Schilddrüse selbst ist geschädigt. Ursache ist ein Mangel an funktionstüchtigem Schilddrüsengewebe, z. B. als Folge einer durchgemachten Schilddrüsenentzündung, der Einnahme von Medikamenten wie Thyreostatika und Lithium, nach zu ausgiebiger Strumaresektion bzw. Radiojodtherapie. Es gibt ferner angeborene Störungen der Jodverwertung in der Schilddrüse und sog. idiopathische Formen (meist Frauen zwischen dem 40. und 60. Lebensjahr). Die *Häufigkeit* der *angeborenen Hypothyreose* beträgt bei Neugeborenen 1 : 3000. Die frühestmögliche Aufdeckung und Behandlung zur Vermeidung bleibender Hirnschäden ist äußerst wichtig! Daher ist heute das *Hypothyreose-Screening* (Suchtest) *bei Neugeborenen* gesetzlich vorgeschrieben: Am 5. Lebenstag wird aus 1–2 Blutstropfen aus der Ferse TSH bestimmt. Ein TSH-Wert unter 20 mU/l schließt eine primäre konnatale Hypothyreose mit großer Sicherheit aus. Ein TSH-Wert über 100 mU/ml spricht für angeborene Hypothyreose (siehe II A).

b) Sekundäre Hypothyreosen

Sie sind selten und treten meist als Folge von HVL-Tumoren auf (Abnahme der TSH-Produktion). Daher liegen meist auch die Symptome einer partiellen oder kompletten Hypophysenvorderlappeninsuffizienz vor.

2. Klinisches Bild

Die Hypothyreose stellt in vielem das Gegenstück der Hyperthyreose dar. Auffallend ist die große Trägheit, Antriebsarmut und Interessenlosigkeit der Kranken. Sie klagen über Obstipation und Neigung zum Frieren. Besonders charakteristisch ist die Beschaffenheit der *Haut:* sie ist gelblich, gedunsen, teigig, trocken und rissig. Im Gegensatz zu echten Ödemen lassen sich bei den als *Myxödem* bezeichneten Hautveränderungen keine Dellen eindrücken. Die Gesichtszüge erscheinen verplumpt und ausdruckslos. Die Zunge ist rissig, trocken und schwer beweglich. Schleimhautveränderungen am Kehlkopf sind Ursache der »blechernen Stimme«. Die

Haare des gesamten Körpers neigen zum Ausfallen, die Schweißbildung kann völlig versiegen. Nicht selten liegt eine Schwerhörigkeit vor.

Typisch ist eine *Bradykardie* (Stoffwechselverlangsamung!). Die *Körpertemperatur* ist erniedrigt. Häufig entwickelt sich eine Amenorrhoe, die sexuelle Potenz läßt nach. Hypothyreosen werden vor allem zu Anfang der Erkrankung nicht selten verkannt und laufen dann unter Fehldiagnosen wie »vorzeitige Alterung« oder »Zerebralsklerose«. In anderen Fällen wird nur dem Einzelsymptom (Bradykardie, Herzinsuffizienz, Hypercholesterinämie) Beachtung geschenkt. Daher ist beispielsweise bei jeder Bradykardie unklarer Genese älterer Menschen immer eine Schilddrüsendiagnostik erforderlich.

Durch *Unterentwicklung* oder *Fehlen der Schilddrüse bereits bei der Geburt* entsteht das Bild des Kretinismus (die Bezeichnung leitet sich wahrscheinlich vom romanischen cretino, Dummkopf ab): es kommt zu Schwachsinn, Taubheit, Schäden des ZNS, Minderwuchs und Hypothyreose (Hypothyreose-Screening bei Neugeborenen!).

Das *Myxödem-Koma* stellt das Endstadium einer lange bestehenden, schweren Hypothyreose dar. Es bestehen Somnolenz bis zur Bewußtlosigkeit, Bradykardie, Hypothermie (erniedrigte Körpertemperatur), Hypotonie, erloschene Reflexe und eine Ateminsuffizienz mit Hypoxie und Hyperkapnie.

3. Diagnose

Bei primärer Hypothyreose sind T_3 und T_4 erniedrigt, die basale TSH-Konzentration erhöht und der TRH-Test pathologisch positiv. Bei sekundärer Hypothyreose sind T_3, T_4 und basaler TSH-Spiegel erniedrigt. Nach TRH-Gabe steigt der TSH-Wert nicht an (Erklärung: die erkrankte Hypophyse kann nicht mehr TSH produzieren).

Eine weitere Abklärung erfolgt durch die Bestimmung von Schilddrüsen-Autoantikörpern (Hypothyreose als Thyreoiditisfolge), Sonographie, Szintigraphie und eventuell Feinnadelpunktion.

Typische laborchemische Veränderungen bei Hypothyreose sind: Erhöhung von CK (Myopathie), GOT, LDH, Gesamtcholesterin, LDL-Cholesterin und Triglyzeriden im Serum. Bei rund der Hälfte der Patienten liegt eine Anämie vor, seltener eine Leuko- und Thrombopenie.

4. Behandlung

Die Behandlung der Hypothyreose zählt zu den besonders dankbaren internistischen Aufgaben – wie immer, wenn eine Substitution fehlender Hormone oder Vitamine (s. beispielsweise Vitamin B12-Mangelanämie) möglich ist.

Durch Gabe allmählich *steigender Dosen* von *Levothyroxin* kann eine völlige Normalisierung der Stoffwechsellage erreicht werden. Die Dosis in der Langzeitbehandlung beträgt durchschnittlich 100 bis 200 µg-L-Thyroxin täglich. Ziel ist die Normalisierung des TSH-Spiegels.

In Einzelfällen kann unter klinischer Kontrolle eine rasche intravenöse Initialtherapie mit 500 µg-L-Thyroxin täglich durchgeführt werden. Diese ist auch für die Behandlung des hypothyreoten Komas erforderlich, die wegen der schlechten Prognose (etwa 50% Sterblichkeit) intensivmedizinisch erfolgen muß.

F. Thyreoiditis

Schilddrüsenentzündungen werden folgendermaßen eingeteilt:

– *akute eitrige* und *nichteitrige Thyreoiditis*,

Erkrankungen der Schilddrüse

- *subakute Thyreoiditis de Quervain* und
- *chronisch-lymphozytäre Thyreoiditis.*

Die *akute Thyreoiditis* wird meist bakteriell (Staphylokokkus aureus, Streptokokken, E. coli) hervorgerufen. Das Krankheitsbild erfordert eine rasche und gezielte antibiotische Behandlung, eventuell rechtzeitige operative Inzision und Drainage.

Die *subakute Thyreoiditis de Quervain* geht mit Lokalschmerzen und stark erhöhter BSG einher. Schilddrüsenautoantikörper können leicht erhöht sein. Diagnostisch helfen auch Sonographie, Szintigraphie und eventuell Feinnadelpunktion weiter. Die Behandlung erfolgt mit Azetylsalizylsäure, nichtsteroidalen Antirheumatika und in schweren Fällen mit Glukokortikoiden.

Die *chronische lymphozytäre Thyreoiditis ist eine Autoimmunkrankheit* der Schilddrüse, die familiär gehäuft auftritt (Assoziation zu bestimmten HLA-Markern) und gelegentlich zusammen mit anderen Autoimmunkrankheiten wie der perniziösen Anämie oder Nebennierenrindeninsuffizienz vorkommt. Die klassische Verlaufsform ist die *Hashimoto-Thyreoiditis*, die später in eine Hypothyreose durch Untergang von Schilddrüsengewebe einmündet. In 90% sind Autoantikörper (MAK, s.d.) nachweisbar. Bei Vorliegen einer Hypothyreose werden Schilddrüsenhormone gegeben. Eine Operationsindikation besteht nur bei Malignomverdacht oder mechanischer Beeinträchtigung.

G. Schilddrüsenkarzinom

Das Schilddrüsenkarzinom steht etwa an elfter Stelle bei den Krebstodesfällen. Es tritt vorwiegend im 4. bis 6. Lebensjahrzehnt auf und ist bei Frauen zwei- bis dreimal häufiger. Etwa 80% sind differenzierte Karzinome (papilläres und folliculäres Schilddrüsenkarzinom, 10% undifferenzierte (anaplastische) Karzinome und 5 bis 8% C-Zellkarzinome (medulläres Schilddrüsenkarzinom). Schilddrüsensarkome sind selten.

1. Klinisches Bild

Rasche Vergrößerung eines *Kropfes*, höckerige Oberfläche, Ausbildung *harter Knoten* innerhalb des Kropfes und *Lymphknotenschwellungen* am Hals müssen den Verdacht auf ein Schilddrüsenkarzinom erwecken. Heiserkeit, Halsvenenstauung, Schluckbeschwerden, stridoröse Atmung und Hornersches Syndrom sind Zeichen fortschreitenden Tumorwachstums. Die *BSG* ist häufig beschleunigt. Die *Metastasierung* erfolgt in die Nackenlymphknoten, die Knochen und die Lungen.

2. Diagnose

Besonders verdächtig sind sonographisch echoarme und szintigraphisch »kalte Knoten« (siehe Abb. 30), die durch Feinnadelbiopsie abgeklärt werden müssen. Das Serum-Calcitonin gilt für medulläre Schilddrüsenkarzinome, die sich aus den Calcitonin-produzierenden C-Zellen ableiten, als Tumormarker.

3. Behandlung

Sie besteht in der *operativen Entfernung* der gesamten Schilddrüse und anschließender ablativer *Radiojod-Therapie* (^{131}J), bei fortgeschrittenen Tumoren auch zusätzlicher *Strahlentherapie*. Jodspeichernde Metastasen können ebenfalls mit Radiojod behandelt werden. Anschließend ist eine hochdosierte Dauertherapie mit Schilddrüsenhormonen erforderlich.

4. Prognose

Die *Prognose* der differenzierten Schilddrüsenkarzinome hat sich durch die moderne Therapie deutlich verbessert. Die 5- bis 10-Jahres-Überlebensrate beträgt für das papilläre Schilddrüsenkarzinom 80 bis 90%, für das follikuläre 60 bis 75% und für das medulläre etwa 50%, für das undifferenzierte anaplastische Karzinom allerdings nur 0 bis 5%.

III. Erkrankungen der Nebennierenrinde

A. Funktion der Nebennierenrinde (NNR)

Die NNR ist ein lebenswichtiges Organ. Die von ihr gebildeten Hormone werden *Kortikosteroide* oder *Kortikoide* genannt (cortex, lat. Rinde). Das im Hypophysenvorderlappen gebildete ACTH stimuliert die Kortikoidproduktion. Der Kortikoidblutspiegel seinerseits beeinflußt in einem Regelkreis die ACTH-Bildung.

1. Einteilung der NNR-Hormone

Die NNR-Hormone können in drei Gruppen eingeteilt werden:

a) Glukokortikoide (z. B. Kortisol)

Als Insulingegenspieler bewirken sie durch Glukoneogenese eine Erhöhung des Blutzuckerspiegels bei gleichzeitig vermehrtem Abbau von Eiweiß. Sie wirken *entzündungshemmend* und *bremsen* die *Bindegewebsneubildung.* Unter ihrem Einfluß kommt es zu einer Lympho- und Eosinopenie, zu einer Hemmung der Antikörperbildung, zu einem Kalziummangel im Knochen und einer gesteigerten Bildung sauren Magensaftes (Steroidulkus).

b) Mineralokortikoide (z. B. Aldosteron)

Sie führen zu einer *Natriumretention* und einer *vermehrten Kaliumausscheidung.* Wir haben bereits erfahren, daß das Aldosteron in der Pathogenese bestimmter *Ödeme* (z. B. bei Herzinsuffizienz und Leberzirrhose) eine Rolle spielt.

c) Androgene (z. B. Dehydroepiandrosteron)

Sie *fördern* die *Eiweißbildung* und die *Ausprägung der sekundären Geschlechtsmerkmale*; in geringerem Maße wirken sie *virilisierend*, d. h. vermännlichend (andros, gr. Mann, Mensch).

2. Wirkung

Die Wirkung der Kortikoide läßt sich somit kurz folgendermaßen umreißen: Die *Glukokortikoide* fördern die *Zuckerbildung*, die *Mineralokortikoide* regulieren den *Wasser- und Elektrolythaushalt*, die *Androgene* steigern die *Eiweißsynthese* und wirken virilisierend.

3. Nachweis

a) Blutkortisolspiegel

Die Normalwerte für das Blutkortisol betragen 5–25 μ/dl.

b) Kortikoid-Abbauprodukte

Leichter gelingt die Messung der Kortikoid-Abbauprodukte im sog. 24-Stunden-Urin; in der Regel werden die sog. 17-Hydroxykortikoide = *17-OHCS* (Abbauprodukte der Glukokortikoide) und die 17-Ketosteroide = *17-KS* (Abbauprodukte der Androgene) bestimmt.

c) ACTH-Stimulations-Test

Mit dem ACTH-Stimulations-Test kann geprüft werden, ob 1 und 2 Stunden nach intravenöser Injektion von 25 IE ACTH der Blutkortisolspiegel entsprechend ansteigt (beim Gesunden auf das Zwei- bis Fünffache des basalen Spiegels).

B. Cushing-Syndrom

Als Cushing-Syndrom bezeichnet man ein seltenes, 1932 von dem amerikanischen Chirurgen H. Cushing (1869–1939) beschriebenes Krankheitsbild, das durch die *Überproduktion von Glukokortikoiden* zustande kommt. Da es sich um eine Überfunktion der Nebennierenrinde handelt, spricht man auch von *Hyperkortizismus.*

1. Ursachen

Das Cushing-Syndrom beruht in 3/4 der Fälle beim *Erwachsenen* auf einer *doppelseitigen Hyperplasie* (Wucherung) der Nebennierenrinde durch vermehrte hypothalamische CRH-Sekretion und hypophysäre ACTH-Bildung. In den restlichen Fällen handelt es sich um gutartige *NNR-Adenome* oder um *Karzinome.*

2. Klinisches Bild

Es handelt sich um eine schwere, unbehandelt meist tödlich verlaufende Krankheit. Typische *Symptome* sind: breites »Vollmondgesicht«, Muskelatrophie, Stammfettsucht bei relativ schlanken Gliedmaßen, Hochdruck, »flammend rote« Striae (breite Dehnungsstreifen der Haut, wie sie ähnlich auch in der Schwangerschaft vorkommen), Osteoporose, Ermüdbarkeit, allgemeines Schwächegfühl, Polyglobulie, diabetische Stoffwechsellage, Amenorrhoe und Hirsutismus, d. h. vermehrter Haarwuchs, besonders im Gesicht, bei Frauen (lat. hirsutus, struppig).

Die meisten Symptome lassen sich zwanglos durch eine gesteigerte Glukokortikoidwirkung aufklären.

Besteht ein Hypophysentumor, können Gesichtsfeldausfälle auftreten. Nebennierenrindenkarzinome metastasieren bevorzugt in die Leber.

3. Diagnose

Der *Blut-Kortisolspiegel* und die *Ausscheidung der 17-Hydroxykortikoide* im Harn ist *erhöht. Beim sog. Dexamethason-Hemmtest* werden ACTH und Kortisol im Blut vor und nach Gabe von 1 mg Dexamethason per os gemessen. Dexamethason als hochpotentes Glukokortikoid hemmt die ACTH-Ausschüttung, weshalb es beim Gesunden zu einer Abnahme des ACTH- und Kortisol-Spiegels kommt. Dieser Suppressionseffekt ist beim zentralen Cushingsyndrom stark abgeschwächt und fehlt beim peripheren Cushing-Syndrom.

Mit speziellen röntgenologischen Untersuchungsmethoden, ferner durch Sonographie und Computertomographie kann die Nebennierenvergrößerung nachgewie-

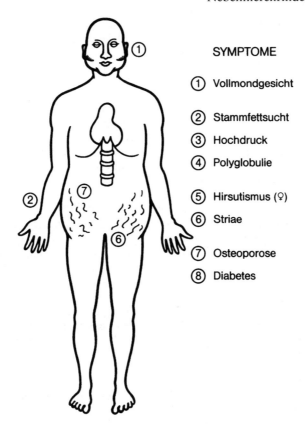

SYMPTOME

① Vollmondgesicht

② Stammfettsucht

③ Hochdruck

④ Polyglobulie

⑤ Hirsutismus (♀)

⑥ Striae

⑦ Osteoporose

⑧ Diabetes

Abb. 31: Cushing-Syndrom

sen werden. Nach einem Hypophysentumor (s.d.) muß gesucht werden. Am
Skelett fällt die Osteoporose auf.

4. Behandlung

Sie erfolgt in erster Linie operativ: *Ne-*
bennierentumoren werden entfernt,
beim zentralen Cushing-Syndrom das
Hypophysenadenom möglichst selektiv
operiert. Bei der seltenen *doppelseitigen*
Hyperplasie werden *beide Nebennieren*
operativ entfernt. Die fehlenden Kortikoide müssen substituiert werden. Eine
symptomatische medikamentöse Behandlung bei nicht entfernbaren Tumo-

ren ist mit Mitotane (Lysodren®) möglich.

C. Nebennierenrinden-
insuffizienz

Als (primäre) Nebennierenrindeninsuffizienz oder *Addisonsche Krankheit*
(*Th. Addison,* engl. Arzt, 1793–1860)
wird ein Krankheitsbild bezeichnet, das
auf einem erheblichen Mangel oder völligem Fehlen an NNR-Hormonen durch
beidseitigen Nebennierenrindenausfall
beruht. Bei der sekundären Nebennie-

143

renrindeninsuffizienz durch fehlende ACTH-Stimulierung fällt die Glukokortikoid- und Androgenbildung aus, während Mineralokortikoide weitgehend ungestört gebildet werden.

1. Ursachen

Die NNR-Insuffizienz beruht auf einem weitgehenden *Untergang der Nebennierenrinde durch Autoimmunprozesse. Seltenere Ursachen* sind Nebennierentuberkulose oder -mykose, Metastasen der Nebenniere oder Blutungen. Als Folge der starken *Erniedrigung des Blutkortisolspiegels kommt es reaktiv zu* einer *erhöhten CRH-* und *ACTH*-Ausschüttung.

2. Klinisches Bild

Leitsymptome der relativ seltenen Erkrankung, die das mittlere Lebensalter bevorzugt, sind *Adynamie* (Muskelschwäche) und eine auffallend *starke Hautpigmentierung* (MSH-Wirkung!). Die Adynamie steigert sich im Laufe des Tages und kann bis zur völligen Erschöpfung gehen. Die Überpigmentierung, die als hochsommerliche Bräune imponiert und über die Schwere des Krankheitsbildes hinwegtäuschen kann, tritt bevorzugt an den dem Licht ausgesetzten Stellen auf. Auffallend ist auch die starke Pigmentierung der Brustwarzen, der Mundschleimhaut und der Anal- und Genitalregion. Hinzu kommen Appetitlosigkeit, niedriger Blutdruck, Hypoglykämie und Salzhunger (Natriummangel infolge Aldosteronmangel). Im *Blut* kann das Kalium erhöht, das Natrium erniedrigt sein. Die *Ausscheidung* der NNR-Hormonabbauprodukte im Urin ist erniedrigt. Im ACTH-Stimulationstest (s. d.), der vorsichtig durchgeführt werden muß, bleibt der normale Kortisolanstieg aus. Bei Belastungssituationen (Infektions-

krankheiten, Operation) kann sich rasch ein lebensgefährliches, schweres Krankheitsbild mit Koma, nicht meßbarem Blutdruck und Durchfällen, die sog. *Addison-Krise,* entwickeln. Im Gegensatz zu dieser primären Form der NNR-Insuffizienz fehlt bei den sekundären Formen, die beispielsweise auf einer Hypophysenvorderlappeninsuffizienz beruhen (ACTH-Mangel), die Überpigmentierung.

3. Behandlung

Es muß eine *lebenslange orale Substitution* mit *Gluko- und Mineralkortikoiden* durchgeführt werden. Bei besonderen Belastungen ist eine Erhöhung der Dosis erforderlich.
Bei der *Addisonkrise* müssen sofort 100 mg Hydrocortison i. v. gegeben und der Flüssigkeits- und Elektrolythaushalt durch Infusionstherapie ausgeglichen werden.

D. Adrenogenitales Syndrom (AGS)

Das Krankheitsbild tritt als hereditäre und als erworbene Form auf. Zugrunde liegt eine Überproduktion androgener Steroidhormone durch die Nebennierenrinde.

1. Klinisches Bild

Bei der *erblichen Form* des AGS kommt es bei Mädchen zu einer erheblichen Virilisierung (Vermännlichung), bei Knaben zu einer vorzeitigen sexuellen Reifung. Der Störung liegt meist ein Defekt der 21-Hydroxylase, seltener der 3β-Dehydrogenase zugrunde. Durch den daraus resultierenden relativen Kortisolmangel werden vermehrt CRF und ACTH sowie androgenwirkende Vorläufer des Kortisols gebildet.

Die *postpuberale* (nach der Pubertät auftretende) *Form* betrifft fast ausschließlich Mädchen, bei denen sich dann zunehmend ein männlicher Körperbau und Behaarungstypus und eine Amenorrhoe einstellen.

Virilisierungserscheinungen bei erwachsenen Frauen können auch bei Androgene produzierenden Tumoren der NNR oder der Ovarien auftreten, die meist mit erheblich erhöhten Testosteron – und Dehydroepiandroster (DHEAS) – Spiegeln im Plasma einhergehen.

2. Therapie

Die Behandlung besteht in niedrigdosierten Glukokortikoidgaben (z. B. 0,25–0,5 mg Dexamethason täglich) oder bei fehlendem Kinderwunsch mit Antiandrogenen (Cyproteron, z. B. Androcur®), bei Tumoren in der Operation.

E. Hyperaldosteronismus

I. *Primärer Hyperaldosteronismus* (CONN-Syndrom)

Er beruht entweder auf einem Nebennierenadenom oder auf einer doppelseitigen Nebennierenhyperplasie. Eine vermehrte Aldosteronsekretion führt zur Natriumretention, häufig mit Blutdruckanstieg, und Kaliumverlust.

Leitsymptome des CONN-Syndroms sind daher Hochdruck, Polyurie und Kaliummangel, evtl. metabolische Alkalose.

Die *Therapie* besteht beim lokalisierten Adenom in Operation, bei der Hyperplasie in der Verabreichung von Aldosteron-Antagonisten (z. B. Aldactone® oder Osyrol®). Neben dieser primären Form gibt es auch einen *sekundären Hyperparathyreoidismus*. Er entsteht als Regulationsvorgang bei einem erniedrigten Kalziumspiegel, wie er bei Vitamin-D-Mangel, chronischer Niereninsuffizienz oder einem Malabsorptionssyndrom (s. d.) auftreten kann.

II. *Sekundärer Hyperaldosteronismus*

Ein sekundärer Hyperaldosteronismus ist sehr viel häufiger und tritt bei folgenden Krankheitsbildern auf:
– Herzinsuffizienz
– Leberzirrhose
– Nierenarterienstenose
– maligne Hypertonie
– Medikamentös bedingt (Diuretika, Laxantien).

Eine Normalisierung ist möglich, wenn das Grundleiden (z. B. Nierenarterienstenose) beseitigt werden kann. In den übrigen Fällen werden Aldosteronantagonisten eingesetzt.

IV. Erkrankungen der Nebenschilddrüsen

Die Nebenschilddrüsen (*Epithelkörperchen*) sind vier etwa linsengroße, hinter der Schilddrüse gelegene Organe, die das *lebensnotwendige Parathormon (PTH)* bilden. Die *Aufgabe des Parathormons* besteht in der Konstanterhaltung des Serumkalziumspiegels, was durch eine Hemmung der Kalziumausscheidung über die Nieren (Kalziurie) und eventuell eine Kalziummobilisation aus den Knochen durch verstärkte Kalziumresorption erreicht wird. PTH fördert ferner die Bildung des 1,25-Vitamin D3 in der Niere und damit die Kalziumresorption aus dem Darm. Da die Phosphatausscheidung durch die Nieren gesteigert wird, *sinkt der Phosphatspiegel* unter der Wirkung des PTH *ab*. Die Sekretion des Parathormons wird durch die Höhe des Blutkalziumspiegels reguliert.

A. Hyperparathyreoidismus

Hyperparathyreoidismus bedeutet Überfunktion der Nebenschilddrüsen. Die primäre Form dieser Erkrankung beruht meistens auf einem *gutartigen Tumor* eines Epithelkörperchens, seltener auf einer *Hyperplasie* oder einem *Karzinom*.

1. Pathogenese

Eine *Überproduktion an Parathormon* führt zu folgenden *Veränderungen*:
- *Hyperkalzämie* (erhöhter Blutkalziumspiegel)
- *Hyperkalzurie* (vermehrte Kalziumausscheidung)
- *Hypophosphatämie* (erniedrigter Blutphosphatspiegel) und
- *Hyperphosphaturie* (vermehrte Phosphatausscheidung).

Die *Folgen* sind Knochenveränderungen durch Knochenabbau, die man als *Ostitis cystica fibrosa* (zur Zystenbildung neigend) oder auch *Recklinghausensche Krankheit* bezeichnet, *rezidivierende Nierensteine (Hyperkalzurie!)* und *Nierenverkalkungen* (sog. *Nephrokalzinose*).

Auch kann es zu *Kalkablagerungen* in den verschiedensten Organen kommen. Aus nicht geklärten Gründen besteht eine Neigung zu Ulcera duodeni und Pankreatitis.

2. Klinisches Bild

Führendes *Symptom* sind rezidivierende Nierensteine (50–70%), Knochen-schmerzen und -deformierungen, Spontanfrakturen (Knochenbrüche ohne äußeren Anlaß) und in 10–12% der Fälle Ulcera duodeni. Ferner treten Gallensteine und Pankreatitiden gehäuft auf. *Bei jedem Nierensteinleiden muß daher als Ursache ein Hyperparathyreoidismus ausgeschlossen werden.*

Der *akute Hyperparathyreoidismus (hyperkalzämische Krise)* stellt eine plötzlich auftretende, lebensbedrohliche Verlaufsform des primären Hyperparathyreoidismus mit Oligurie bis Anurie, Somnolenz oder Koma dar.

3. Diagnose und Differentialdiagnose

Der wichtigste *Laborbefund* ist die *Hyperkalzämie*, wobei in schweren Fällen der Kalziumgehalt auf das Doppelte angestiegen sein kann. Die *Diagnose* wird gesichert durch erhöhte Parathormonspiegel im Serum sowie durch den Nachweis eines Nebenschilddrüsentumors mittels Sonographie oder Computertomographie. In schwierigen Fällen kann eine Knochenbiopsie weiterhelfen. Differentialdiagnostisch ist in erster Linie an eine *tumorbedingte Hyperkalzämie* zu denken, die entweder durch Knochenmetastasen oder als paraneoplastisches Syndrom (s. d.) zu erklären ist. Sie wird besonders bei Bronchial-, Pankreas-, Nieren und Genitalkarzinomen beobachtet.

Neben dieser primären Form gibt es auch einen *sekundären Hyperparathyreoidismus*. Er entsteht als Regulationsvorgang bei einem erniedrigten Kalziumspiegel, wie er bei Vitamin-D-Mangel, chronischer Niereninsuffizienz oder einem Malabsorptionssyndrom (s. d.) auftreten kann.

3. Behandlung

Sie besteht in der *operativen Entfernung des Epithelkörperchentumors*.

Darüber hinaus führen folgende Maßnahmen zu einer raschen Senkung erhöhter Serumkalziumspiegel: reichliche Flüssigkeitszufuhr (Infusion von 0,9%iger Kochsalzlösung), Diuresesteigerung (z. B. mit Furosemid), Gabe von Clodronat i. v. (Ostac®) und eventuell Hämodialyse.

B. Hypoparathyreoidismus

Das Krankheitsbild des Hypoparathyreoidismus beruht auf einem Mangel an Parathormon. Seine *Ursache* ist beim Erwachsenen fast immer eine Schädigung der Epithelkörperchen durch eine Schilddrüsenoperation. Ein bleibender Hypoparathyreoidismus entwickelt sich als Komplikation bei etwa 0,5% der Strumaresektionen. Sehr selten ist ein angeborener oder durch eine Immunerkrankung entstandener Hypoparathyreoidismus.

1. Pathogenese

Die Folge des Parathormonmangels ist ein *Absinken des Blutkalziumspiegels bei erhöhten Phosphatwerten* (Hyperphosphatämie). Der erniedrigte Blutkalziumspiegel seinerseits führt zu einer *erhöhten Erregbarkeit des Nervensystems.*

2. Klinisches Bild

Leitsymptom des Hypoparathyreoidismus ist der tetanische Anfall (von gr. teino, strecken, spannen): Es kommt zu meist schmerzhaften, symmetrischen Krämpfen, vor allem der Extremitätensowie der Gesichts- und Rumpfmuskulatur (sog. Pfötchenstellung der Hände, Karpfenmaul). Gefürchtet ist besonders der *Laryngospasmus,* d. h. der Stimmritzenkrampf, der zu hochgradiger Atem-

not und Erstickungszuständen führen kann.

In *leichteren Fällen* besteht lediglich ein Kribbeln an Händen, Füßen und im Gesicht. Im *fortgeschrittenen Stadium* kommt es zu Haut- und Nagelveränderungen, zu Haarausfall und durch paradoxe Verkalkungen zur Linsentrübung (sog. Tetaniestar). Der Parathormonspiegel im Serum ist erniedrigt.

3. Diagnose und Differentialdiagnose

Typische Laborwerte beim Hypoparathyreoidismus sind: Hypokalzämie, Hyperphosphatämie und erniedrigtes Parathormon im Serum. Wegweisend ist die Anamnese (Zustand nach Schilddrüsenresektion).

Sehr viel häufiger als diese hypokalzämische Form der Tetanie ist die sog. *Hyperventilationstetanie,* die mit normalen Serumkalziumspiegeln einhergeht. Es handelt sich praktisch um eine *Atemneurose,* die vorwiegend jüngere Frauen betrifft und zu einer krankhaften Steigerung der Atmung (Hyperventilation) führt, welche über eine Verminderung der Kohlensäure im Blut ebenfalls tetanische Zustände nach sich zieht. Die Erkrankung ist unangenehm, aber harmlos. Am raschesten kann den Kranken im tetanischen Anfall geholfen werden, indem man sie in eine größere, vor Mund und Nase gehaltene Plastiktüte atmen läßt (Rückatmung der Kohlensäure).

4. Behandlung

Im akuten tetanischen Anfall bei Hypoparathyreoidismus werden 10–20 ml 10%iges Kalzium langsam i. v. injiziert. Zur Dauerbehandlung verwendet man *Vitamin D_3* oder Dihydrotachysterol (A.T.10®). Die drei genannten Medikamente sind bei der Hyperventilationstetanie *nicht* angebracht.

V. Hypogonadismus

Als (männlicher) Hypogonadismus wird eine schwere *Hodenfunktionsstörung* bezeichnet. Meist besteht neben Fortpflanzungsunfähigkeit auch eine unzureichende Produktion an männlichen Sexualhormonen (Testosteron).

Man unterscheidet folgende Formen:

Primärer Hypogonadismus:
- Angeborener oder präpubertärer Hypogonadismus
- Klinefeltersyndrom (Chromosomenanomalie 47, XXY, s. d.)
- Postpubertärer Hypogonadismus (Hodentrauma, Orchitis)

Sekundärer Hypogonadismus (im Rahmen einer Hypophysenvorderlappeninsuffizienz).

Das *klinische Bild* hängt wesentlich davon ab, ob der Hypogonadismus *vor* oder *nach* der Pubertät aufgetreten ist. Bei angeborenem oder präpubertär erworbenem Hypogonadismus kommt die Pubertät nicht in Gang, das Genitale bleibt infantil, es tritt kein Stimmbruch auf und es bildet sich keine sekundäre Geschlechtsbehaarung. LH- und FSH-Spiegel sind erhöht, der Testosteronspiegel erniedrigt. Die *Therapie* besteht in der regelmäßigen Substitution mit Testosteron.

Beim postpubertär erworbenen Hypogonadismus ist der äußere Habitus wenig verändert, es kommt jedoch zur Abnahme von Libido, Potenz und zur Infertilität. Die *Therapie* besteht ebenfalls in der regelmäßigen Substitution mit Testosteron.

Allergische und immunologische Krankheiten

I. Einführung

A. Definition

Es handelt sich um *Überempfindlichkeitsreaktionen* im weitesten Sinne. Sie beruhen auf pathologischen Prozessen, die aus der spezifischen Wechselwirkung zwischen *Antigenen* und *Antikörpern* resultieren. Hierbei kann es sich um exogene oder endogene Antigene einerseits und um humorale Antikörper oder sensibilisierte Lymphozyten andererseits handeln.

Es ist daher verständlich, daß Überempfindlichkeitsreaktionen bei einer großen Zahl sehr unterschiedlicher Krankheitsbilder eine Rolle spielen. Hier einige Beispiele:

– Heuschnupfen
– Allergisches Asthma bronchiale
– Hämolytische Anämien
– Lupus erythematodes
– Serumkrankheit
– Rheumatoide Arthritis
– Transplantatabstoßungen
– Thyreoiditis

Kommen bestimmte Stoffe, die wir *Antigene* nennen und deren Eigenschaften wir noch ausführlich kennenlernen wollen, mit dem Organismus in Kontakt, so lösen sie die Bildung von gegen sie gerichteten Substanzen (*Antikörpern*) oder Zellen (*Immunzellen*) aus.

Die *Antikörper* sind in den Gewebsflüssigkeiten, vorwiegend im Blut, enthalten (humorale Antikörper). Bei den *Immunzellen* handelt es sich um besondere Lymphozytenformen oder lymphoretikuläre Zellelemente.

Die Bildung von Antikörpern oder Immunzellen, die im Durchschnitt 6–8 Tage dauert, wird *Immunisierung* oder *Sensibilisierung* genannt.

Kommt der sensibilisierte Organismus mit dem spezifischen Antigen erneut in Kontakt, so kommt es zu einer Reaktion zwischen Antigen und Antikörper. Diese *Antigen-Antikörper-Reaktion (AAR)* führt häufig zu klinischen Erscheinungen im Sinne einer *allergischen* oder *immunologischen Krankheit*. Allergie (gr. anders, Tun) bedeutet also, daß sich nach Immunisierung die Reaktionslage des Organismus gegenüber dem sensibilisierenden oder immunisierenden Antigen verändert hat.

Die Definition der Allergie kann daher lauten: *Allergie ist eine spezifisch veränderte Reaktionsbereitschaft infolge Antikörperbildung oder Immunzellenintervention. Allergische Krankheit* ist der Ausdruck einer Funktionsstörung, die durch Antigen-Antikörper-Reaktion bzw. Antigen-Immunzellen-Reaktion ausgelöst wird.

Die intensivste allergische Reaktion ist der *anaphylaktische Schock*. Er tritt auf, wenn ein hochsensibilisierter Organismus einer massiven Antigenbelastung ausgesetzt wird. Es entwickelt sich als Ausdruck einer foudroyanten *Antigen-Antikörperreaktion* ein *Schockzustand* mit Unruhe, Erbrechen, Benommenheit und Atemnot, der meist nach 1–2 Stunden zum Tode führt. Die Sektion zeigt ein Lungenödem, Leberzellschäden, Ödeme der Haut und Schleimhäute, ein Hirnödem und eine hämorrhagische Diathese. Der Terminus *anaphylaktischer Schock* ist wenig glücklich. Anaphylaxie bedeutet wörtlich Schutzlosigkeit. Diese Bezeichnung ist aber irreführend, da der Schock keineswegs Folge einer Schutzlosigkeit, sondern – im Gegenteil – einer überschießenden Abwehrreaktion des Körpers ist.

B. Antigene

Allergene sind *Antigene, die zu allergischen Reaktionen* führen können. Es handelt sich entweder um Antigene, die Eiweiß enthalten, oder sog. Haptene (Halbantigene), das sind Stoffe ohne Eiweiß, die erst nach Bindung an Eiweiß Antigencharakter erlangen.

Die *Zahl der möglichen Antigene* ist außerordentlich groß (Albumin, Pollenkörner, Hausstaub, Schimmelpilze, Tierhaare, Medikamente, Farben, Lakke, Fischeiweiß usw.). Die zur Antikörperbildung *benötigten Antigenmengen* können minimal sein: So genügen unter Umständen zwei Pollenkörner zur Auslösung eines Asthmaanfalles.

Allergene können auf *fünf Wegen in den Organismus* gelangen:

– *Inhalationsallergene* (Einatmung): z. B. Hausstaub, Gräserpollen, Pilzsporen, Tierhaare, Isozyanate
– *Ingestionsallergene* (mit der Nahrung aufgenommen): Fisch, Milch, Eier, Tomaten
– *Kontaktallergene* (Haut): Wolle, Chemikalien, Arzneimittel
– *Injektionsallergene*: Blut, Impfstoffe, Medikamente (z. B. Penizilline!)
– *Invasionsallergene*: Bakterien, Parasiten

Praktisch spielen Inhalations-, Kontakt- und Ingestionsallergene die wichtigste Rolle.

C. Antikörper und Immunzellen

Die *Bildung von Antikörpern und Immunzellen* stellt man sich heute folgendermaßen vor: Aus dem Knochenmark stammende Lymphozyten werden zu sog. *B-Lymphozyten* umgewandelt, deren Hauptaufgabe es ist, spezifische Immunglobuline (z. B. IgE, IgG) zu bilden. Die sog. *T-Lymphozyten,* die bei allergischen und immunologischen Reaktionen eine große Rolle spielen, stammen aus dem Knochenmark und werden im Thymus zu spezifischen *T-Lymphozyten* umgewandelt. T-Lymphozyten können auch über Mediatorsubstanzen die Lymphozyten zur Bildung von Antikörpern veranlassen. Diese Antikörpersynthese wird kontrolliert durch den fördernden (*Helfer-T-Zellen*) oder bremsenden (*Suppressor-T-Zellen*) Einfluß der T-Zellen.

D. Reaktion der Antigene mit Antikörpern oder Immunzellen

Antigene und Antikörper reagieren unmittelbar im Sinne einer *AAR* miteinander (*Allergie vom Soforttyp*). Dabei wird das krankmachende allergische Geschehen durch Freisetzung bestimmter pharmakologisch aktiver Substanzen (Histamin, Prostaglandine, plättchenaktivierender Faktor u. v. a. m.) zum Beispiel aus Mastzellen oder Basophilen ausgelöst. Der akute Asthmaanfall bei allergischem Asthma ist ein typisches Beispiel für eine solche allergische Reaktion vom Soforttyp. Das gleiche geschieht, wenn z. B. durch eine Penizillin-Injektion ein Hautausschlag auftritt.

Antikörper können auch gegen Zellen gerichtet sein. Man nennt sie *Isoantikörper,* wenn sie der gleichen Art (Spezies) entstammen. So beruht beispielsweise der *Transfusionszwischenfall* auf einer Übertragung gruppengleichen Blutes, das Isoantikörper gegen die Blutgruppenantigene A und B enthält. *Autoantikörper* entstehen im eigenen Organismus und sind gegen *körpereigene Zellen* gerichtet: Sie sind beispielsweise Ursache bestimmter hämolytischer Anämien und zahlreicher anderer Autoimmunkrankheiten (s. d.).

Die Reaktion zwischen Antigenen und Immunzellen führt zur Allergie vom *Spättyp.* Sie spielt eine große Rolle bei der *Abstoßung verpflanzter Gewebe und Organe.* Auch die *Tuberkulinprobe* gehört hierher. Injiziert man einem Menschen, der durch früheren Kontakt mit Tuberkelbakterien sensibilisiert ist, Tuberkulin (Gifte, Zerfallstoffe der Tuberkelbakterien) intrakutan, so entwickelt sich nach 24–48 Stunden an der Injektionsstelle ein gerötetes Infiltrat als Ausdruck einer allergischen Reaktion vom Spättyp (z. B. *Tine-Test*).

E. Diagnose der Allergie

Oft gibt schon die *Anamnese* Hinweise auf eine Allergie (Milchschorf in der Kindheit, Neigung zu Urtikaria, Heuschnupfen, asthmatische Reaktionen oder juckende Hautausschläge). Patienten mit derartigen Erkrankungen in der Eigen- oder Familienanamnese werden als *Atopiker* bezeichnet (s. Abb. 33). Der Begriff *Atopie* steht für eine Anzahl allergischer, genetisch verankerter Krankheiten.

Folgende *Untersuchungsmethoden* dienen dem Nachweis einer Allergie:

1. Reibtest

Der Reibtest ist der einfachste Hauttest. Er eignet sich jedoch nur zum Nachweis bestimmter Allergien und bei Patienten mit hohem Sensibilisierungsgrad. Man reibt die Haut an der Innenseite des Unterarms etwa 10–20mal kräftig mit dem verdächtigen Allergen (z. B. Tierhaaren, Früchten, Mehl usw.). Im positiven Fall treten nach etwa 10–20 Minuten große, juckende Quaddeln auf.

2. Pricktest

Der Pricktest wird ebenfalls an der Innenseite des Unterarms oder am Rücken des Patienten durchgeführt. Es werden käufliche Allergenextrakte verwendet. Ein Tropfen des Allergenextraktes wird auf die Haut gebracht und diese durch den Tropfen hindurch mit einer kleinen Lanzette oder speziellen Nadel angestochen. Bei positiver Reaktion entwickelt sich innerhalb von 15–30 Minuten eine typische Quaddel mit rotem Hof. Der Pricktest ist der am häufigsten angewandte Test zum Nachweis einer Allergie vom Soforttyp.

3. Intrakutantest

Der Intrakutantest ist empfindlicher als der Pricktest, aber auch aufwendiger. Geringe Mengen eines 0,1%igen Allergenextraktes (0,05–0,07 ml) werden mit einer Nadel in die Haut gespritzt (intrakutane Injektion). Im positiven Fall kommt es auch hier, wie beim Pricktest, zu einer Quaddelbildung und Hautrötung.

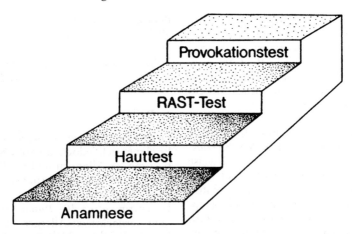

Abb. 32: Die 4 Stufen der Allergiediagnostik: 1. Vorgeschichte, 2. Hauttest (Reib-, Prick-, Intrakutantest), 3. RAST-Test, 4. Provokationstest

4. Läppchentest

Beim Läppchentest oder der *Epikutanprobe* (epikutan, auf der Haut) wird in Wasser, Öl, Alkohol oder Glyzerin gelöstes Antigen mit einem Heftpflaster 24–48 Stunden lang auf die Haut gebracht. Der Test ist positiv, wenn sich eine Rötung, ein Ödem, Bläschen oder Hautnekrosen entwickeln.

5. Expositionsversuch

Beim Expositionsversuch oder *Provokationstest* wird der Patient versuchsweise in Kontakt mit einer starken Verdünnung des verdächtigen Allergens gebracht und die Reaktion registriert (z. B. Inhalationsallergene beim Asthma bronchiale).

6. RAST-Test

Der *RAST-Test* (Radio-Allergo-Sorbent-Test) dient dem Nachweis spezifischer IgE-Antikörper, beispielsweise gegen Gräser- oder Getreidepollen, Tierhaare, Hausstaubmilbe, Nahrungs-

mittelallergene usw. Auch das *Gesamt-IgE* kann nachgewiesen werden. Es ist häufig, aber nicht immer bei Allergien vom Soforttyp erhöht. Erhöhte Werte finden sich auch bei Parasitosen (Wurmerkrankungen, Echinokokkose). Der Vorteil des RAST-Tests besteht darin, daß er ungefährlich und für den Patienten nicht belastend ist, da nur wenige ml Blut benötigt werden. Der Nachteil besteht im hohen methodischen Aufwand und dem dadurch bedingten hohen Preis.

Ähnlich empfindlich ist der *ELISA-Test* (enzymgebundener Immunsorbenttest), der den Vorteil fehlender Strahlenbelastung hat.

Weitere häufig eingesetzte *Untersuchungsmethoden* bei allergischen und immunologischen Krankheiten sind:

– 1. *Serumelektrophorese* (s. Bd. I)
– 2. *Immunelektrophorese*: Sie erlaubt den quantitativen Nachweis der 5 verschiedenen Immunglobuline (IgA, IgG, IgM, IgD und IgE).
– 3. *Quantitative Immunglobulinbestimmung*: Normalwerte im Serum sind:

- IgG 1200, IgA 250, IgM 100 mg/ 100 ml.
- 4. *Agglutinationsmethoden*: typische Beispiele sind der Blutgruppennachweis, die Widal-Reaktion oder der Waaler-Rose-Test.
- 5. Bestimmung von *Kälte- und Wärmeagglutininen.*
- 6. *Komplementbindungsreaktionen.*
- 7. *Bestimmung von T- und B-Lymphozyten* im peripheren Venenblut, wichtig vor allem für die Diagnose und Verlaufsbeobachtung bei HIV-Infizierten (s. d.).

II. Klinik

Allergische und immunologische Reaktionen können einerseits zu lediglich flüchtigen und harmlosen Zuständen, andererseits aber auch zu schweren, evtl. sogar tödlichen Erkrankungen führen. Im folgenden wollen wir einige der wichtigsten auf immunologischen Abläufen beruhende Krankheiten kennenlernen (siehe Abb. 33).

A. Arzneimittelallergie

Fast jedes Arzneimittel kann als Allergen wirken und zu allergischen Reaktionen führen, die sich in der Regel als masern- oder scharlachähnliche *Hautausschläge* oder als *Urtikaria* (stark juckende Hautquaddeln) äußern, in anderen Fällen aber auch zu *Gelenk-* und *Muskelschmerzen, Fieber* (sogar drug fever, Arzneimittelfieber) und evtl. zum Vollbild des *anaphylaktischen Schocks* führen.

Besonders häufig werden allergische Erscheinungen bei folgenden Arzneimitteln beobachtet: Antibiotika (Penizillin, Ampizillin), Chinin, Salizylate, Antipyretika, jodhaltige Verbindungen (Röntgenkontrastmittel), Desinfektionslösungen, Quecksilberverbindungen, goldhaltige Präparate.

Die Häufigkeit der *Penizillinallergie* beruht z.T. darauf, daß zahlreiche Lutschtabletten, Augentropfen und Salben verordnet werden, die Penizillin in einer Dosierung enthalten, die antibiotisch kaum wirksam ist, jedoch genügt, um eine Sensibilisierung auszulösen. Muß dann, beispielsweise bei einer Infektionskrankheit, Penizillin erneut verabreicht werden, so kann es zu schweren allergischen Reaktionen kommen.

Kontaktallergien durch Arzneimittel können bei Ärzten und Pflegepersonal zu einem schweren beruflichen Hindernis werden.

Merke: Jede Arzneimittelallergie muß, am besten mit Rotstift, auf dem Deckblatt des Krankenblattes und auf der Fieberkurve vermerkt und der Patient eingehend aufgeklärt werden (evtl. Allergie-Paß ausstellen).

B. Asthma bronchiale

(Siehe Band I S. 163)

C. Serumkrankheit

Es handelt sich um eine *allergische Reaktion (Immunkomplexerkrankung) gegen einmalig verabreichtes Fremdserum* (z. B. Botulismus-, Tetanus-, Diphtherie- oder Schlangengiftserum), d. h.

Klinik

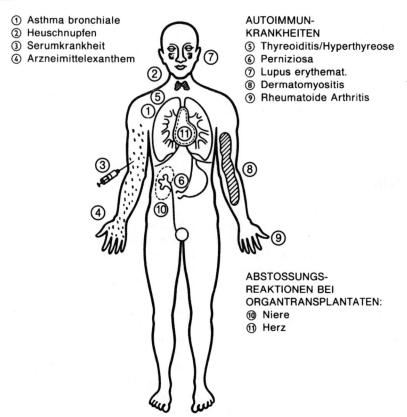

① Asthma bronchiale
② Heuschnupfen
③ Serumkrankheit
④ Arzneimittelexanthem

AUTOIMMUN-
KRANKHEITEN
⑤ Thyreoiditis/Hyperthyreose
⑥ Perniziosa
⑦ Lupus erythemat.
⑧ Dermatomyositis
⑨ Rheumatoide Arthritis

ABSTOSSUNGS-
REAKTIONEN BEI
ORGANTRANSPLANTATEN:
⑩ Niere
⑪ Herz

Abb. 33: Allergische und immunologische Erkrankungen

gegen die darin enthaltenen artfremden Eiweiße.

Zur allergischen Reaktion kommt es, weil das einmal gesetzte Fremdserum als Depot wirkt, ständig Antigene abgibt und daher bei anlaufender Antikörperbildung noch Antigen zugegen ist. Symptome entwickeln sich daher erst nach einer zur Antikörperbildung benötigten Latenzzeit von 7–12 Tagen. Charakteristisch sind urtikarielle, masern- bzw. scharlachähnliche Hautausschläge, Juckreiz, Gelenkschwellungen, Fieber, Vergrößerung von Lymphknoten oder Milz, Bluteosinophile und in schweren Fällen ein Schock *(Serum-*schock*).* Auch können eine Vaskulitis, Glomerulonephritis, Arthritis oder Neuritis auftreten. Die Therapie besteht im Absetzen des Medikamentes, ggf. ist Plasmaaustausch hilfreich.

D. Autoimmunkrankheiten

Als *Autoimmunkrankheiten* bezeichnet man Erkrankungen, die durch Reaktionen des Immunsystems mit körpereigenen Strukturen entstehen.

Autoimmunkrankheiten können durch *drei immunologische Mechanismen* entstehen:

- Durch *Autoantikörper* kommt es an körpereigenen Strukturen zu Entzündungsreaktionen und Zellschädigung.
- Bei der *immunkomplexvermittelten Reaktion* lagern sich Antigen-Antikörper-Komplexe in verschiedenen Geweben (z. B. Hautgefäße, Glomerula, Gelenksynovia) ab.
- Durch *zellvermittelte Reaktionen* greifen sensibilisierte T-Zellen direkt an oder verstärken die Entzündung durch sogenannte Lymphokine.

Beim systemischen Lupus erythematodes (s. d.) als Prototyp einer Autoimmunkrankheit spielen zum Beispiel Autoantikörper und Immunkomplexe eine Rolle. In Tabelle 22 sind einige häufige Autoimmunkrankheiten aufgeführt.

Je nach Autoimmunkrankheit können die verschiedensten *Antikörper* auftreten, die sich diagnostisch verwerten lassen, so beispielsweise der Rheumafaktor bei der rheumatoiden Arthritis oder Anti-DNS-Antikörper beim systemischen Lupus erythematodes.

Tab. 22: Häufige Autoimmunkrankheiten

- Morbus Basedow
- Thyreoiditis
- Myasthenia gravis
- Perniziöse Anämie
- Morbus Addison
- Primär biliäre Zirrhose
- Autoimmunhämolytische Anämie
- Chronisch aktive Hepatitis
- Systemischer Lupus erythematodes
- Sklerodermie
- Polymyositis
- Rheumatisches Fieber

E. Heuschnupfen

Der sog. Heuschnupfen (*allergische Rhinitis*) wird durch *Pollen* von Gräsern, Getreide, Bäumen (Birke, Weide) oder Sträuchern (Holunder, Jasmin) ausgelöst, und stellt eine Allergie vom *Sofort-*

Typ dar. Die Bezeichnung »Heufieber« ist weniger zutreffend, da die Körpertemperatur meist nicht erhöht ist. Die Erkrankung tritt daher je nach Blütezeit saisonal gebunden auf. Sie wird auch als *Pollinose* bezeichnet und befällt vor allem jüngere Menschen. In der Bundesrepublik Deutschland gibt es ca. 1 Million Pollinotiker (!). Die an sich harmlose, durch Symptome wie Fließschnupfen, Augenbindehautentzündung, Exantheme und gelegentlich Fieber subjektiv erheblich belästigende Erkrankung ist insofern ernst zu nehmen, als ca. 1/3 der Patienten später ein *echtes allergisches Asthma bronchiale* entwickelt.

Die *Behandlung* besteht in Allergenkarenz (falls möglich), lokal wirkenden, entzündungshemmenden Sprays (Intal nasal®, lokal Glukokortikoide) sowie in der Gabe moderner, kaum sedierender H1-Blocker.

F. Infektionsallergische Krankheiten

Meist handelt es sich um *Zweitkrankheiten* nach Infektionen, bei denen Bakterien – in der Regel Streptokokken – als Antigene wirken. Die beiden wichtigsten Erkrankungen dieser Gruppe, das *akute rheumatische Fieber* und die *akute diffuse Glomerulonephritis*, haben wir bereits ausführlich kennengelernt (siehe S. 82).

G. Organ- und Gewebsverpflanzungen

Während *Hautverpflanzungen* schon seit langer Zeit mit Erfolg vorgenommen werden (und bereits im Altertum versucht wurden), stellt die *Verpflanzung von Organen*, vor allem der Niere und des Herzens, einen jungen, aber mächtig

expandierenden Zweig der Medizin dar (1. Herzverpflanzung beim Menschen am 3. Dezember 1967).
Man kann folgende *Transplantate* unterscheiden:
- *Autotransplantat:*
  Spender und Empfänger sind *identisch.* Dieser Fall liegt vor, wenn beispielsweise Haut, Gefäße oder Knochenteile eines Menschen an eine andere Körperstelle verpflanzt werden (z. B. Bypass-Operationen).
- *Isotransplantat:*
  Spender und Empfänger sind *genetisch,* d. h. dem Erbgut nach, identisch (z. B. eineiige Zwillinge).
- *Allotransplantat:*
  Spender und Empfänger sind *von der gleichen Art,* aber *genetisch verschieden* (häufigste Situation bei menschlichen Organtransplantaten).
- *Xenotransplantat:*
  Spender und Empfänger entstammen *unterschiedlichen Arten* (z. B. Verpflanzung tierischer Organe, z. B. Pavianleber auf den Menschen).
Organe, die häufig verpflanzt werden, sind Herz, Nieren, Leber, Knochenmark, zunehmend auch Lungen und Pankreas.
Schwierigkeiten ergeben sich vor allem bei Allo- und Xenotransplantaten, die als Antigene wirken und durch zelluläre Immunmechanismen zerstört und *abgestoßen* werden (*Abstoßungsreaktion*). Für das Angehen oder die Abstoßung eines Transplantates spielen Antigene des *Histokompatibilitäts-Komplexes* (Histokompatibilität = Gewebsverträglichkeit) eine entscheidende Rolle. Diese Antigene werden als *MHC-Antigene* bezeichnet (MHC = major histocompatibility complex). Transplantatabstoßungsreaktionen entsprechen einer zellvermittelten Überempfindlichkeitsreaktion vom verzögerten Typ. Sie werden vorwiegend durch T-Zellen unterhalten. Transplantat-Abstoßungen können

wirksam mit Glukokortikoiden, Azathioprin sowie Ciclosporin A behandelt werden.

H. AIDS (acquired immunodeficiency syndrome)

AIDS stellt das klassische Beispiel eines erworbenen Immundefektsyndroms dar. Bis Februar 1990 waren bei der WHO aus 130 Ländern 222 740 Erkrankungen (USA 122 645, Europa 31 581) gemeldet. In West-, Zentral- und Ostafrika wurden HIV-Durchseuchungsraten der Bevölkerung von 2 bis 15% (bei Prostituierten bis über 80%) gefunden. Nach Angaben des Bundesgesundheitsamtes wurden seit 1982 bis zum 31. 12. 1992 in der Bundesrepublik Deutschland 9205 Fälle (90% Männer, 10% Frauen) von AIDS-Erkrankungen gemeldet, davon waren 4879 Patienten verstorben. Die Zahl der HIV-Infizierten in der Bundesrepublik Deutschland wurde für 1992 auf 60000–70000 geschätzt.

1. Definition

Nach internationaler Definition ist das Syndrom AIDS gekennzeichnet durch
- die *HIV-Infektion*
  mit dadurch bedingtem
- *Defekt der zellulären Immunität.*
Für das Vorliegen eines Defektes der zellulären Immunität spricht das Auftreten von einer oder mehreren *Indikatorkrankheiten.* Hierbei handelt es sich um sogenannte *opportunistische Infektionen,* die durch ubiquitär vorkommende Erreger hervorgerufen werden, die bei intakter Immunabwehr keine Krankheitserscheinungen auslösen, ferner bestimmte *Tumoren* und *neurologische Krankheitsbilder.*

2. Ätiologie und Pathogenese

Das erworbene Immundefektsyndrom wird durch lymphotrope und neurotrope Retroviren hervorgerufen. Die jetzige Nomenklatur lautet HIV für human immunodeficiency virus (HIV Typ I u. II). Es löst beim Menschen spezifische Antikörper (HIV-Antikörper) aus. Die Zielzellen des HIV sind in erster Linie Zellen, die auf ihrer Oberfläche einen spezifischen Rezeptor, den sogenannten CD4-*Rezeptor* tragen. CD4-Rezeptoren finden sich vor allem auf einer Untergruppe der lymphatischen Zellen, den sog. *T-Helferzellen* (CD4-Zellen). HIV verursacht daher eine Reduktion und Zerstörung der T-Helferzellen, woraus eine Verminderung des Quotienten der Helfer- zu den Suppressorzellen (OKT_4+/OKT_8+) von normalerweise über 1,5 auf unter 1 resultiert. Da die T-Helferzellen (CD4-Zellen) eine zentrale Stellung für verschiedene Funktionen des Immunsystems besitzen, resultieren bei AIDS umfangreiche *Störungen der Infektabwehr*.

3. Epidemiologie

Die Übertragung des HIV erfolgt durch parenterale Inokulation von erregerhaltigen Körperflüssigkeiten, Blut und Blutprodukten. Am häufigsten wird die Infektion bei Sexualkontakten und beim gemeinsamen Gebrauch von unsterilen und mehrfach benutzten Nadeln bei intravenöser Rauschgiftzufuhr übertragen. Auch die prä- und perinatale Ansteckung des Kindes durch die HIV-infizierte Mutter ist möglich.
Die Häufigkeitsverteilung der Risikogruppen in der Bundesrepublik (Stand 31.12.92) sieht folgendermaßen aus: Homosexuelle Männer (66%), i. v. Drogenmißbrauch (15%), heterosexuelle Kontakte (8%), Blut- und Blutprodukte (3%), vertikale Transmission (Mutter – Kind) (1%). 60% aller Erkrankten leben in den Großstädten Berlin (West), Frankfurt/Main, Hamburg, Köln, Düsseldorf und München.

4. Klinisches Bild

Das HIV-Infektionssyndrom verläuft über mehrere Jahre in *vier Stadien*:
Erste Phase: Zwei bis sechs Wochen nach der Erstinfektion kann es bei einigen Patienten zum Bild der *akuten HIV-Infektion* mit Fieber, »Grippegefühl«, Hautexanthem und Lymphknotenschwellungen kommen (ähnlich wie bei Mononukleose).
Der HIV-Antikörper-Test (»AIDS-Test«) wird erst ca. sechs Wochen nach der Infektion positiv, d. h. es besteht eine diagnostische Lücke, während der der Patient schon infektiös sein kann.
Zweite Phase: Es beginnt die *klinische Latenzphase*, die mehrere (bis zu zehn) Jahre betragen kann und für die Verbreitung der HIV-Infektion bedeutungsvoll ist. Bei der Mehrzahl der Patienten tritt ein *Lymphadenopathie-Syndrom (LAS)* mit einer mehr als drei Monate persistierenden Lymphknotenvergrößerung über 1 cm Durchmesser an mindestens zwei außerhalb der Leistengegend liegenden Lymphknotenregionen auf.
Dritte Phase: Als AIDS-Vorstufe, nicht immer scharf vom LAS abzutrennen, tritt der AIDS-related-complex (ARC) auf (Symptome s. Tabelle 23). Patienten mit ARC werden in den nächsten ein bis fünf Jahren mit großer Wahrscheinlichkeit das Vollbild der AIDS-Erkrankung aufweisen.
Vierte Phase: Sie ist gekennzeichnet durch das *Vollbild des erworbenen Immundefektsyndroms AIDS* als letztes Stadium der HIV-Infektion mit typischen opportunistischen Infektionen, Tumoren und neurologischen Störungen (s. Tabelle 24).

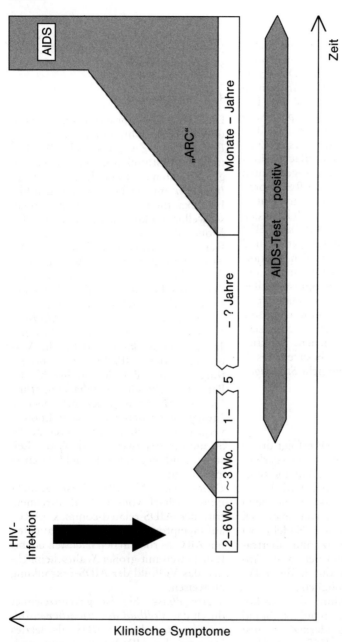

Abb. 34: Verlauf der HIV-Infektion

Tab. 23: Symptome und Befunde bei ARC (nach M. Franke u. Mitarb.)

- Gewichtsverlust (> 10% des Körpergewichtes)
- Fieber
- Nachtschweiß
- allgemeine Abgeschlagenheit
- Durchfälle (ohne Keimnachweis)
- Anämie, Thrombo- und Leukopenie
- Verminderung der T-Helferzellzahl im Blut auf Werte unter 400/µl (normal 1000 bis 1500 µl)
- IgG-Vermehrung
- Erhöhung des β_2-Mikroglobulins und Neopterins im Serum.

Tab. 24: Symptome (Indikatorkrankheiten) bei AIDS (nach M. Franke u. Mitarb.)

Pulmonale Infektionen
- Pneumocystis-carinii-Pneumonie
- Candidiasis
- Zytomegalie-Virus-bedingte Pneumonie

Gastrointestinale Infektionen
- Kryptosporidiose
- Candidiasis des Ösophagus
- Zytomegalie-Virus-bedingte Kolitis
- Herpes-simplex-bedingte Ösophagitis
- Isosporidiose

ZNS- Erkrankungen
- HIV-Enzephalopathie
- Kryptokokken-Meningitis
- Toxoplasmose des Gehirns
- progressive multifokale Leukenzephalopathie

Sonstige Infektionen
- Kokzidioidomykose
- Salmonellensepsis
- Histoplasmose
- atypische Mykobakteriosen
- extrapulmonale Erkrankung mit Mycobacterium
- tuberculosis

Tumorerkrankungen
- Kaposi-Sarkom
- malignes Non-Hodgkin-Lymphom

3. Diagnostik

Die entscheidende Untersuchung ist der *Nachweis spezifischer Antikörper gegen HIV* mit der sogenannten ELISA-Technik und bei positivem Ausfall durch Bestätigungsteste mittels Immunfluoreszenz bzw. Immunoblot (Western-Blot). Der HIV-Test ist grundsätzlich anders zu bewerten als jeder andere biologische Test! Das Testergebnis »HIV positiv« stellt für den Betroffenen einen schwerwiegenden Befund dar, denn er weiß, daß er sich mit dem AIDS-Virus infiziert hat und eine große Wahrscheinlichkeit besteht, an AIDS zu erkranken und zu sterben. Eine HIV-Testung darf nur mit dem ausdrücklichen Einverständnis des Betroffenen erfolgen. Ob ein HIV-Test durchgeführt wird, muß jedesmal sorgfältig erwogen werden. Die HIV-Testberatung umfaßt zwei Gespräche: das erste vor dem Test mit dem Ziel, aufzuklären, was der Test prinzipiell aussagt bzw. nicht aussagt und was er für den, der ihn durchführen lassen will, bedeutet. Das zweite Gespräch dient der Mitteilung des Testergebnisses, verbunden mit einer Aufklärung über die Konsequenzen und notwendigen Verhaltensmaßregeln. Als *Minimal-Diagnostik* bei positivem HIV-Test sollten durchgeführt werden: gründliche körperliche Untersuchung, Differentialblutbild, Bestimmung der T-Helferzell-Zahl, Testung der verzögerten zellulären Immunreaktion (Multitest Merieux), Röntgen-Thoraxaufnahme, Oberbauchsonographie.

4. Therapie

Eine spezifische Therapie gegen HIV steht zur Zeit noch nicht zur Verfügung. AZT (Azidothymidin = Zidovudine, Präparat Retrovir®) ist das einzige Präparat, das den Verlauf von AIDS durch Abnahme von opportunistischen Infektionen, Zunahme der T4-Lymphozyten und Verbesserung der zellulären Immunität günstig beeinflussen kann. Es ist seit 1. Oktober 1987 in der Bundesrepublik zugelassen und wird vor allem bei Patienten mit niedriger T4-Zahl, opportunistischen Infektionen und neurologischen Symptomen eingesetzt. Die Infektion mit Pneumozystis carinii (PCP = Pneumocystis carinii-Pneumonie) tritt bei 80–85% aller AIDS-Patienten auf. Das Mittel der ersten Wahl ist die Kombination von Trimethoprim und Sulfamethoxazol in hoher Dosierung (20 mg/kg Trimethoprim, 100 mg/kg Sulfamethoxazol) für mindestens 3 Wochen. Pentamidin (Pentacarinat®) inhalativ oder als Infusion gegeben ist bei der Pneumozystis carinii-Pneumonie prophylaktisch und therapeutisch wirksam.

Ganz wichtig ist die *psychosoziale Unterstützung* und Begleitung der Patienten durch erfahrene Therapeuten zur Bewältigung von Ängsten, Partnerschaftskonflikten und internalisierter Homophobie.

Ein Impfstoff gegen AIDS steht bisher nicht zur Verfügung.

5. Prognose

Obwohl die Beobachtungszeit noch relativ kurz ist, muß befürchtet werden, daß die Mehrzahl der HIV-Antikörper-positiven Personen früher oder später an AIDS erkranken wird. Wenn das Vollbild vorliegt, beträgt die mittlere Überlebenszeit bei Unbehandelten etwa ein Jahr. Die AZT-Therapie verbessert die Prognose.

6. Prophylaxe

Der Prophylaxe der HIV-Infektion dienen:
- »Safer sex« (Kondome, Vermeidung aller ansteckungsgefährdenden Sexualpraktiken),
- HIV-Testung aller Blutkonserven, virussichere Blutprodukte
- kein Tausch von Spritzenbestecken bei Drogenabhängigen
- Einhaltung entsprechender hygienischer Vorschriften bei medizinischem Personal (s. Tabelle 25).

Als Faustregel gilt: *Alle Maßnahmen, die vor der Übertragung einer Hepatitis-B-Infektion schützen, schützen auch vor einer HIV-Infektion!*

Tab. 25: Verhaltensmaßnahmen für medizinisches Personal im Umgang mit HIV-Patienten (DGHM: Deutsche Gesellschaft für Hygiene und Mikrobiologie.)

- Bei Kontaminationsgefahr mit infektiösem Patientenmaterial (Blut, Urin, Sputum etc.) Tragen von Handschuhen und ggf. gesondertem Schutzkittel. Bei Gefahr von Verspritzen zusätzlich Mundschutz und Schutzbrille.
- Material von infektiösen Patienten kennzeichnen und nach Bearbeitung als infektiösen Abfall entsorgen.
- Medizinische Gerätschaften patientenbezogen benutzen, möglichst Einmalartikel verwenden, wieder zu verwendende Instrumente vorschriftsmäßig desinfizieren bzw. sterilisieren.
- Kontaminierte scharfe Gegenstände und Kanülen in geeigneten Behältern entsorgen. Das Zurückstecken von Kanülen in die Schutzhülle ist verboten!
- Desinfektion von Flaschen und Instrumenten mit Mitteln (bevorzugt auf alkoholischer Basis oder Natriumhypochlorit) gemäß der DGHM-Liste, unter Beachtung von Konzentration und Einwirkungszeit.
- Bei stattgefundener Verletzung sofortige Desinfektion, »Ausblutung« der Verletzung und erneute Wundreinigung. Meldung beim Betriebsarzt sowie Einleitung eines D-Arzt-Verfahrens zur Dokumentation, zur serologischen Überwachung des Verletzten und eventuell zur Durchführung einer prophylaktischen Azidothymidintherapie.

Leider steht ein klinisch anwendbarer Impfstoff gegen das HIV (noch) nicht zur Verfügung.

7. AIDS und rechtliche Grundlagen

Der HIV-Test darf nur nach Aufklärung und mit Einwilligung des Probanden durchgeführt werden. Das Aufklärungsgespräch über das Ergebnis eines HIV-Tests muß durch einen Arzt erfolgen. Das Ergebnis unterliegt den allgemeinen Grundsätzen der ärztlichen Schweigepflicht. Eine Behandlungspflicht besteht nicht. Die HIV-Infektion bzw. die AIDS-Erkrankung gehören nicht zu den im Bundesseuchengesetz aufgeführten übertragbaren Krankheiten und sind keine Geschlechtskrankheiten im Sinne des Geschlechtskrankheitengesetzes. Der Arzt kann jedoch einen Fallberichtsbogen in anonymisierter Form an das Bundesgesundheitsamt senden. Ein positiver HIV-Test muß dem zentralen AIDS-Infektionsregister beim Bundesgesundheitsamt in Form eines anonymen Berichtes gemeldet werden. Die Einstellung von Mitarbeitern kann nicht von der Durchführung eines HIV-Testes abhängig gemacht werden. Die HIV-Infektion von Mitarbeitern stellt auch keinen Grund zur Kündigung dar. In einigen noch nicht rechtskräftigen Urteilen von Strafgerichten wird die absichtliche Ansteckung mit AIDS als Körperverletzung gewertet.

III. Behandlung allergischer und immunologischer Krankheiten

Wir haben gesehen, daß immunbiologische Phänomene eine bedeutende Rolle in der gesamten Medizin spielen. Folgende therapeutische Möglichkeiten sind vorhanden:

1. Ausschaltung des Allergens

Sie setzt voraus, daß das Allergen oder Antigen bekannt ist. Das Vermeiden solcher Antigene kann verhältnismäßig leicht (z. B. Fisch als Nahrungsallergen) oder praktisch kaum durchführbar (Hausstaub, Pollen) sein. Handelt es sich um gewerbliche Allergene (Drucker-, Bäcker-, Schäferasthma!), muß evtl. eine Umschulung erfolgen.

2. Verhinderung der Allergenaufnahme

Sie kann beispielsweise durch Schutzmasken (Müller), Schutzkleidung oder intensive Absaug- und Filterungsmaßnahmen bei betrieblichen Allergenen erfolgen.

3. Hyposensibilisierung

Das Prinzip der *Hyposensibilisierung* (= unempfindlich machen) besteht darin, daß über längere Zeit wiederholt unterschwellige Dosen des Antigens verabreicht werden, die möglicherweise zur Bildung »blockierender Antikörper« führen, welche eine AAR unterbinden. Die Hyposensibilisierung beim Asthma ist am ehesten bei Gräserpollen- und Hausstaubmilbenallergie erfolgversprechend. Sie gehört in die Hand des Erfahrenen, da bei fehlerhaftem Vorgehen anaphylaktische Reaktionen, im Extremfall mit tödlichem Ausgang, möglich sind.

4. Antihistaminika

Während die früher eingesetzten Antihistaminika wegen der deutlichen sedierenden Wirkung häufig nicht zu befriedigenden Ergebnissen führten, trifft dies für die modernen H1-Blocker wie Astemizol (Hismanal®), Terfenandin (Teldane® oder Cetrizin (Zyrtec®) praktisch nicht mehr zu.

5. Prophylaktika

Intal® (DNCG, Dinatriumcromoglicinum) verhindert bei Allergien vom Typ I (Soforttyp) die Freisetzung bestimmter chemischer Substanzen, sogenannter *Mediatoren* (z. B. Histamin, Serotonin, Prostaglandine, Leukotriene, plättchenaktivierender Faktor etc.), die für das klinische Bild, z. B. den Asthmaanfall, maßgeblich sind. Eine ähnliche Wirkung besitzt als neue Substanz Tilade® (Nedocromil).

Prophylaktisch verabreicht, hat sich Intal® vor allem bei allergischer Rhinitis und beim allergischen Asthma jüngerer Menschen bewährt.

6. Immunsuppressiva, Kortikoide, Zytostatika

Medikamente, welche die Bildung von Immunzellen und die immunologischen Reaktionen unterdrücken, nennt man *Immunsuppressiva*. Am häufigsten angewandt wird Azathioprin (Imurek®). *Zytostatika* und *Kortikoide* in hohen Dosen wirken ebenfalls immunsuppressiv. Leider wird auch die natürliche Infektabwehr stark herabgesetzt, so daß derartig behandelte Patienten durch beträchtliche Komplikationen (Pneumonie, Sepsis) gefährdet sind. Hochdosierte Kortikoidgaben führen darüber hinaus fast regelmäßig zum Bild des Cushing-Syndroms (s. d.) und bergen die Gefahr der Entstehung peptischer Ulzera.

Die *Behandlung* mit Immunsuppressiva, Kortikoiden und Zytostatika stellt demnach zwar eine hochwirksame Therapie dar, ist aber mit *erheblichen Risiken* belastet. So starb auch der erste Empfänger eines verpflanzten menschlichen Herzens (Louis Washkansky, Kapstadt) nicht am Herzversagen, sondern an einer Pneumokokkenpneumonie, die sich als Komplikation einer intensiven immunsuppressiven Therapie eingestellt hatte. Durch Ciclosporin A können Abstoßungsreaktionen nach Transplantation heute gut unterdrückt werden, gleichzeitig wird aber auch das spätere Auftreten von malignen Tumoren gefördert.

Erkrankungen des Bewegungsapparates

I. Rheumatische Erkrankungen

A. Definition und Einteilung

Der Begriff »Rheumatismus« leitet sich vom griechischen »rheuma« = das Fließen her. Nach den Vorstellungen der antiken Medizin wird der Rheumatismus von im Körper »herumfließenden« Krankheitsstoffen verursacht. Der Rheumatismus umfaßt Krankheitsbilder, bei denen zwar als gemeinsames Symptom »fließende, reißende oder ziehende« Schmerzen am Bewegungsapparat auftreten, die jedoch eine sehr unterschiedliche Ätiologie und Pathogenese aufweisen.

Der Rheumabegriff umfaßt im weitesten Sinne *Erkrankungen des Bindegewebes*. Bindegewebe kommt als verbindendes und stützendes Gewebe überall im Organismus vor, so beispielsweise in der Gelenkkapsel, in Sehnen, in der Muskulatur oder im Gefäßbindegewebe. Am besten bewährt hat sich die *Einteilung* in:

1. Entzündlicher Rheumatismus

- Akutes rheumatisches Fieber
- Rheumatoide Arthritis (RA, früher sog. PCP: primär chronische Polyarthritis)
- Bechterewsche Krankheit (syn. ankylosierender Spondylitis)
- Psoriasisarthritis

2. Degenerativer Rheumatismus

- Coxarthrose, Gonarthrose
- Polyarthrose
- Arthrose der Wirbelsäule

3. Weichteilrheumatismus

Er umfaßt teils entzündliche, teils degenerative Prozesse, die nicht die Gelenke, sondern *Schleimbeutel, Sehnenscheiden, Muskeln* und *Gelenkkapseln* betreffen; man spricht daher auch von *extraartikulärem* (nicht die Gelenke betreffendem) *Rheumatismus*. Diese Erkrankungen wie zum Beispiel Tendovaginitis, Muskelrheumatismus oder Panniculitis zählen nicht zum engeren Gebiet der inneren Medizin.

Schließlich gehören noch zum rheumatischen Formenkreis die sog.

4. Kollagenkrankheiten
(Syn. Kollagenosen)

Bei den Kollagenosen handelt es sich um *Systemerkrankungen* des *Bindegewebes*, die mit *Gelenksymptomen* einhergehen. Zu den *Kollagenosen* zählen:
- Lupus erythematodes
- Periarteriitis nodosa (siehe Bd. I S. 114)
- Sklerodermie
- Dermatomyositis

B. Entzündlicher Rheumatismus

1. Akutes rheumatisches Fieber

(Siehe Bd. I S. 64)

2. Rheumatoide Arthritis

Es handelt sich um eine *chronische Systemerkrankung des Bindegewebes*, die zu ausgedehnten *Gelenkdeformierungen* führen kann. Es entstehen Antikörper gegen das vorgeschädigte Bindegewebe. Typisch ist der Nachweis des sog. *Rheumafaktors* (RF) im Serum, der bei 80–90% der Kranken vorhanden ist. Er stellt einen Antikörper gegen den ersten Antikörper dar.

a) Ätiologie

Die Ätiologie der Erkrankung ist *unbekannt*. Möglicherweise gehört sie zu den *Autoaggressionskrankheiten*. *Genetische Faktoren* spielen ebenfalls eine Rolle.

b) Häufigkeit und Vorkommen

Die Krankheit ist relativ *häufig* (ca. 0,5–1% der Gesamtbevölkerung). Sie beginnt meist zwischen dem 30. und 40. Lebensjahr und befällt *Frauen* dreimal häufiger als Männer.

c) Klinisches Bild

Symptome des Prodromalstadiums (Vorläuferstadium), das sich über Wochen und Monate hinziehen kann, sind: Müdigkeit, subfebrile Temperaturen, Gewichtsabnahme, abnormes Schwitzen, leichte Anämie und ein Gefühl des Eingeschlafenseins, der Kälte und der Steifigkeit der Hände, vor allem morgens (Morgensteifigkeit) sowie eine Druckempfindlichkeit (Händedruck).
Später kommt es zu teigigen *Schwellungen* der Fingergrundgelenke und danach zu spindeligen *Auftreibungen* der Fingermittelgelenke (siehe Abb. 35). Die Schwellungen sind symmetrisch und schmerzhaft. Schließlich entwickeln sich die typischen *Subluxationen* (unvollständige Verrenkung) mit Abweichung der Finger zur Ellenseite hin (ulnare Deviation). Die Haut der Hände ist glatt, dünn und weist bräunliche Pigmentierungen auf.
Von den *größeren Gelenken* werden im späteren Krankheitsverlauf vor allem Hand-, Ellenbogen-, Schulter-, Fuß-, Knie- und Hüftgelenke befallen.
An den *Handgelenken* kommt es oft zur sog. »Bajonettstellung« mit scheinbarer Rückwärtsverschiebung von Elle und Speiche durch Zerstörung der Handwurzelknochen.
Die *Kniegelenke* zeigen keulenförmige Auftreibungen; oft entwickelt sich eine Spreizfußdeformierung.
Zu einer klinisch faßbaren *Herzbeteiligung* kommt es – im Gegensatz zum akuten rheumatischen Fieber – *nicht*. Häufig bestehen eine massive *BSG-Beschleunigung* und eine hypochrome *Anämie*. Sog. *Rheumaknoten* im Unterhautgewebe, besonders im Bereich der Ellenbogen, treten in 15% der Fälle auf. Eine Milzvergrößerung ist selten, eine Entzündung der Regenbogenhaut (Iris) kommt vor.
Die Kombination von Psoriasis (Schuppenflechte) und rheumatoider Arthritis wird als *Psoriasis-Arthritis* bezeichnet. Die Erkrankung verläuft ähnlich wie die rheumatoide Arthritis, zeichnet sich aber durch einen unruhigeren Verlauf und einen asymmetrischen Gelenkbefall, vorzugsweise der Fingerendgelenke aus.

d) Diagnose

Neben dem klinischen Bild ist der Nachweis der *Rheumafaktoren*, die vorwiegend bei RA vorkommen, wichtig. Bei den Rheumafaktoren handelt es sich um

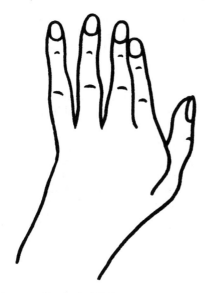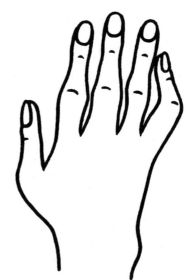

Abb. 35: Hände bei RA

Antikörper der IgG- und IgM-Klasse, die gegen körpereigenes IgG gerichtet sind. Die Rheumafaktoren können mit dem *Waaler-Rose-Test* oder *Latex-Test* bei 70–80% der Kranken nachgewiesen werden. Das Fehlen der Rheumafaktoren schließt die Diagnose einer RA *nicht* aus, ebensowenig wie der *alleinige* Nachweis dieser Faktoren zur Annahme einer RA berechtigt.

Typische Veränderungen im *Röntgenbild* sind: gelenknahe Osteoporose, Usuren, Gelenkspaltverschmälerungen, Knorpel- und Knochenzerstörungen und schließlich Subluxationen und Deviationen.

e) Behandlung

Ziel der Behandlung sind Schmerzlinderung, Besserung der Funktion und Vermeidung von Deformierungen. Dabei spielen *Lagerungs-* und *Bewegungsübungen* unter *krankengymnastischer Anleitung* eine wichtige Rolle.

Unterstützend wirken Bäderbehandlung, Moor- und Schlammpackungen sowie Kälteanwendungen. Diese Anwendungen kommen jedoch für die akut-entzündliche Phase *nicht* in Betracht, in der eher kühlende Packungen angebracht sind.

Häufig müssen über längere Zeiträume *schmerzlindernde* und *entzündungshemmende Medikamente* wie Indometacin (Amuno®), Ibuprofen (Brufen®), Diclofenac (Voltaren®), Sulfasalazin (Azulfidine®) und in schweren Fällen Kortikoide gegeben werden.

Gleichzeitig können als sog. *Langzeit-* bzw. *Basistherapeutika* Antimalariamittel (Resochin®), Goldpräparate (Aureotan®) und Immunsuppressiva wie zum Beispiel Azathioprin (Imurek®) angewandt werden. In besonders schwierigen Fällen können auch Zytostatika wie Methotraxat (Methotraxat®) oder Cyclophosphamid (Endoxan®) versucht werden.

Auch *orthopädisch-chirurgische Maß-nahmen* wie beispielsweise operative Entfernung der erkrankten Synovia, Dekompression eingeklemmter Nerven und Sehnen sowie der künstliche Gelenkersatz (Endoprothesen) kommen in Betracht.

f) Verlauf und Prognose

Die *Prognose* ist insgesamt nicht gut, andererseits durch die frühzeitige Erkennung und potentere Therapie doch günstiger als früher, insbesondere bezüglich der Lebensqualität. Nach jahrzehntelangem Verlauf kommt es bei 10–15% der Kranken zur völligen Invalidität. In etwa der gleichen Zahl kann eine Defektheilung erhofft werden. Bei den übrigen Patienten entwickeln sich mehr oder minder schwere bleibende Deformierungen. Es kann aber auch im Frühstadium zu einer vollständigen Ausheilung kommen.

3. Spondylitis ankylopoetica (Bechterewsche Krankheit)

Spondylitis ankylopoetica bedeutet versteifende (ankylos, gr. krumm) Wirbelentzündung. Sie wurde zuerst von Strümpell, Marie und Bechterew beschrieben. Es handelt sich um eine chronisch-entzündliche rheumatische Erkrankung, die mit einer Entzündung der *Ileosakralgelenke* (Kreuz-Darmbein-Gelenke) beginnt und im weiteren Verlauf die verschiedenen Abschnitte der *Wirbelsäule* aufsteigend befällt. Sie führt zu einer knöchernen Versteifung

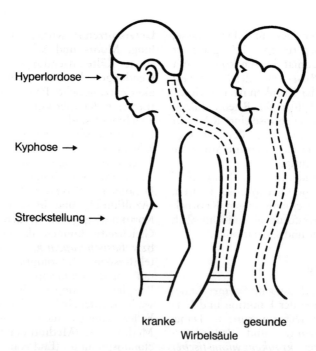

Hyperlordose →

Kyphose →

Streckstellung →

kranke   gesunde
Wirbelsäule

Abb. 36: Körperhaltung bei Bechterewscher Krankheit

der Ileosakralfugen, einer Verknöcherung bestimmter Bandscheibenanteile und Versteifung der kleinen Wirbelgelenke. Typisch ist eine Verkalkung der Bänder der Wirbelsäule.

a) Ätiologie

Die Ätiologie ist *unbekannt, genetische Faktoren* spielen jedoch sicher eine Rolle. Dafür spricht neben der familiären Häufung der Nachweis des Zellantigens HLA-B 27 in über 90% der Fälle (Normalbevölkerung nur 6–7%).

b) Häufigkeit und Vorkommen

Die Erkrankung ist keineswegs selten (0,5–1,0 der Gesamtbevölkerung). Sie befällt überwiegend *Männer* und tritt meist zwischen dem 20. und 30. Lebensjahr auf.

c) Klinisches Bild

Frühsymptome, die meist fehlgedeutet werden, sind uncharakteristische Gelenk- und Kreuzschmerzen sowie eine Entzündung der Regenbogenhaut (Iritis).
Später entwickelt sich eine fortschreitende, von unten aufwärtssteigende *Versteifung der Wirbelsäule* (im Röntgenbild sog. Bambusstabwirbelsäule) mit Abflachung der Lendenwirbelsäule, verstärkter Vorwärtskrümmung der Brustwirbelsäule und Überstreckung der Halswirbelsäule (siehe Abb. 36).
In schweren Fällen kann bereits der Blick geradeaus Schwierigkeiten bereiten.
Der *Kinn-Brustbein-Abstand*, der beim Gesunden bis maximal 20 cm beträgt, ist deutlich verringert. Der Brustkorb wird starr, der Bauch wölbt sich kugelig vor (sog. Fußballbauch).
Die Erkrankung kann auch auf die Extremitätengelenke übergreifen.

In etwa 5% der Fälle kommt es zu einer *Herzbeteiligung*, meist in Form eines Aortenklappenfehlers. Die *BSG* ist meistens *beschleunigt*.
Die *Rheumatests* fallen jedoch *negativ* aus.

d) Behandlung

Wie bei der RA ist die *krankengymnastische Behandlung* von großer Bedeutung. *Medikamentös* werden die gleichen Basistherapeutika wie bei der rheumatoiden Arthritis eingesetzt. Kortikoide sind selten erforderlich.
Die Spondylitis ankylopoetica spricht besonders gut auf eine *Röntgenbestrahlung* an (Kreuz-Darmbein-Gelenke und Wirbelsäule).

4. Infektarthritiden (Reaktive Arthritis)

Damit werden Gelenkerscheinungen bezeichnet, die während oder nach viralen oder bakteriellen Infekten auftreten, ohne daß ein direkter Gelenkbefall durch Erreger vorliegt. Die Beschwerden reichen von flüchtigen Gelenkschmerzen bis zu stark entzündlichen, mit Gelenkergüssen einhergehenden Reaktionen.
Das *Reiter-Syndrom* ist gekennzeichnet durch die Trias: Urethritis (Harnröhrenentzündung), Arthritis und Konjunktivitis. Auch bei Urethritis durch andere Erreger sowie bei Durchfallserkrankungen kann es zu reaktiven Arthritiden kommen (s. Tabelle 26).
Die *Behandlung* erfolgt symptomatisch mit nichtsteroidalen Antirheumatika und physikalischer Therapie (z. B. Kälteanwendungen). Das betroffene Gelenk soll *nicht* ruhiggestellt werden. Bei schweren Verläufen oder extraartikulären Komplikationen (Iridozyklitis) sind Kortikoide indiziert.
Die sog. Lyme-Arthritis kann im Rahmen einer Infektion mit Borrelien, einer Spirochätenart auftreten, die meist

Tab. 26: Bakterielle Krankheitsauslöser bei
Infektarthritiden
(reaktiven Arthritiden) und M. Reiter

Primärort der Infektion	Erreger
– Urethritis – Enteritis	– Chlamydien – Gonokokken – Ureaplasmen – Campylobakter – Salmonellen – Shigellen (Ruhr) – Yersinien

durch Zeckenbiß übertragen werden.
An der Haut rufen sie typischerweise das
Erythema chronicum migrans hervor.
Darüber hinaus kann es zu Gelenkbeschwerden und ZNS-Befall kommen.
Die Therapie erfolgt mit Tetrazyklinen,
bei ZNS-Beteiligung mit hochdosierten
parenteralen Penizillingaben.
Während die Infektarthritiden und reaktiven Arthritiden nur ein Begleitsym-
ptom darstellen, werden bestimmte Ge-
lenkentzündungen durch einen direkten
mikrobiellen Befall hervorgerufen, so
z. B. durch Staphylokokken, Gonokok-
ken oder Tuberkelbakterien.

C. Degenerativer Rheumatismus

1. Arthrosis deformans

Die Arthrosis deformans ist eine *degenerative*, primär den *Gelenkknorpel* betreffende Gelenkerkrankung. Reaktiv
kommt es zu Reizerscheinungen mit
Erguß und eventuell auch entzündlichen
Reaktionen. Die Muskulatur kann mit
schmerzhafter reflektorischer Verspan-
nung reagieren.

a) Ätiologie und Pathogenese

Wahrscheinlich spielen *Alterungsvor-
gänge* des Knorpelgewebes mit Abbau

und Umbau der Gelenke die Hauptrolle.
Sie werden verstärkt und gefördert
durch folgende Faktoren:
– Einseitige und unphysiologische Belastungen (z. B. Arthrose der Ellenbogengelenke bei Preßluftarbeitern, einseitige sportliche Belastungen).
– entzündliche Schädigungen
– Stoffwechselstörungen (z. B. Gicht)
– Ernährungs- und Durchblutungsstörungen
– hormonelle Faktoren (Klimakterium).

b) Vorkommen und Häufigkeit

Arthrosen sind *außerordentlich verbreitet*. Sie treten meist nach dem 40. Lebensjahr auf und sind bei Frauen etwas
häufiger als bei Männern. Nach dem 70.
Lebensjahr sind fast bei jedem Menschen degenerative Veränderungen, Gelenkveränderungen nachweisbar.

c) Klinisches Bild

Am häufigsten sind *Knie-, Hüft-* und
Fußgelenke befallen, danach Schulter-,
Ellenbogen- und Handgelenke.
Typisch ist der sog. *Start-* oder *Anlaufschmerz*; ein Ruheschmerz ist seltener
vorhanden, außer bei der *Hüftgelenks-
arthrose*. Die Beweglichkeit der Gelenke
ist schmerzbedingt eingeschränkt; auch
kann ein Knirschen und Knacken hörbar
sein. In fortgeschrittenen Fällen treten
knöcherne Gelenkverdickungen auf. In
fortgeschrittenen Fällen resultieren
durch Gelenkumbau *Deformierungen,
Fehlstellungen* und deutliche *Bewe-
gungseinschränkung*. Die *BSG* ist *nicht*
beschleunigt, der *Rheumafaktor nicht*
nachweisbar.

Gelenkmanifestationen:
– *Gonarthrose* (Arthrose des Kniegelen-
kes). Sie ist die häufigste Gelenkar-

throse. Frauen sind 4mal häufiger betroffen als Männer.

- *Koxarthrose* (Arthrose des Hüftgelenkes). Das typische Hinken dient zur Schmerzentlastung.
- *Polyarthrose* (Arthrose der kleinen Gelenke). An den Fingerendgelenken treten die typischen *Heberdenschen Knötchen* auf. Die Arthrose des Daumengrundgelenkes wird *Rhizarthrose* genannt.

d) Behandlung

Die *Knorpelveränderungen* sind *irreversibel*. Eine Dauerbehandlung mit Medikamenten sollte vermieden werden. Kurzfristig können nichtsteroidale Antirheumatika wie z. B. Indometacin, Diclofenac und andere eingesetzt werden. Wichtig sind *krankengymnastische Übungen, Wärmeanwendungen* (Wikkel, Packungen, Kurzwellen), *Bäder* (Schlamm-, Moor-, Radonbäder) und *Gewichtsverminderung. Operative* Maßnahmen, z. B. Hüftgelenkprothesen, zunehmend auch Kniegelenkprothesen, kommen in fortgeschrittenen Stadien in Betracht.

2. Degenerative Wirbelsäulenerkrankungen

a) Pathologische Anatomie

Die Bandscheibendegeneration (Chondrose) führt zu einer Verschmälerung des Wirbelkörperabstandes. Durchbricht der innere Kern der Bandscheibe, der Nucleus pulposus, die umgebende Bindegewebskapsel, so kann er auf Bänder, Nerven oder sogar das Rückenmark drücken. Die Reaktion der Wirbelkörper auf die Bandscheibenschädigung besteht in einer Sklerosierung der Deckplatten und einer Randspornbildung (Osteochondrose). Spondylose und Osteochondrose entwickeln sich bevorzugt an den *unteren Abschnitten* der *Lenden-* und *Halswirbelsäule*. Möglicherweise sind sie der Preis für den aufrechten Gang des Menschen. Tritt Bandscheibengewebe durch das Längsband hindurch, so spricht man von *Bandscheibenvorfall* oder *Prolaps*. Erfolgt der Prolaps nach vorn oder seitlich, sind die Folgen gering. Beim *Bandscheibenvorfall in den Wirbelkanal* bzw. in die Gegend der Nervenaustrittsstellen kann es zu *Rückenmarkskompression* und zu *Schäden an den betroffenen Nerven* kommen.

b) Häufigkeit und Vorkommen

Degenerative Wirbelsäulenveränderungen sind, wie die Arthrosis deformans, *außerordentlich verbreitet*. Sie treten überwiegend jenseits des 40. Lebensjahres auf und sind bei 60% aller über 50-Jährigen nachweisbar.

c) Klinisches Bild

Beschwerden können völlig fehlen; auch korrelieren sie nicht mit dem Ausmaß der anatomischen Veränderungen.
Die Spondylose und Osteochondrose der *Lendenwirbelbandscheibe* (bervorzugt 4. und 5. *Lendenwirbelbandscheibe*) kann entweder zu chronischen oder rezidivierenden Kreuzschmerzen, zum akuten Hexenschuß oder zum *akuten Bandscheibenvorfall* führen.
Der *akute Hexenschuß (Lumbago)* tritt plötzlich, meist nach abrupten oder ungewohnten Belastungen der LWS, auf (typische Urlaubskrankheit: ungewohntes Koffertragen!). Es bestehen heftige, durch Bewegung oder Husten sich verstärkende Schmerzen in der Lumbalgegend, die den Kranken zwingen, vorgebeugt eine Schonhaltung einzunehmen. Neurologische Symptome fehlen.
Beim *Bandscheibenvorfall* bestehen Schmerzen an der Hinterseite des Beins

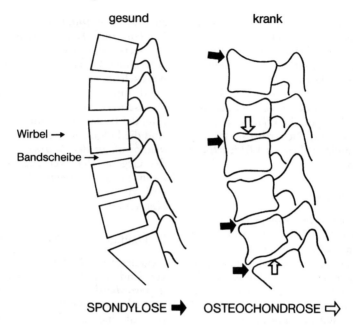

gesund   krank

Wirbel →

Bandscheibe →

SPONDYLOSE ➡ OSTEOCHONDROSE ⇨

Abb. 37: Spondylose und Osteochondrose

bis zur Ferse bzw. Empfindungsstörungen an der Außenseite des Unterschenkels und Fußes. In schweren Fällen kann es zu Reflexstörungen und motorischen Ausfällen, evtl. sogar zu Blasen- und Mastdarmstörungen kommen. Die *Diagnose* des Bandscheibenvorfalls wird klinisch sowie röntgenologisch (Computertomographie) gestellt.

Die degenerativen *Halswirbelsäulenveränderungen* sind gelegentlich Ursache von *Nacken-* und *Hinterkopfschmerzen, Schulter- und Armschmerzen* sowie Empfindungsstörungen und Schwächegefühl im Arm (Schulter-Arm-Syndrom).

d) Behandlung

Krankengymnastik, Wärmeanwendung, Schmerzmittel und evtl. örtliche Infiltrationen mit Lokalanästhesien bringen Linderung.

Beim *Bandscheibenvorfall* mit neurologischen Ausfallserscheinungen (Lähmungen, Blasen- und Mastdarmstörungen) muß *umgehend operiert* werden.

D. Kollagenosen (rheumatologisch-immunologische Systemerkrankungen)

Kollagenosen, die heute besser als *rheumatologisch-immunologische Systemkrankheiten* bezeichnet werden, umfassen eine Gruppe von Erkrankungen, die mit Autoimmunkörperbildung einhergehen und (auch) das Bindegewebe (Kollagen) betreffen. Da sie auch zu *Gelenkerscheinungen* führen können, zählt man sie zum rheumatischen Formenkreis. Die vier Hauptkrankheitsbilder sind:

- *Periarteriitis nodosa (Panarteriitis)*
- *Systemischer Lupus erythematodes*
- *Sklerodermie*
- *Dermatomyositis*

1. Periarteriitis nodosa (Panarteriitis)

(siehe Bd. I S. 104)

2. Systemischer Lupus erythematodes (SLE)

Es handelt sich um eine schwere, überwiegend jüngere Frauen befallende Systemerkrankung, die zu den Autoimmunkrankheiten gezählt wird. Sie entsteht auf dem Boden einer genetischen Prädisposition. Gelegentlich können Medikamente ein SLE-ähnliches Bild hervorrufen (Antiarrhythmika, Hochdruckmittel, Antiepileptika u. a. m.)

a) Klinisches Bild

Leitsymptome sind Polyarthritis, symmetrisches, schmetterlingsförmiges Erythem (Erythem = Rötung) im Bereich der Nase und der Wangen (sog. Schmetterlingsflechte), Fieberschübe, Endokarditis (sog. Libmann-Sacks-Endokarditis) und eine Nierenbeteiligung in Form einer Herdnephritis, Glomerulonephritis oder eines nephrotischen Syndroms, welches zur terminalen Niereninsuffizienz führen kann. Hinzutreten können Pleuritis, Lungeninfiltrate, Perikarditis, Lymphknotenschwellungen und Gefäßverschlüsse bis zur Nekrose. (s. Tabelle 27)

b) Diagnose

Die Diagnose wird aus dem klinischen Bild und bestimmten Laborparametern gestellt. Häufig ist der Nachweis von Zellkern-Antikörpern (antinukleäre Antikörper, ANA) möglich. Eine hohe Spezifität kommt dem Nachweis von *Antikörpern gegen Doppelstrang-DNS (Anti-ds-DNS)* oder gegen ein nukleäres *Glykoprotein (Sm-Antigen)* zu. Die BSG ist stark beschleunigt, der Rheumafaktor in 30% der Fälle nachweisbar.

c) Therapie

Es existiert nur eine symptomatische Therapie. Die Basisbehandlung erfolgt mit nichtsteroidalen Antirheumatika und Chloroquin (z. B. Resochin®). Bei Schüben werden hochdosierte Kortikoide, eventuell kombiniert mit Azathioprin (Imurek®), und Zytostatika gegeben.

d) Prognose

Sie hängt wesentlich vom Organbefall (Niere, ZNS) ab. Zehn Jahre nach Krankheitsbeginn leben noch ca. 70% der Patienten.

3. Progressive Sklerodermie

Sklerodermie heißt *Verhärtung der Haut und des Unterhautgewebes.* Es werden bevorzugt *Frauen* zwischen dem 30. und 50. Lebensjahr befallen.

a) Klinisches Bild

Die Krankheit beginnt mit *Durchblutungsstörungen der Finger* im Sinne eines Raynaud-Syndroms (siehe Bd. I S.102). Später kommt es zur *Hautverdickung* und zu »rattenbißartigen« Ne-

Tab. 27: Organbeteiligung beim SLE (n. W. L. Gross)

Gelenke > 80%
Pleura > 70%
Haut > 70%
Nieren > 70%
Herz > 60%
Nervensystem > 50%
Lunge > 40%
Leber > 40%

171

krosen an den Fingerspitzen. Die Hautverhärtungen führen im Gesicht zu mimischer Starre (sog. Maskengesicht), an den Fingern allmählich zu einer erheblichen Einschränkung der Beweglichkeit (Gelenkkapselschrumpfungen).

Die Mitbeteiligung *innerer Organe* führt durch *Verengung* und Starre des *Ösophagus* zu typischen Schluckbeschwerden. Auch Magen und Darm können befallen sein. Typisch ist das Auftreten einer *Lungenfibrose*. Auch kann es durch eine Mitbeteiligung der Nieren zur *Urämie* kommen.

b) Behandlung

Eine sicher wirkende medikamentöse Therapie ist nicht bekannt. Eingesetzt werden: D-Penizillamin, Kolchizin, Griseofulvin und verschiedene Immunsuppressiva.

c) Prognose

Die Prognose ist schlecht, der Krankheitsverlauf sehr variabel. Die durchschnittliche Lebenserwartung liegt bei 7 Jahren.

4. Polymyositis und Dermatomyositis

Es handelt sich um eine immunologisch bedingte generalisierte *Entzündung der quergestreiften Muskulatur (Polymyositis), eventuell auch der Haut (Dermatomyositis).* Sie befällt ebenfalls bevorzugt *Frauen* mittleren Lebensalters und ist sehr selten.

a) Klinisches Bild

Es kommt zu zunehmender *Muskelschwäche* und muskelkaterartigen Beschwerden. Vor allem im Gesicht kann eine *Lilafärbung* der Haut mit *weißen Flecken* innerhalb der verfärbten Bezirke auftreten (sog. »weißfleckige Lila-Krankheit«). Herzmuskel, Lungen und Verdauungstrakt können mitbefallen sein. Es kommt zu regellosen *Fieberschüben*. Im Blut sind durch Zerfall von Muskelgewebe CK, LDH und Transaminasen erhöht. Auffallend ist, daß etwa 20% der Kranken gleichzeitig einen *bösartigen Tumor* aufweisen.

b) Behandlung

Hochdosierte *Kortikoidbehandlung, eventuell kombiniert mit Azathioprin oder Ciclosporin A* kann zu völliger Rückbildung führen. In anderen Fällen tritt der Tod nach wenigen Wochen ein.

II. Erkrankungen der Knochen

A. Aufbau und Funktion

Hauptaufgabe der Knochen ist ihre *Stützfunktion im Skelettsystem*. Daneben dienen sie als *Kalziumreservoir*. Der *Aufbau* der Knochen erfolgt durch bestimmte Zellen, sog. *Osteoblasten* (blastos, gr. Keim), die das *Osteid*, d. h. die organische Knochensubstanz, und das Enzym *alkalische Phosphatase* bilden. Der *Knochenabbau* erfolgt durch *Osteoklasten* (klao, gr. brechen). Seine Festigkeit erhält der Knochen durch Ablagerung von *Kalziumphosphatverbindungen*. Der tägliche Kalziumbedarf des Erwachsenen beträgt etwa 1000 mg.

B. Osteoporose

*»Osteoporose ist ein mit Frakturen einher-
gehender Verlust bzw. Verminderung von
Knochenmasse, -struktur und -funktion«*
(Definition der Deutschen Gesellschaft
für Endokrinologie). Sie ist das Resultat
eines die Knochenneubildung überwiegen-
den Knochenabbaus. Die Zahl der Knochenbälkchen ist vermindert, die vorhan-
denen Knochenbälkchen sind dünner. Der
Knochen verliert dadurch seine Festigkeit
und kann leichter brechen.
Da die Osteoporose vorwiegend eine
Erkrankung älterer Frauen ist, gewinnt
sie im Zuge der Veränderung der Bevöl-
kerungsstruktur erheblich an Bedeutung. Etwa jede 3. Frau nach dem 60.
Lebensjahr leidet unter Osteoporose.

1. Ursachen

Die *primäre Osteoporose*, deren Ursache unbekannt ist, ist die häufigste
Form. Zu einer *sekundären Osteoporose*
kann es durch langandauernde körperliche Inaktivität, Kortikoidbehandlung,
Nebennierenüberfunktion (Cushingsche
Krankheit), Hyperthyreose, Hypogonadismus, Mangelernährung oder Akromegalie kommen. Eine *lokalisierte
Osteoporose* findet sich z. B. bei der
RA im Bereich der entzündeten Gelenke.
Die starke Zunahme der Osteoporose
bei Frauen während und nach den
Wechseljahren wird im wesentlichen auf
den *Östrogenmangel* zurückgeführt.

2. Klinisches Bild

Die primäre Osteoporose tritt meist
nach dem 50. Lebensjahr auf und ist bei
Frauen häufiger als bei Männern. Sie
kann *symptomlos* verlaufen oder zu
diffusen *Rückenschmerzen, Wirbelsäu-
lenverkrümmung* und zu *Brüchen* (Wirbelkörper, Schenkelhals) bei nur geringer äußerer Gewalteinwirkung führen.

Leitsymptom der Osteoporose ist der
Skelettschmerz durch Frakturen, vor allem der Wirbelkörper (akute Schmerz-
symptomatik für einige Wochen) und
sekundär dadurch hervorgerufen lang-
anhaltende Schmerzen durch Muskel-
verspannungen. Typische *osteoporose-
bedingte Frakturlokalisationen* sind
(spontan) die mittleren Wirbelsäulenab-
schnitte (vor allem Vorderkanten der
Wirbelkörper) sowie nach oft nur geringen Traumen Handgelenks- und Ober-
schenkelhalsfrakturen. Die *fortgeschrit-
tene Osteoporose* führt zu einer typischen Veränderung der Körperhaltung,
die häufig eine Anhiebsdiagnose ermöglicht: Ausgeprägte Kyphose der
oberen BWS (sogenannter Witwen- oder
Matronenbuckel), Hyperlordose der
LWS, nach vorne geneigter Kopf und
vorgewölbter Unterbauch. Es kommt zu
einer Abnahme der Körpergröße im Verlauf der Jahre unter Umständen bis zu
15–20 cm (s. Abb. 38).

3. Diagnose

Die Diagnose kann aufgrund der klinischen Symptome bei Risikopatienten
(Frauen in der Menopause, häufig
schlank bis untergewichtig, nicht selten
starke Raucherinnen) durch die typische
Symptomatik vermutet werden. Die
Osteoporose beweisende Laborbefunde
existieren nicht. Im Röntgenbild sind
sogenannte Keilwirbel- oder Fischwir-
belbildungen als Frakturfolgen typisch.
Eine quantitative Diagnose der Osteoporose läßt sich mit bestimmten Kno-
chendichtemessungen (z. B. durch Com-
putertomografie der Wirbelkörper) stellen.

4. Behandlung

Sie umfaßt folgende Ziele:
– Schmerzbehandlung
– Gezielte Gymnastik

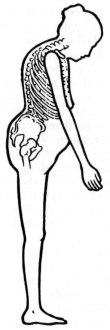

Abb. 38: Typisches Erscheinungsbild einer älteren Patientin mit fortgeschrittener Osteoporose.

– Den Knochenabbau hemmende oder den Knochenaufbau fördernde Medikamente
– ausreichende körperliche Bewegung, Verhüten von Fehlbelastungen der Wirbelsäule,
– kalziumreiche Kost, vor allem Milch und Milchprodukte, Nikotinabstinenz.
Neben der Kalziumsubstitution und eventuell Vitamin D spielen folgende Medikamente eine Rolle: Natriumfluorid (z. B. Ossin®, Tridin®), oral verabreicht über 2–4 Jahre, das zwar zu einer allmählichen Besserung der Knochenfestigkeit führt, bezüglich seines Einflusses auf die Frakturrate jedoch kontrovers beurteilt wird. Kalzitonin-Injektionen eignen sich besonders zur

Akutbehandlung, da Kalzitonin neben seiner knochenabbau-hemmenden Wirkung einen deutlich analgetischen Effekt besitzt.

C. Osteomalazie

Osteomalazie (Knochenerweichung) heißt Weichheit der Knochen. Sie ist die »Rachitis des Erwachsenen«. Der *Kalkgehalt* der Knochen ist *vermindert*, die Knochen sind jedoch nicht brüchig, sondern *weich* und *biegsam*.

1. Ursachen

Die Osteomalazie beruht auf einem *Vitamin-D-Mangel*. Früher wurde sie vor allem in der Schwangerschaft beobachtet (vermehrter Kalziumbedarf!). Heute beruht sie meistens auf einem Vitaminmangel durch einseitige Ernährung und mangelhafte Besonnung (Altenheimbewohner, Mittelmeeranrainer in unseren Regionen).

2. Klinisches Bild

Es kommt zu Glieder- und Rückenschmerzen, Deformierung des Thorax, der Wirbelsäule und des Beckens sowie X- bzw. O-Beinstellung.

3. Behandlung

Sie besteht in der Verabreichung von *Vitamin D* (1000 bis 10 000 IU täglich).

D. Ostitis deformans

Bei der Pagetschen Krankheit handelt es sich um eine chronische, zu *Knochenverdickung* und *Skelettverformung* führende Krankheit unbekannter Ätiologie, möglicherweise um eine durch Viren hervorgerufene Entzündung (Slow-Virus-Infektion). Es erkranken vorwiegend ältere Männer.

1. Klinisches Bild

Am häufigsten betroffen sind Kreuzbein-, Becken-, Ober- und Unterschenkelknochen, Schienbein und der knöcherne Schädel. Die Krankheit kann symptomlos verlaufen, aber auch zu erheblichen Knochenschmerzen führen. *Leitsymptom* sind die Knochenverformungen (Säbelscheidenschienbein, bischofsstabartige Oberschenkelknochenverbiegung, Kartenherzform des Beckens). Der Kopfumfang wird größer (Hüte passen nicht mehr).
Ein wichtiger *Laborbefund* ist die Erhöhung der alkalischen Phosphatase als Ausdruck der verstärkten Osteoblastenaktivität. In Zweifelsfällen kann die Knochenbiopsie weiterführen. In 5% der Fälle kommt es zu maligner Entartung des Knochens (*Knochensarkome*).

2. Therapie

Eingesetzt werden Kalzitonin und /oder sog. Diphosphonaten. In sehr schmerzhaften Fällen kann man eine lokale Röntgenbestrahlung durchführen.

E. Primäre Knochentumoren

1. Gutartige Tumoren

Die *Chondrome* gehen vom *Knorpel* aus, die *Osteome* vom *Knochen* selbst (besonders Schädeldach, Kiefer). Darüber hinaus kommen *Fibrome* und *Hämangiome* (Wirbel, platte Knochen) vor.

2. Bösartige Tumoren

Häufigster bösartiger Knochentumor ist das *Ewing-Sarkom* (*J. Ewing*, amerik. Pathologe), das vor allem bei Jugendlichen vorkommt und relativ gut auf Röntgenbestrahlung anspricht. Weitere bösartige Knochentumoren sind die *Chondro-* und *Fibrosarkome*.

F. Knochenmetastasen

Sie entstehen meist *hämatogen*, d. h. auf dem Blutweg, seltener durch direktes Übergreifen des Tumors (z. B. Uteruskarzinom, Beckenknochen).
Sie können *osteoblastisch* sein, d. h. durch Reizung der Osteoblasten zur Knochenneubildung anregen, oder *osteoklastisch* wirken und durch verstärkte Osteoklastentätigkeit zum Abbau von Knochengewebe führen.
Osteoblastische Metastasen sind typisch für das Prostatakarzinom, osteoklastische Metastasen für das Hypernephrom und das Schilddrüsenkarzinom. *Mischformen* kommen beim Brust- und Bronchuskarzinom vor. Das Prostatakarzinom metastasiert bevorzugt in das Kreuzbein, das Hypernephrom in die Lendenwirbelsäule, das Schilddrüsenkarzinom in die Halswirbelsäule.
Knochenmetastasen können zu schwersten Schmerzen führen und Ursache plötzlicher Knochenbrüche sein (sog. *pathologische Spontanfraktur*). Neben einer abgestuften Schmerztherapie scheint sich als schmerzlinderndes Medikament vor allem beim Mammakarzinom Dichlordiphosphonat (Ostac) zu bewähren. Ferner kommen lokale Röntgenbestrahlung und eventuell orthopädische Maßnahmen in Frage.

175

Erkrankungen der Knochen

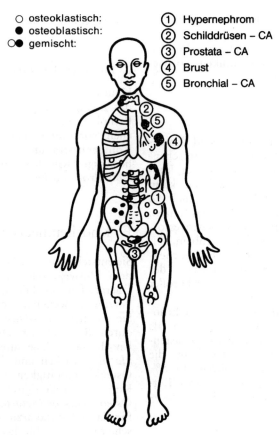

○ osteoklastisch:
● osteoblastisch:
○● gemischt:

① Hypernephrom
② Schilddrüsen – CA
③ Prostata – CA
④ Brust
⑤ Bronchial – CA

Abb. 39: Knochenmetastasen

Vergiftungen (Syn. Intoxikationen)

I. Einleitung

A. Häufigkeit und Vorkommen

In der Bundesrepublik werden jährlich mehr als 100000 Intoxikationen bekannt. Bei 80% der Patienten handelt es sich um *Selbstmordversuche*. Es sterben täglich mehr als ein Dutzend Menschen in suizidaler Absicht durch Gift. Auf einen klinisch beobachteten Suizid-Todesfall durch Intoxikation kommen mindesten zwanzig Selbstmordversuche. Vergiftungen in suizidaler Absicht werden häufiger von Frauen als von Männern unternommen. Die Zahl der Vergiftungen hat in den letzten Jahren deutlich zugenommen. Intoxikationen machen je nach Größe oder Ausrüstung der jeweiligen Kliniken 5–10% des Krankengutes aus.

Nur 20% der Intoxikationen ereignen sich *akzidentell* (zufällig). Hier sind vor allem Kinder zwischen 1–3 Jahren betroffen. Hingegen werden gewerbliche Vergiftungen aufgrund der effektiven Schutzmaßnahmen am Arbeitsplatz seltener.

An der Spitze aller Vergiftungen stehen heute Intoxikationen mit *Schlafmitteln* und *Psychopharmaka*, oft in Kombination und bei gleichzeitiger Alkoholzufuhr. Danach folgen Vergiftungen mit Alkohol, Pflanzenschutzmittel, Kohlenmonoxid (CO), Säuren und Laugen sowie Pilzvergiftungen (Herbst). S. auch Abb. 40.

Als *Motive* für Intoxikationen in suizidaler Absicht kommen in Frage: Depressionen, Rauschgift- und Arzneimittelsucht, Neurosen, gestörte zwischenmenschliche Beziehungen (Liebeskummer, Eheprobleme, Vereinsamung), Versagen oder Frustration in Beruf und Schule. Kurzschlußhandlungen und demonstrative Reaktionen.

In den USA wird *»Suizidologie«* bereits als Spezialfach gelehrt, was die enorme sozial-medizinische Bedeutung des Selbstmordproblems in hochzivilisierten Ländern unterstreicht.

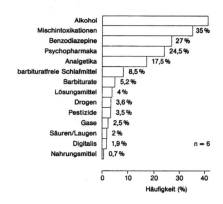

Abb. 40: Häufigkeit verschiedener Noxen bei akuten Intoxikationen in einer Universitätsklinik (mod. n. S. *Fürst* u. W. *Habscheid*, 1993)

B. Giftaufnahme und Entgiftung

1. Giftaufnahme

Gifte können auf fünf Wegen *in den Organismus gelangen*:
- peroral (ca. 80%),
- durch Eindringen in Haut,
- Augen oder Lungen und als
- Injektion.

2. Entgiftung

Je nach Art der Giftaufnahme vollzieht sich die Entgiftung.

a) Perorale Giftaufnahme

Es muß versucht werden, *umgehend* eine *Entleerung des Magens* zu erzielen, um die weitere Giftresorption zu unterbinden.
Bei noch *nicht Bewußtlosen* versucht man dabei *Erbrechen* durch Reizen der Rachenhinterwand, Trinken von heißer Kochsalzlösung (3 Teelöffel Salz auf 1 Glas Wasser) oder Injektion eines Brechmittels (0,01 g Apomorphin subkutan) zu erzielen. Erbrechen darf *nicht* nach Einnahme organischer Lösungsmittel, Tenside oder ätzender Substanzen provoziert werden. Bei *Kindern* wird das Erbrechen durch die Gabe von Sirup ipecacuanhae herbeigeführt, die Verabreichung von Salzwasser ist kontraindiziert!
Am sichersten ist die *Magenspülung.* Vor Beginn gegebenenfalls Zahnprothese entfernen! Die Magenspülung wird in Seitenlage und leichter Beckenhochlagerung durchgeführt, indem man durch einen 18 mm dicken Magenschlauch mit abgerundeten Enden, Seitenlöchern und integriertem Trichter so lange mit jeweils 200–300 ml Wasser spült, bis die Spülflüssigkeit klar ist (Mindestspülmenge 10 l, Maximum 60 l). Der zuerst ausgespülte Mageninhalt wird zur chemischen Analyse aufbewahrt. Abschließend werden 30–50 g Aktivkohle (z. B. Kohle-Granulat Merck), welche ein ausgezeichnetes Bindemittel für Gifte darstellt, und 2–3 Eßlöffel Glaubersalz (Natriumsulfat) als Abführmittel eingefüllt. Bei *tiefer Bewußtlosigkeit* oder *fehlendem Würgereflex* muß der Patient vor der Spülung intubiert werden. Die häufigste Komplikation der Magenspülung ist die Aspiration. Die Magenspülung ist *kontraindiziert* bei Vergiftungen mit Schaumbildnern, bevor nicht sab® simplex gegeben wurde, ferner bei stärkerer Verätzung der Mund- und Speiseröhrenschleimhaut.
Peroral verabreichte Mannit- oder Sorbitlösungen bewirken ebenfalls kräftige Stuhlentleerungen.
Bei schweren Intoxikationen mit Magenatonie (Magenlähmung) ist eine Magenspülung auch noch nach Tagen sinnvoll. *Bromcarbamidhaltige Schlafmittel* verklumpen häufig im Magen und haften so fest an der Wand, daß sie durch Spülungen nicht entfernt werden kön-

Tab. 28: Indikationen zur forcierten Diurese

Barbital
Phenobarbital
Lithium
Meprobamat
Hämo- und Rhabdomyolyse bei noch erhaltener Nierenfunktion.

Tab. 29: Indikation zur Hämodialyse

Salicylate
Arsen
Kalzium
Carbamazepin
Äthanol
Lithium
Quecksilber
Paraldehyd
Chinin
Thallium

nen. In solchen Fällen kann versucht werden, die Tablettenreste unter Sicht mit dem Gastroskop abzusaugen.

Eine gesteigerte Giftausscheidung über die Niere kann bei intakter Nierenfunktion durch eine sog. *forcierte Diurese* erreicht werden. Durch entsprechende Infusionen (Elektrolyte, Zucker, Mannit), unterstützt durch ein Diuretikum (z. B. Lasix®), wird eine Urinausscheidung von 15–20 l pro Tag erzielt. Eine *Alkalisierung des Harns* (Urin-pH bei 7,5) durch Natriumbikarbonat-Infusionen steigert bei *Barbituratvergiftungen* zusätzlich die Giftausscheidung über die Nieren. Die forcierte Diurese mit 12 Litern Urinausscheidung und mehr pro Tag sollte jedoch nur bei Giften, die in großer Menge über die Nieren ausgeschieden werden, eingesetzt werden. Dies gilt insbesondere für mittellang- und langwirkende Barbiturate, ferner für Meprobamat (Miltaun®) und Alival®, d. h. für höchstens 5% aller Intoxikationen. In den meisten Fällen genügt eine forcierte Diurese mit einer Infusionsmenge von ca. 6 Litern pro Stunde, wobei die Infusionstherapie mehr der Stabilisierung des Wasser- und Elektrolythaushaltes als der Giftelimination dient (sog. *halbforcierte Diurese*).

Bei *schweren Vergiftungen* kann auch die *Hämodialyse* wesentlich zur Giftelimination (Entfernung) aus dem Blut beitragen. Die *Dialysierbarkeit* der einzelnen Gifte ist jedoch sehr unterschiedlich und z.T. noch nicht ausreichend bekannt. So ist beispielsweise der Einsatz der künstlichen Niere bei Luminal-Intoxikation sinnvoll, nicht hingegen bei Valium- oder Digoxinvergiftungen.

Bei der *Hämoperfusion* wird das Blut des Patienten über beschichtete Aktivkohle oder Kunstharzsäulen geleitet, die durch ihre große aktive Oberfläche Gifte in relativ großen Mengen an sich binden. Damit können u.U. nicht oder nur sehr schlecht dialysable Gifte rasch eliminiert

werden (z. B. mittellang wirkende Barbiturate, Paraquat). Der methodische Aufwand ist jedoch groß, es muß eine Antikoagulation durchgeführt werden. Ferner besteht die Gefahr des Auftretens von gefährlichen Thrombozytopenien. Die *Hämoperfusion* eignet sich in erster Linie zur Elimination von Hypnotika, Insektiziden und Herbiziden. Als Komplikationen können auftreten: Thrombozytenabfall, Gerinnungsstörungen, Thrombosierungen, Blutungen und Blutdruckabfall.

Bei Verdacht auf *Vergiftungen mit fettlöslichen Substanzen* (z. B. Benzin, Benzol, Petroleum, Terpentinöl, Reinigungsmittel, Fleckenwasser, Möbelpolituren, Trichloräthylen etc.) dürfen Milch, Öl oder Rizinusöl *nicht* verabreicht werden, da sie die Giftaufnahme beschleunigen würden. In diesen Fällen kann das Trinkenlassen von reinem *Paraffinöl* (200 ml bei Erwachsenen, 10 ml pro Lebensjahr bei Kindern) lebensrettend wirken, da sich im Paraffinöl die genannten Gifte lösen, Paraffinöl selbst aber nicht resorbiert wird.

Merke: Bewußtlosen dürfen keinerlei Flüssigkeiten (Kaffee, Alkohol) eingeflößt werden, da durch den gestörten Husten- und Schluckreflex die Gefahr der Aspirationspneumonie besteht.

b) Perkutane Giftaufnahme

Fettlösliche Gifte und Alkylphosphate können über benetzte Hautstellen resorbiert werden. Die betroffenen Hautpartien müssen mit Seife und warmem Wasser gereinigt und kontaminierte Kleidungsstücke entfernt werden.

c) Augen

Ins Auge gelangte Gifte versucht man durch mehrminütiges Spülen des Auges und der Bindehäute mit fließendem Wasser zu entfernen.

Vergiftungen

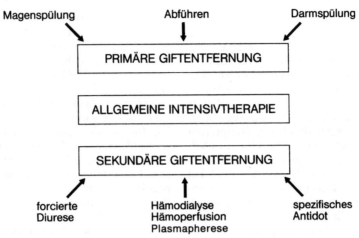

Abb. 41: Therapie bei Vergiftungen (nach Schuster).

d) Einatmen von Giften

In Betracht kommen vor allem Vergiftungen durch *Kohlenmonoxid, Reizgase, Rauch, Benzin, Petroleum, Chlor, Nitroverbindungen* u. a. Der Patient muß sofort aus der Gefahrenzone entfernt werden und evtl. künstlich beatmet werden.

c) Injektionen

Intoxikationen durch Injektionen sind selten. Meist handelt es sich um Überdosierungen bei Drogenabhängigen oder Selbstmordversuche von Ärzten bzw. medizinischem Hilfspersonal (z. B. Suizidversuch i. v. Insulininjektion). Bei intramuskulären oder subkutanen Injektionen ist das sofortige Abbinden der Gliedmaße zentralwärts der Einstichstelle wichtig.

3. Giftinformationszentralen

Giftinformationszentralen, die meist über die Universitäten oder die Städti-

schen Krankenanstalten erreichbar sind, existieren in folgenden Städten Deutschlands: West-Berlin, Bonn, Braunschweig, Bremen, Freiburg, Göttingen, Hamburg, Homburg/Saar, Kassel, Kiel, Koblenz, Leipzig, Ludwigshafen, Mainz, Mönchen-Gladbach 1, München, Münster, Nürnberg und Papenburg/Ems (Stand 1993). Die Anschriften und Telefonnummern sind in der jeweils aktuellen »Roten Liste« aufgeführt. Generell gilt für das Vorgehen bei Vergiftungen die **5-Finger-Regel:**
– Giftentfernung
– Antidotgabe (sofern verfügbar)
– Elementarhilfe
– Transport
– Asservierung/Giftnachweis.

C. Antidotgaben

Unter *Antidot* (»Gegengift«) im engeren Sinne versteht man Stoffe, die mit einem Gift in eine unmittelbare biologische Wechselbeziehung eintreten und da-

Tab. 30: Wichtige Antidote zur Behandlung von Vergiftungen

Atropinsulfat	Alkylphosphat-intoxikation
Carbo medicinalis (Kohle)	Verschiedenste Intoxikationen
Digitalis-Antidot (Schaf-Anti-Digoxin Fab)	Digitalis-intoxikation
Ethanol	Vergiftung mit Methanol oder Ethylenglycol
Flumazenil (Anexate®)	Benzodiazepin-intoxikation
Naloxon (Narcanti®)	bei Atemdepression durch Morphiate
Natriumthiosulfat	Blausäure-intoxikation
Obidoximchlorid (Toxogonin®)	Alkylphosphat-intoxikation (erst nach Atropingabe)
Protamin	Heparin-überdosierung
Schlangengiftserum	Europäische Giftschlangenbisse
Thioctsäure	Knollenblätter-pilzvergiftung

durch die Vergiftungserscheinungen vermindern oder aufheben. In der Tabelle sind einige wichtige Antidote aufgeführt. Eine Therapie mit einem spezifischen *Antidot* ist jedoch nur bei 1–2% aller Vergiftungen möglich.
– sab simplex (Antidot bei Schaumbildner-Intoxikation).
An eine Vergiftung muß bei jedem *unklaren Koma* gedacht werden.
Viele Intoxikationen führen zu *keiner typischen klinischen Symptomatik*. Sie können aber unter verschiedenen »Masken« wie Krämpfe, Gelbsucht, Urämie und Lungenödem verlaufen und dann verkannt werden.
Folgende *Symptome* können als Hinweis auf *bestimmte Vergiftungen* gelten:

– *rosige Gesichtsfarbe* (Kohlenmonoxid, Zyankali),
– *Zyanose* (Atemlähmung durch Schlafmittel oder Opiate),
– *Gesichtsröte* (Atropin),
– *enge Pupillen* (Opiate, Alkylphosphate),
– *weite Pupillen* (Atropin),
– *Knoblauchgeruch* (Alkylphosphate),
– *Bittermandelgeruch* (Blausäure),
– *Verschorfung der Mundschleimhaut* (Säuren, Laugen),
– *Bluterbrechen* (Antikoagulanzien, Säuren, Laugen),
– *Krämpfe* (Kohlenmonoxid, Alkylphosphat),
– *schwarzer Harn* (Hämolyse, z. B. durch Benzol oder Saponine).
Typisch sind *Druckstellen* oder *Blasenbildungen* an den Fersen, Knöcheln, Knien und Schultern bei *Schlafmittelintoxikationen*. Patienten mit schweren Schlafmittelvergiftungen, insbesondere wenn sie längere Zeit im Freien gelegen haben, sind häufig *unterkühlt*.
Bei der Beurteilung des *Schweregrades* von Intoxikationen richtet man sich heute nicht mehr nach den früher gebrauchten Stadieneinteilungen, die sich zu sehr am Reflexverhalten orientierten. Wesentlich sind folgende Fragen:
– Lösen *Schmerzreize* gezielte, ungezielte oder gar keine Reaktionen aus?
– Sind *Atmung* und/oder *Kreislauf* noch ausreichend oder bereits insuffizient?
– Ist die *Nierenfunktion* intakt?
Bei schweren Schlafmittelintoxikationen ist die *CPK* im Serum regelmäßig erhöht und korreliert relativ gut mit der Schwere der Vergiftung.
Das *EEG* (elektrisches Hirnstrombild) ist wertvoll für die Beurteilung des Schweregrades und des Verlaufes bei schweren Intoxikationen.

Tab. 31: Sekundäre Gifteliminationsverfahren (Übersicht) (nach *H.-P. Schuster*)

	Prinzip	Substanz	Indikationen	Komplikationen
1. Forcierte Diurese	Verstärkung der Toxindissoziation im Primärharn	wasserlöslich nicht eiweißgebunden überwiegend renale Elimination	Salicylate Phenobarbital u. a. Barbiturate Lithium Meprobamat Thallium Hämolyse u. Rhabdomyolyse	Volumen-belastung mit Lungenödem, Hirnödem, zerebrale Hämorrhagien
2. Hämo-dialyse	Diffusion semipermeable Membran Konzentrations-gefälle	hohe Plasma-konzentration wasserlöslich nicht eiweißgebunden	anorganische Ionen Methyl-/ Äthylalkohol Äthylenglykol Salicylate Carbromal Ameisensäure	
3. Membran-plasma-separation (Plasma-phorese)	Plasma-abtrennung durch großporige Membran mittels Transmembran-druck	vor allem Toxine mit Proteinbindung bzw. Proteincharakter	endogene Toxine Thyreotoxikose Myasthenia gravis Goodpasture-Syndrom Essigsäure Digitoxin Knollenblätterpilz trizyklische Antidepressiva	Notwendigkeit der Eiweiß-substitution mit Komplikationen
4. Hämo-perfusion	Adsorption an Aktivkohle oder Kunstharz	vor allem für lipophile Toxine geeignet	Hypnotika Herbizide Insektizide	Thrombozyten-alteration

D. Überwachung und Behandlung Vergifteter

Bei Vergifteten müssen laufend *kontrolliert werden*:
- *Blutdruck*,
- *Pulsfrequenz*,
- *Atmung*,
- *Bewußtseinsgrad*,
- *Reflexe*,
- *Diurese*,
- *Temperatur*,
- *EEG*.

Die *Atemwege* müssen freigehalten und bei Sekretansammlung sorgfältig, evtl. nach Intubation abgesaugt werden. Ein Guedel-Tubus (Rachentubus) erleichtert das Freihalten der Luftwege und verhindert das Zurücksinken der Zunge. Bezüglich *Sauerstoffbehandlung* und *Schocktherapie* siehe Bd. 1 S. 53.

Häufiger *Lagewechsel* ist wichtig, da sich bei Vergiftungen besonders leicht Druckstellen und Hautblasen ausbilden; er dient gleichzeitig als Pneumonieprophylaxe. Bei Ateminsuffzienz muß eine *künstliche Beatmung*, bei *Niereninsuffizienz* die *Hämodialyse* (auch zur Giftentfernung, z. B. bei schweren Schlafmittelvergiftungen) angewandt werden. Stark *unterkühlte Patienten* werden langsam in einem warmen Wasserbad erwärmt.

Für die *unspezifischen Entgiftungsmaßnahmen* sind erforderlich: Kochsalz, Apomorphin, Paraffinöl, Aktivkohle, Natriumsulfat (Glaubersalz), Sorbit- und/oder Mannitlösungen.

E. Nachsorgemaßnahmen

Nachsorgemaßnahmen sind vor allem für den *Suizidpatienten* von großer Bedeutung. Schon dem *Erstgespräch* nach einem Suizidversuch kommt eine entscheidende Rolle zu. Denn der Erstkontakt stellt aus der Sicht des Suizidpatienten die erste Antwort seiner Umwelt auf seinen Selbstmordversuch dar.

Die *Nachsorge* nach dem Suizidversuch umfaßt folgende Bereiche:

– *Herstellung einer Beziehung*: effektives Erstgespräch, Vermittlung von Präsenz, Verständnis, Hilfsbereitschaft und Zuversicht, Entängstigung und Beruhigung.

– *Abschätzung* des Zustandes des Patienten, des Schweregrades der Problematik und der *Suizidalität*.
– Erstellung eines *Hilfsplans* als Hilfe zur Selbsthilfe.

Konkret kann die *Krisenintervention nach Selbstmordversuch* in folgenden 7 Schritten (nach *H.L. Wedler*) erfolgen:

Erster Schritt: Frühzeitige Kontaktaufnahme. Inhalt: »Ich bin bereit, Dich zu akzeptieren.«

Zweiter Schritt: Gelegenheit geben zum Sichaussprechen. Inhalt: »Ich bin bereit, Dir zuzuhören.«

Dritter Schritt: Wiederherstellung sozialer Beziehungen (zu Pflegepersonal, Ärzten, Mitpatienten). Inhalt: soziales Übungsfeld in neutraler Atmosphäre.

Vierter Schritt: Einzelgespräche, Analyse der psychosozialen Situation und der Krisenentwicklung; Gespräch mit Bezugspersonen: Paar-, Familiengespräche.

Fünfter Schritt: Weichenstellung zur Weiterbehandlung und Nachsorge; Motivierung des Patienten: Vermittlung.

Sechster Schritt: Versuch einer Einordnung des suizidalen Verhaltens im psychosozialen Bezugssystem des Patienten (Metakommunikation).

Siebenter Schritt: Relativierung der eigenen Helferrolle.

II. Klinik der Vergiftungen

A. Schlafmittel- und Psychopharmaka-Vergiftungen

Schlafmittel- und Psychopharmakavergiftungen stehen an der Spitze aller Vergiftungsfälle. Meist handelt es sich um Suizidversuche jüngerer Menschen. Mischintoxikationen sind sehr häufig.

1. Verwendete Substanzen

Am häufigsten werden folgende *Hypnotica* (Schlafmittel) bei Intoxikationen eingenommen: Barbiturate (z. B. Luminal), Carbromal mit häufig besonders schwerem Verlauf (z. B. Betadorm), Methaqualon (z. B. Normi-Nox), Diphenhydramin (z. B. Sedovegan). Nicht weniger gefährlich sind Intoxikationen mit DAPA (Diäthylpentenamid), das in zahlreichen Schlafmitteln nunmehr anstatt(!) Carbromal verwendet wird (z. B. Betadorm-N).

Gefährliche Vergiftungserscheinungen treten im Allgemeinen bei der 10–15fachen Normdosis auf.

Unter den *Psychopharmaka* werden bevorzugt verwendet: Diazepam (Valium), Chlordiazepoxid (Librium), Bromazepam (Lexotanil) und Antidepressiva (z. B. Tofranil, Limbatril, Tryptizol).

2. Klinisches Bild

Typische Symptome gibt es bei Schlafmittel- und Psychopharmaka-Vergiftungen *nicht*. Wichtig ist das Erkennen des jeweiligen *Schweregrades*. Fälle mit *Atemlähmung* müssen unbedingt in einer größeren, entsprechend ausgerüsteten Klinik behandelt werden.

Größere Mengen von verklumptem Carbromal (Bromcarbamid) im Magen oder Darm sind röntgenologisch »schattengebend«. Daher sollte bei jeder unklaren Intoxikation eine *Abdomenübersichtsaufnahme* angefertigt werden.

3. Behandlung

– *Magenspülung* (evtl. zuvor Intubation), *Abführmittel;* bei Bromcarbamiden evtl. gastroskopische Absaugung.
– *Freihalten der Luftwege,* ggf. steriles Absaugen, Entfernung von Zahnprothesen. Bei Ateminsuffizienz: Intubation und künstliche Beatmung (immer bei Schocklunge, die sich besonders leicht bei Bromcarbamidvergiftungen entwickelt).
– *Häufiger Lagewechsel,* Dekubitusprophylaxe,
– *reichlich parenterale Flüssigkeitszufuhr* bzw. *forcierte Diurese*
– *Überwachung*

– *Schockbehandlung*
– *Lippen-* und *Augenpflege:* Einfetten der Lippen, bei offenen Augen Deckverband, um Hornhautschäden zu vermeiden.

Es kann versucht werden, die zentraldämpfende Wirkung von Benzodiazepinen durch iv.-Injektion von Flumazenil (Anexate®) aufzuheben.

Tab. 32: Klinisch bedeutsame Hypnotika (nach *H.-P. Schuster*)

Stoffklasse	Substanz
Monoureide	Bromcarbamide
Diureide	Barbiturate
Piperidindione	Gluthetimid
Chinazolon	Methaqualon
Promethazin (Antihistamin)	Diphenhydramin

4. Prognose

Die Prognose ist im allgemeinen gut. Hohe Dosen, fortgeschrittenes Lebensalter und später Behandlungsbeginn verschlechtern die Situation. Die *Letalität* beträgt im Durchschnitt 2%, bei Bromcarbamidvergiftungen jedoch 6% und mehr (Nierenversagen, Schocklunge). Daher stellt der Selbstmordversuch mit Schlaf- oder Beruhigungsmitteln, wie *S. Moeschlin* als führender Vergiftungsspezialist einmal gesagt hat: »... wohl die angenehmste, zugleich aber auch die unsicherste Art dar, aus dem Leben zu scheiden«. Dies gilt jedoch *nicht* für die Bromcarbamide.

B. Kohlenmonoxidvergiftung

CO-Vergiftungen sind selten geworden.

1. Giftquellen

Meist handelt es sich um Selbstmordversuche mit *Leuchtgas*, das etwa 8% CO, oder Auspuffgasen, die 4–7% CO enthalten (Laufenlassen des Motors bei geschlossener Garage!). Die *Rauchvergiftung* bei Bränden ist im wesentlichen ebenfalls eine CO-Vergiftung.

2. Wirkungsmechanismus

Die chemische Bindungsfähigkeit von CO an Hämoglobin ist etwa 300(!)fach größer als die des Sauerstoffs. So genügen bereits 0,1% CO in der Einatmungsluft, damit die Hälfte des Hämoglobins der roten Blutkörperchen sich mit Kohlenmonoxid (CO-Hb) anstatt mit Sauerstoff verbindet. Gleichzeitig erschwert Kohlenmonoxid die Sauerstoffabgabe des Blutes an die Gewebe. Seine Giftwirkung beruht also im wesentlichen in der Auslösung eines *schweren, allgemeinen Sauerstoffmangelzustandes (Hypoxydose)* des Organismus.

3. Klinisches Bild

Zu Beginn bestehen Kopfschmerzen, Atemnot, Tachykardie, Übelkeit, eine (oft verhängnisvolle) Muskelschwäche, Erregungszustände und rauschähnliche Symptome. Nach diesem *Erregungsstadium* folgt das *Lähmungsstadium* mit tiefem *Koma*, hellroter (kirschroter) Gesichtsfarbe, Krämpfen, wechselnder Pupillenweite und schließlich tödlichem Atemversagen.
Laboruntersuchungen zeigen häufig eine Leukozytose sowie eine Hyperglykämie und Glukosurie.

4. Diagnose

Sie läßt sich auf Grund der Fremdanamnese meist leicht stellen. Mit sog. *Gasspürgeräten* (Drägersches Gasspürgerät) kann CO in der Ausatmungsluft festgestellt werden, mittels *Spektroskopie* im Blut (Venenblutentnahme unter Luftabschluß erforderlich).

5. Behandlung

– Sofortige *Entfernung des Vergifteten aus dem CO-haltigen Milieu.* Dabei muß jedes offene Licht und jede Funkenbildung wegen erheblicher Explosionsgefahr vermieden werden (Rauchen, Feuerzeug, Betätigung von Lichtschaltern, Abheben von Telefonhörern!).

– *Überdruckbeatmung* mittels *Respirator mit reinem Sauerstoff.*

– Bei *Azidose* Natriumbikarbonat i.v., bei *Hirnödem* hypertone Lösungen (z. B. 20% Mannitlösung) und Kortikoide (Dexamethason, Fortecortin®).

– Bei CO-Hb-Werten über 60% ist die *Beatmung in einer Überdruckkammer* mit 2–3 Atmosphären Überdruck (sog. hyperbare Oxygenation) für 1–3 Stunden indiziert.

C. Alkoholvergiftung

Ob man den Äthylalkohol als Gift bezeichnet, ist eine Frage der jeweiligen Dosis (und Lebensanschauung). Wahrscheinlich sind Schwips und Rausch die häufigsten akuten Vergiftungen von allerdings in der Regel höchst kurzfristigem Krankheitswert.
Zu *gefährlichen Alkoholvergiftungen* kann es durch unkontrolliertes Trinken von Alkoholika (z. B. im Rahmen einer Wette) kommen oder bei *gleichzeitiger*

Einnahme von Schlafmitteln oder Psychopharmaka. Diese Medikamente verstärken die Wirkung des Alkohols beträchtlich. So sind tödliche Vergiftungen nach Konsum einer 1/4 Flasche Whisky + 4 Schlaftabletten beschrieben worden.

1. Klinisches Bild

Die Symptome der *leichten Alkoholvergiftung* sind jedem bekannt.

Schwere Vergiftungsfälle weisen eine mehr oder minder tiefe Bewußtlosigkeit, eine Rötung des Gesichtes und der Bindehäute auf. Später kommt es zu einer Abschwächung der Reflexe und einer Ateminsuffizienz.

Die *Diagnose* kann meist schon auf Grund des *Geruchs der Atemluft* gestellt werden. Man darf aber nicht übersehen, daß es sich häufig um Doppelvergiftungen handelt (z. B. Suizidversuch mit Schlafmitteln oder Kohlenmonoxid + Alkohol).

Die *Blutalkoholspiegel* liegen beim Schwips um 0,5 – 1‰, bei schweren Intoxikationen zwischen 2,5 – 3‰; ab 3‰ besteht bei nicht an Alkohol gewöhnten Menschen Lebensgefahr (ab 5‰ bei Alkoholikern).

2. Behandlung

Während der *Resorptionsphase* kann durch Apomorphin-Injektion Erbrechen und dadurch eine teilweise Alkohol-elimination erzielt werden. Die *Magenspülung* ist bei stark angetrunkenen Patienten häufig wegen Abwehrreaktionen nicht durchführbar. Das medikamentös provozierte Erbrechen trägt auch etwas zur »Bändigung« solcher Patienten bei. Auch sollte immer sorgfältig auf Verletzungen, besonders des Schädels, geachtet werden (Sturz! Schlägerei!).

D. Alkylphosphatvergiftung

Alkylphosphate sind *hochwirksame Phosphorverbindungen,* die als *Insektenbekämpfungsmittel* in der Landwirtschaft und in Gärtnereien verwendet werden. In der Bundesrepublik kommen Vergiftungen mit dieser Stoffgruppe am häufigsten mit Parathion (E 605), Demethon-S-Methyl-Sulfoxyd (Metasystox R) und Dimethoat (Roxion) vor. (Hilfsmittel: Die chemische Bezeichnung enthält immer das Wort »Phosphor« oder »Phosphat«).

1. Vergiftungsquellen

Entweder handelt es sich um Selbstmordversuche oder unbeabsichtigte Vergiftungen durch offen herumstehende Packungen, Flaschen, Büchsen usw. (Kinder!), ausnahmsweise um Morde (z. B. *Christa Lehmann,* die 1954 drei Menschen mit E 605 tötete).

2. Gifteinwirkung

Die Alkylphosphate *hemmen* die *Cholinesterase.* Die Aufgabe der Cholinesterase besteht in der Spaltung des Azetylcholins, welches physiologischerweise die Nervenimpulse von einem Nerven auf den anderen oder auf ein Erfolgsorgan überträgt. Es kommt daher durch Anhäufung von *Azetylcholin zur Azetylcholinvergiftung.* Die *tödliche Dosis* für Erwachsene liegt zwischen 0,3 und 0,4 g.

3. Klinisches Bild

Leitsymptome sind *Miosis* (enge Pupillen), *Krämpfe* und *Lungenödem.* Ferner bestehen gesteigerte Tränen- und Speichelfluß, massive Bronchialsekretion, Erbrechen, Schweißausbrüche und Durchfälle. Die Symptome können sich bereits 5 – 10 Minuten nach Gifteinnahme entwickeln.

Die *Cholinesterase* im Serum ist stark vermindert (< 200 U/l) und kann als Gradmesser der Vergiftungsschwere dienen.

4. Behandlung

Am wichtigsten ist die *sofortige* Injektion oder Infusion von *Atropin* in hohen, sonst nicht gebräuchlichen Dosen, beginnend mit 5 mg intravenös bis zu Tagesdosen von 100 mg und mehr (normale Einzeldosis 0,5 mg)! Erst *danach* kann *Toxogonin* injiziert werden. Der Wert einer Substitutionsbehandlung mit menschlicher *Serum-Cholinesterase* (außerordentlich teuer) ist fraglich.

Da es sich um fettlösliche Gifte handelt, ist die Gabe von Rizinusöl *kontraindiziert*. Massive Magenspülungen und intensives mehrfaches Abführen dienen der Giftelimination (Handschuhe anziehen, da Alkylphosphate durch die Haut aufgenommen werden können!). Daneben sind alle übrigen bei Vergiftungen üblichen Maßnahmen anzuwenden.

5. Prognose

Die Prognose ist sehr ungünstig. Ein therapeutischer Erfolg ist nur zu erwarten, wenn die Therapie sofort (nach wenigen Minuten) eingeleitet wird.

E. Laugenvergiftungen

Am häufigsten entstehen Laugenvergiftungen infolge Verwechslungen (unbeschriftete Flaschen) durch *Natronlauge* (Ätznatron), *Kalilauge* (Ätzkali), *Salmiaklösung* und bestimmte Möbelpolituren (Kinder!). Es handelt sich um *starke Gifte*: bereits 10 bis 15 ml einer 10–15%igen Lösung können tödlich wirken.

1. Klinisches Bild

An Mund- und Lippenschleimhaut zeigen sich schmerzhafte, glasige *Schwellungen* und *Verätzungen*. Ausgedehnte Verätzungen der Ösophagus- und Magenschleimhaut führen zu schweren Schmerzen hinter dem Brustbein, in der Magengegend und zu Dysphagie. Perforationen des Ösophagus und Magens mit Mediastinitis bzw. Peritonitis (s. d.) können eintreten. Schließlich entwickelt sich ein schwerer Schockzustand. Hämolyse und Verbrauchskoagulopathie können hinzutreten. 20% der Fälle enden tödlich. Häufig bleiben ausgedehnte *Stenosen* (Verengungen) des Ösophagus, seltener der Kardia, durch narbige Schrumpfung zurück.

2. Behandlung

Siehe unten bei Säurevergiftungen.

F. Säurevergiftungen

Sie entstehen meist durch versehentliche Einnahme von *Salz-*, *Schwefel-*, *Essig-* oder *Salzpetersäure* und sind häufiger als Laugenvergiftungen. Potentielle *Letaldosen* verschiedener Säuren sind: Salzsäure 33%ig 5–10 ml, Schwefelsäure 98%ig 1–5 ml, Zitronensäure 5 mg/kg Körpergewicht.

1. Klinisches Bild

Die *Symptome* ähneln denen der Laugenvergiftungen; es entstehen jedoch an der Mund- und Rachenschleimhaut äußerst schmerzhafte Schorfbildungen, die bei Salzsäure weißlich, bei Schwefelsäure schwärzlich und bei Salpetersäure gelblich sind. Auch kann es zum Erbrechen blutig-schwärzlicher Massen kommen.

2. Behandlung

- *Trinken von mehreren Litern Wasser zur Verdünnung* (Gabe von Milch, Eiern oder Laugen ist überholt).
- Vorsichtige *Magenspülung*, weil sich dadurch relativ große Mengen an Säuren bzw. Laugen eliminieren lassen. Bei Säurevergiftungen anschließend über die *Magensonde Antazida* in den Magen instillieren. In sehr schweren Fällen muß wegen der Perforationsgefahr die Indikation zur Magenspülung sorgfältig geprüft werden.
- *Schockbekämpfung*
- *Schmerzmittel*: meist sind Opiate erforderlich. Lindernd wirkt auch das Trinken einer 0,5% igen Procainlösung (50 ml).
- *Kortikoide*, um der Stenosebildung vorzubeugen.
- Frühzeitige vorsichtige Gastroskopie, um das Ausmaß der Schädigung zu objektivieren. Später *Ösophagoskopie* mit evtl. *Bougieren* (Aufdehnen) zur Vermeidung von Stenosen.

G. Herbizide

Das toxologisch bedeutsamste Herbizid ist Paraquat, das als Kontaktherbizid eingesetzt wird. Bereits 1–2 Schlucke der 20% igen Lösung führen bei 50% der Betroffenen zum Tode!

1. Klinisches Bild

An Haut- und Schleimhäuten verursacht Paraquat Verätzungen ähnlich denen einer Laugenverätzung. Es bestehen Schmerzen in Mund und Speiseröhre bei peroraler Aufnahme mit nachfolgenden Ulzerationen. Bei der systematischen Wirkung können zwei Verlaufsformen unterschieden werden:
- Bei Einnahme *hoher Dosen* kommt es innerhalb von 1–3 Tagen zu einem fulminant verlaufenden multiplen Organversagen (Lunge, Herz-Kreislauf, Nieren).
- Bei protrahiertem Verlauf nach Einnahme *geringer Mengen* kommt es nach 2–3 Tagen zu einer Niereninsuffizienz mit nachfolgender Beteiligung aller weiterer Organe. Nach ca. einer Woche entwickelt sich eine Fibrosierung der Lungen, die zu einem protrahierten Lungenversagen führt.

2. Diagnose

Paraquat kann mittels Schnelltest im Magensaft oder Urin nachgewiesen werden.

3. Behandlung

Primäre Giftelimination durch Erbrechen oder Magenspülung so rasch wie möglich. 30–40 g Kohle über die Magensonde in mehrfacher Wiederholung und forcierte Diarrhoe mit hyperosmolaren Lösungen. Auch durch die Gabe von Bentonit oder Fuller-Erde kann das Paraquat gebunden werden. Die Hämoperfusion mit Aktivkohle ist absolut indiziert und soll so lange durchgeführt werden, bis die Entwicklung einer Lungenfibrose unwahrscheinlich ist. Hohe inspiratorische Sauerstoffpartialdrücke müssen vermieden werden. Eine Therapie ist nur bei Paraquatspiegeln im Serum zwischen 0,5 und 4 mg/l aussichtsreich.

H. Pilzvergiftungen

Am gefährlichsten sind in Mitteleuropa die *Knollenblätterpilz-* und die *Lorchel-* (Helvella esculenta-)*vergiftung*. Als *Leitsatz* gilt: Je *später* die Vergiftungssymptome einsetzen, z. B. erst nach 6–12–24 Stunden, um so gefährlicher ist die vorliegende Vergiftung. Symptome, die nach 5 Stunden oder später auftreten, machen immer eine Klinikeinweisung notwendig.

Häufig beruhen Symptome, die sich nach Genuß von *eßbaren Pilzen* entwickeln, auf *sekundär gebildeten Giftstoffen*, weil die Pilze zu lange liegengelassen oder wieder aufgewärmt wurden. Pilze sollten daher innerhalb von 24 Stunden zubereitet und verwertet werden. Die Aufbewahrung in Plastikbeuteln ist zu vermeiden. Reste von Pilzgerichten soll man wegwerfen.

Wichtige *Fragen bei Verdacht auf Pilzvergiftungen* sind:
- Fundort?
- Aufbewahrung und Zubereitung der Pilze?
- Latenz zwischen Mahlzeit und Auftreten der ersten Symptome?
- Miterkrankung anderer Personen?

1. Knollenblätterpilz- und Lorchelvergiftung

Man spricht auch von *Phalloidessyndrom* (Knollenblätterpilz, Amanita phalloides). Zur Vergiftung kommt es meist durch Verwechslung des Knollenblätterpilzes mit Champignons (*Merkregel*: Champignons wachsen vorzugsweise auf Weiden und Wiesen, Knollenblätterpilze in Laub- und Mischwäldern; Champignons tragen an der Hutunterseite rosa bis braune Lamellen, Knollenblätterpilze aber rein weiße Lamellen). Häufig findet man folgenden *typischen Verlauf*:
- am *1. Tag* keine Symptome,
- am *2. Tag* Leibschmerzen, heftiges, unstillbares Erbrechen, evtl. wäßrige Durchfälle,
- am *3. Tag* trügerische vorübergehende Besserung; ein Anstieg der Serumtransaminasen (SGOT, SGPT) und eine Lebervergrößerung zeigen jedoch bereits die schwere Leberschädigung an.

- Am *4.–5. Tag* entwickelt sich ein Leberkoma und ein urämisches Koma (hepato-renales Syndrom).
- Der Tod tritt meist zwischen dem 5.–7. Tag ein.

Die *Symptome der Lorchelvergiftung* ähneln denen der Knollenblätterpilzvergiftung.

Die *Behandlung* besteht in Zufuhr von Flüssigkeit und Elektrolyten, Substitution von Gerinnungsfaktoren, Gabe von Silibinin und Penizillin (Hemmung der Giftaufnahme in die Leber) und möglichst frühzeitiger Hämoperfusion. Bei akutem Leberversagen kommt die Lebertransplantation in Betracht.

Die *Prognose* ist immer noch *sehr schlecht,* die Letalität beträgt 30% (bei Kindern noch höher).

2. Fliegenpilzvergiftungen

Die Vergiftungserscheinungen treten *früh* (nach 1/2–2 Std.) auf. Zunächst kommt es zu Schweißausbruch, Tränen- und Speichelfluß, Erbrechen und Durchfall. Danach können sich *Erregungszustände* mit Tobsuchtsanfällen, Halluzinationen und Verwirrtheit einstellen. (Fliegenpilze werden als Rauschmittel in Sibirien verwendet). Die Symptome klingen meist nach 24 Stunden (ohne Therapie) ab.

Im Bedarfsfall können Brech-, Abführ- und Beruhigungsmittel verabreicht werden.

Die *Letalität* ist mit 2% geringer als allgemein angenommen.

I. Reizgasvergiftungen

Unter dem Begriff Reizgase werden Substanzen, die nach Einatmung zu lokalen Schädigungen des Respirationstraktes führen können, zusammengefaßt. Die am häufigsten vorkommenden Reizgase sind Chlorgas, Nitrosegase, Ammoniakgas,

Klinik der Vergiftungen

Tab. 33: Symptome der Reizgasvergiftungen (nach *Thiess* und *Ferrara*)

	oberer Resp. Trakt	mittlerer Resp. Trakt	unterer Resp. Trakt
Ort der Schädigung	Pharynx Larynx Trachea	Bronchien Bronchiolen	Bronchiolen Alveolen
Latenz bis Wirkungseintritt	Sofortwirkung	Minuten bis Stunden	Stunden bis Tage
Symptomatik der Vergiftung	Kratzen i. Pharynx Husten Glottisödem inspir. Stridor	Husten, schleimiger Auswurf Bronchokonstriktion, -spasmus Bronchopneumonie	Atemnot, Zyanose Husten, schleimiger Auswurf Lungenödem
Löslichkeit der Reizgase	Wasserlöslichkeit		Lipoidlöslichkeit
Beispiele von Reizgasen	Ammoniak (NH_3) Chlorwasserstoff (HCl) Formaldehyd (HCHO)	Schwefeldioxid (SO_2) Chlorgas (Cl_2) Isocyanate	Stickstoffdioxid (NO_2) Phosgen ($COCl_2$) Ozon (O_3)

Schwefelwasserstoffgas, Phosgen und Brandgase.

1. Klinisches Bild

Die klinischen Symptome hängen von der jeweiligen Wasser- bzw. Lipoidlöslichkeit ab. Gut wasserlösliche Reizgase führen frühzeitig zu Irritationen des oberen Respirationstraktes, während die weniger gut wasserlöslichen im mittleren Respirationstrakt und die kaum wasserlöslichen, aber gut lipoidlöslichen Reizgase, in den Bronchioli und Alveolen Schäden setzen (siehe Tab. 33). Gemeinsame Symptome im sogenannten Reizstadium sind Reizhusten, retrosternale Schmerzen, Atemnot, Schleimhautreizung der Augen, Kopfschmerzen, Schwindel, Übelkeit, Brechreiz, Erbrechen. Dann folgt ein symptomfreies Intervall, das je nach dem Ort der Schädigung Minuten bis Stunden, aber auch bis zu Tagen betragen kann (siehe Tab. 33).

Im lungentoxischen Stadium kommt es zu Atemnot, Zyanose, Tachykardie und Lungenödem mit schaumigem Sputum.

2. Behandlung

Da es sich häufig um Intoxikationen mit Reizgasgemischen handelt, wobei die Expositionsdauer und Konzentration der eingeatmeten Gase nicht sicher bekannt ist, ist in jedem Fall eine 24stündige klinische Überwachung mit entsprechendem Monitoring angezeigt! Entscheidend für die Lungenödemprophylaxe ist die Verabreichung von inhalativen Glukokortikoiden (Auxiloson-Dosier-Aerosol®, Pulmicort®): Initial 2–4 Hübe, dann alle 10 Minuten 2 Hübe bis zum Verbrauch des gesamten Dosier-Aerosols. Entwickelt sich ein akutes Lungenversagen durch ein interstitielles toxisches Lungenödem, so ist die frühzeitige Überdruckbeatmung die Behandlungsmethode der Wahl.

J. Vergiftungen mit Schaumbildnern

Die orale Einnahme von Schaumbildnern (z. B. Wasch- und Spülmittel, Weichspüler) führt neben lokalen Schleimhautreizungen auch zu Erbrechen und Durchfällen. Die *Behandlung* besteht in der sofortigen Verabreichung von fünf Teelöffeln sab simplex als Antidot. Zuvor darf *keine Magenspülung* durchgeführt werden (Gefahr der Schaumaspiration)!

K. Intoxikationen durch Opiate

Die Abhängigkeit von sog. »harten« Drogen hat seit Jahren zugenommen. Die Zahl der Drogentoten betrug in der Bundesrepublik 1992 etwa 2000. Sie scheint gegenwärtig zu stagnieren, möglicherweise als Folge der in verschiedenen Großstädten durchgeführten Methadonprogramme.
Bei Verdacht auf Drogenmißbrauch sollte immer nach *Einstichstellen* gesucht werden! Ein rasch durchzuführendes »Drogenscreening« im Urin erlaubt den Nachweis der gängigen Suchtmittel.
Das Vergiftungsbild ist bei Morphin, Heroin und synthetischen Morphinabkömmlingen (z. B. Dolantin®, Polamidom®) sehr ähnlich. Praktisch am wichtigsten ist die bei Drogenabhängigen durch Überdosierung oder in suizidaler Absicht (»goldener Schuß«) auftretende **akute Heroinintoxikation.**

a) Klinisches Bild

Leitsymptome sind Koma, flache Atmung und Zyanose als Ausdruck der meist schweren *Atemlähmung.* Die Atemlähmung kann bei Überdosierung schlagartig auftreten (Drogentote, die

noch mit der Spritze in der Vene aufgefunden werden). Die Pupillen sind stark verengt (Miosis), häufig bestehen niedriger Blutdruck, Bradykardie und Untertemperatur. Gelegentlich kann ein sog. *Heroin-Lungenödem* auftreten.

b) Spätfolgen

Außer durch akute Intoxikationserscheinungen und psychische Dauerschäden sind Drogenabhängige, die sich *parenteral* Rauschmittel injizieren, auf Grund der Keimeinschleppung in die Blutbahn durch folgende Krankheiten gefährdet: Hepatitis, Wundstarrkrampf, Sepsis, Endokarditis (vor allem des rechten Herzens), Thrombophlebitis, Pneumonie, Osteomyelitis (Knochenmarksvereiterung), Abszesse und AIDS.

c) Behandlung

Durch die Injektion des *Morphinantagonisten* Naloxon (Narcanti®) läßt sich die Atemlähmung schlagartig aufheben. Es können sich rasch Entzugssymptome entwickeln. Wegen der sehr kurzen Halbwertszeit des Naloxon sind häufig Mehrfachinjektionen (Einzeldosis 0,4–0,8 mg) erforderlich. In schwersten Fällen, zum Beispiel bei gleichzeitigem Lungenödem, ist *künstliche Beatmung* erforderlich.
Der *Stufenplan* zur Behandlung der *chronischen Opiatabhängigkeit* sieht folgendermaßen aus:
– Drogenberatung,
– Entgiftung (klinisch 1–4 Wochen),
– psychischer Entzug (6–12 Monate),
– Nachbetreuung.
Die Dauerheilungsziffer liegt relativ niedrig. Das sog. *Methadon-Programm* hat das Ziel, die Abhängigen zu resozialisieren und die Beschaffungskriminalität zu unterbinden. Die Ergebnisse werden kontrovers bewertet und sind bei uns noch nicht endgültig zu beurteilen.

191

Zweiter Teil

Kurzwörterbuch

A

Achylie	(gr. *Saft*): Magensaftmangel
Adams-Stokes-Syndrom	(R. Adams, W. Stokes, Dubliner Ärzte): vorübergehender Kreislaufstillstand durch Herzstillstand oder extreme Tachykardie mit Bewußtlosigkeit
Agranulozytose	(gr. *Körnchen* u. *Zelle*): Krankheitsbild mit starker Verminderung oder Fehlen der Granulozyten im peripheren Blut
Akromegalie	(gr. *äußerst* u. *groß*): HVL-Erkrankung mit vermehrter STH-Freisetzung, die zur Vergrößerung der Akren (Finger, Zehen, Nase, Kinn, Ohren) führt
Anämie	(gr. *Blut*): Blutarmut
Anazidität	(gr. *sauer*): Salzsäuremangel des Magensaftes
Aneurysma	(gr. *erweitern*): umschriebene Erweiterung einer Arterie oder der Herzwand
Angina pectoris	(gr. *verengen,* lat. *Brust*): anfallsartige Herzschmerzen bei Koronarinsuffizienz (s. d.)
Antikoagulanzien	(lat. *gerinnen*): gerinnungshemmende Medikamente (z. B. Cumarine und Heparin)
Anurie	(gr. *Harn*): fehlende Harnproduktion bzw. Absinken der täglichen Harnmenge unter 100 ml
Aorteninsuffizienz	(lat. *Versagen*): Schlußunfähigkeit der Aortenklappe
Aortenisthmusstenose	(gr. *Enge* u. *verengen*): angeborene Verengung der Aorta vor oder hinter dem Abgang des Ductus Botalli
Aortenstenose	(gr. *verengen*): Verengung der Aortenklappe
Apoplexie	(gr. *hinstürzen*): Schlaganfall
Arrhythmie	(gr. *Rhythmus*): unregelmäßige Herztätigkeit
Arteriosklerose	(gr. *hart, spröde*): häufigste Arterienerkrankung, einhergehend mit Verhärtung und Elastizitätsverlust der Gefäßwand sowie Lichtungseinengung
Arthritis	(gr. *Gelenk*): Gelenkentzündung
Arthrose	(gr. *Gelenk*): degenerative, primär vom Knorpel ausgehende Gelenkerkrankung
Asthma	(gr. *Keuchen*): anfallsartige Atemnot durch Einengung der Bronchiolen = A. bronchiale

Aszites	(gr. *Schlauch*): Flüssigkeitsansammlung in der freien Bauchhöhle
Atelektase	(gr. *unvollständig u. Erweiterung*): verminderter Luftgehalt der Lungen
AV-Block	(Atrioventrikular-Block): Blockierung der Reizleitung zwischen Vorhöfen und Kammern
Azetonurie	(gr. *Harn*): Auftreten von Azetonkörpern im Harn, z. B. bei Zuckerkrankheit oder Hunger
Azidose	(lat. *sauer*): Blutübersäuerung
Azotämie	(frz. *Stickstoff,* gr. *Blut*): Erhöhung der harnpflichtigen Substanzen im Blut.

B

Bence-Jones-Eiweißkörper	(H. Bence, Londoner Arzt): pathologischer Eiweißkörper im Harn bei Plasmozytom (s. d.)
Biopsie	(gr. *Leben* u. *betrachten*): mikroskopische Untersuchung von Gewebe, das einem Lebenden entnommen wurde
Boecksche Krankheit	(C.W. Boeck, Hautarzt): Syn. Sarkoidose; Systemerkrankung des mesenchymalen Gewebes (sog. epitheloidzellige Granulomatose)
Bradykardie	(gr. *langsam* u. *Herz*): langsame Herztätigkeit (Frequenz unter 55/min)
Bronchialasthma	s. a. Asthma; Krankheit mit anfallsartiger Atemnot durch Obstruktion (s.d.) des Bronchialsystems
Bronchiektasen	(gr. *Erweiterung*): irreversible Erweiterung von Bronchialästen
Bronchitis	(gr. *Bronchien*): Entzündung der Bronchialschleimhaut
Bronchopneumonie	(gr. *Lunge*): herdförmige Lungenentzündung
Bypass	(engl. *Nebenweg*): Umgehung eines Gefäßabschnittes, z. B. durch Kunststoffprothese

C

Caput medusae	(lat. *Kopf*): »Medusenhaupt« = starke Erweiterung und Schlängelung von Bauchdeckenvenen (meist bei Pfortaderhochdruck)
Chloramphenicol	Breitbandantibiotikum
Cholangitis	(gr. *Galle u. Gefäße*): Entzündung des Gallengangsystems
Cholelithiasis	(gr. *Galle* u. *Stein*): Gallensteinleiden
Cholestase	(gr. *Galle* u. *Stillstand*): Abflußstörung der Gallenflüssigkeit

Cholezystektomie	(gr. *Blase* u. *herausschneiden*): operative Gallenblasenentfernung
Cholezystitis	(gr. *Galle* u. *Blase*): Gallenblasenentzündung
Chromosomen	(gr. *Farbe* u. *Körper*): färbbare Zellkernbestandteile, welche linear angeordnet die Erbanlage (Gene) enthalten
Claudicatio intermittens	(lat. *Hinken* u. *unterbrechen*): intermittierendes (zeitweilig auftretendes) Hinken bei schwerer Durchblutungsstörung der Beine
Corticoide	(gr. *Rinde*): synthetisch erzeugte Gruppe von Arzneimitteln, die eine ähnliche Wirkung wie die natürlichen NNR-Hormone besitzen
Coxsackie-Viren	Gruppen von Viren (1947 in der Stadt Coxsackie im Staate New York nachgewiesen), die sehr unterschiedliche Krankheitsbilder hervorrufen können (z. B. Angina, Myokarditis, Pleuritis, Enteritis)
Crohnsche Krankheit	(B. Crohn, amerik. Arzt): Syn. Ileitis terminalis; chronische, vorwiegend den untersten Ileumabschnitt (= terminales Ileum) befallende entzündliche Darmerkrankung
Cushingsche Krankheit	(H.W. Cushing, amerik. Chirurg): Krankheitsbild, beruhend auf einer Überproduktion von NNR-Hormonen

D

Defibrillation	(fibrilla, lat. *Fäserchen*): medikamentöse oder elektrische Beseitigung des Kammerflimmerns
Dekubitus	(lat. *liegen*): Sichdurchliegen der Kranken, besser: Wundliegen
Dermatomyositis	(gr. *Haut* u. *Muskel*): zu den Autoaggressionskrankheiten zählende Erkrankung mit entzündlichen Haut- und Muskelveränderungen
Desensibilisierung	(lat. *empfindlich*): Herabsetzung der Empfindlichkeit gegenüber Allergenen durch Verabreichung unterschwelliger Allergendosen
Diabetes insipidus	(gr. *hindurchlaufen* u. *nicht schmecken*): auf ADH-Mangel beruhende Erkrankung, die zu abnormem Durst und massiv gesteigerter Harnausscheidung führt
Diabetes mellitus	(gr. *hindurchlaufen* u. *Honig*): Zuckerkrankheit
Dialyse	(gr. *auseinander* u. *Lösung*): Trennung löslicher Teilchen durch halbdurchlässige Membranen; angewandt bei der künstlichen Niere als Peritoneal- oder Hämodialyse
Diarrhoe	(gr. *Fluß*): Durchfall

Diathese	(gr. *stellen*): Krankheitsbereitschaft, z. B. Blutungsneigung (= hämorrhagische D.) oder Neigung zu allergischen Reaktionen (= allergische D.)
Digitalisglykoside	aus dem weißen oder roten Fingerhut (Digitalis lanata bzw. purpurea) gewonnene Substanzen, welche die Kraft des Herzmuskels steigern, sowie Strophanthin
Dilatation	(lat. *breit*): Erweiterung, z. B. einer Herzhöhle
Diuretika	Harnproduktion steigern und so zur Ödemausschwemmung führen
Divertikel	(lat. *Abweg, Seitenweg*): umschriebene Ausstülpung eines Wandabschnittes (z. B. Ösophagus, Duodenum, Blase, Kolon)
Ductus Botalli	(lat. *Gang;* L. Botalli, ital. Arzt um 1530): angeborener Herzfehler mit Offenbleiben des Verbindungsganges zwischen Aorta und Pulmonalarterie
Dysenterie	(gr.): Ruhr
Dysphagie	(gr. *essen*): Gefühl des Steckenbleibens der Nahrung beim Schlucken
Dyspnoe	(gr. *atmen*): Atemnot
Dysurie	(gr. *Harn*): Beschwerden beim Harnlassen

E

Echinokokken	(gr. *Igel* u. *Kugel*): Finnen des Hundebandwurms (E. cysticus u. E. alveolaris); Vorkommen vor allem in der Leber und Lunge
Elektrophorese	(gr. *Bernstein* [Reibungselektrizität des Bernsteins] u. *tragen*): Trennung von Substanzen, z. B. Eiweißkörpern, durch Gleichstrom (Papier-E., Immuno-E.)
Embolie	(gr. *hineinwerfen*): Verschleppung körpereigener (z. B. Blutgerinnsel, Fett, Fruchtwasser) oder körperfremder (z. B. Luft, Bakterien) Substanzen mit dem Blutstrom
Emphysem	(gr. *hineinblasen*): Lungenblähung; irreversibler Zustand durch Zerstörung der Alveolarwände
Endangiitis	(gr. *Gefäß*): entzündliche Gefäßerkrankung
Endokarditis	(gr. *innen u. Herz*): Entzündung der Herzinnenhaut
Endoskopie	(gr. *hineinsehen*): Untersuchung von Körperhöhlen (z. B. Magen, Darm, Bauchhöhle, Bronchialsystem) mit elektrischer Lichtquelle und optischer Vorrichtung (z. B. Gastroskop, Bronchoskop)
Enteritis	(gr. *Darm*): Entzündung des Dünndarms
Erythem	(gr. *Röte*): Hautrötung
Erythropoëse	(gr. *Röte u. machen*): Bildung der roten Blutkörperchen

Erythrozyten	(gr. *Röte* u. *Zelle*): rote Blutkörperchen
Ewing-Sarkom	(J. Ewing, amerik. Pathologe): häufigste bösartige Knochengeschwulst
Exophthalmus	(gr. *Auge*): vorstehende Augäpfel
Expektoranzien	(lat. *aus* u. *Brust*): auswurffördernde Medikamente
Extrasystole	(lat. *außerhalb* u. *zusammenziehen*): Herzschlag außerhalb der normalen Reihenfolge
Extrinsic factor	(engl. *äußerer Faktor*): Vitamin B_{12}

F

Facies	(lat. *Gesicht*): F. mitralis = charakteristisches Aussehen bei Mitralklappenfehlern (bläulichrote Wangen); F. abdominalis (lat. *Bauch*): verfallenes Aussehen bei Bauchfellentzündung
Fallot-Gruppe	(Fallot, frz. Arzt): Gruppe angeborener Herzfehler mit Rechts-Links-Shunt und Frühzyanose (s. Kap. angeborene Herzfehler)
Fazialislähmung	(lat. *Gesicht*): Lähmung des N. facialis (VII. Hirnnerv)
Febris	(lat.): Fieber; febril: fieberhaft
Fibrinolyse	(lat. *Fäserchen* u. gr. *Lösung*): Auflösung von Fibrin; a) physiologischerweise durch das aus Plasminogen entstandene Plasmin; b) therapeutisch: z. B. durch Streptokinase
Fibrom	(lat. *Fäserchen*): gutartige Bindegewebsgeschwulst
Fistel	(lat. *Röhre*): angeborener oder erworbener röhrenförmiger Gang zwischen Körperoberfläche und einer Körperhöhle
Flush	(engl. *auflodern*): anfallsartige Gesichtsrötung, typisch für Karzinoid-Syndrom (s. d.)
Foetor	(lat.): übler Geruch; charakteristischer Mundgeruch, z. B. bei Urämie (F. uraemicus) oder Leberkoma (F. hepaticus)

G

Gangrän	(gr. *fressendes Geschwür*): abgestorbenes Gewebe
Gastrektomie	(gr. *Bauch* u. *herausschneiden*): operative Entfernung des gesamten Magens
Gastritis	(gr. *Bauch*): Magenschleimhautentzündung
Gastroenteritis	(gr. *Bauch* u. *Darm*): Magen- und Darmschleimhautentzündung mit Erbrechen und Durchfall

Gastroskop	(gr. *Bauch* u. *schauen*): optisches Instrument zur Magenspiegelung (= Gastroskopie)
Gene	(gr. *Entstehung*): die auf den Chromosomen (s.d.) linear angeordneten Erbeinheiten
Glomerulonephritis	(gr. *Knäuel* u. *Niere*): Nierenentzündung mit vorwiegendem Befall der Glomerula (Nierenkörperchen)
Glossitis	(gr. *Zunge*): Zungenentzündung
Glukagon	(gr. *süß*): in den A-Zellen der Bauchspeicheldrüse gebildetes, den Blutzuckerspiegel erhöhendes Hormon
Glukosurie	(gr. *süß* u. *Harn*): = Glykosurie: Zuckerausscheidung im Harn
Gonadotropine	(gr. *Geschlecht* u. *wenden*): im HVL und im Mutterkuchen (Plazenta) gebildete, das Wachstum und die Funktion der Keimdrüsen steuernde Hormone
Granulozyten	(lat. *Körnchen* u. gr. *Zelle*): granulierte (gekörnte) weiße Blutzellen

H

Hämangiom	(gr. *Blut* u. *Gefäß*): gutartige Gefäßgeschwulst
Hämatokrit	(gr. *Blut* u. *Richter*): prozentualer Anteil der Erythrozyten am Volumen des peripheren Blutes
Hämoblastose	(gr. *Blut* u. *Keim*): Sammelbegriff für bösartige Erkrankungen der blutbildenden Organe
Hämochromatose	(gr. *Blut* u. *Farbe*): Eisenspeicherkrankheit
Hämoglobin	(gr. *Blut* u. *Kügelchen*): roter Blutfarbstoff
Hämolyse	(gr. *Blut* u. *Lösung*): Auflösung roter Blutkörperchen
Hämophilie	(gr. *Blut* u. *Neigung*): Blutkrankheit, verursacht durch Mangel an Gerinnungsfaktor VIII (H. A) oder IX (H. B)
Hämoptoe	(gr. *Blut* u. *spucken*): Bluthusten
Hämorrhagie	(gr. *Blut* u. *zerreißen*): Blutung durch Zerreißen eines Gefäßes
Hemiplegie	(gr. *halb* u. *Schlag*): Halbseitenlähmung
Heparin	(gr. *Leber*): in den Mastzellen gebildete gerinnungshemmende Substanz
Hepatitis	(gr. *Leber*): Leberentzündung
Hepatomegalie	(gr. *Leber* u. *groß*): Lebervergrößerung
Hernie	(gr. *Sproß*): Eingeweidebruch
Herpes	(gr. *kriechen*): bläschenförmiger, durch Viren hervorgerufener Hautausschlag; H. zoster = Gürtelrose
Hiatushernie	(gr. *klaffen* u. *Sproß*): Zwerchfellhernie
Hirsutismus	(lat. *struppig*): verstärkte Körperbehaarung bei Frauen
Hodgkinsche Krankheit	(Th. Hodgkin, engl. Arzt): häufigste bösartige Lymphknotenerkrankung

Hydronephrose	(gr. *Wasser* u. *Niere*): Erweiterung des Nierenbeckenkelchsystems mit Druckschädigung des Nierengewebes durch Harnabflußhindernis
Hypercholesterinämie	(gr. *über*): erhöhter Blutcholesteringehalt
Hyperglykämie	(gr. *über, süß* u. *Blut*): erhöhter Blutzucker
Hyperkoagulabilität	(gr. *über* u. lat. *gerinnen machen*): erhöhte Gerinnbarkeit des Blutes
Hyperlipämie	(gr. *über* u. *Fett*): vermehrter Fettgehalt des Blutes
Hypernephrom	(gr. *über* u. *Niere*): häufigster bösartiger Nierentumor
Hyperparathyreoidismus	(gr. *über, neben* u. *Schild*): Überfunktion der Nebenschilddrüsen (Epithelkörperchen)
Hyperthyreose	(gr. *über* u. *Schild*): Schilddrüsenüberfunktion
Hypertonie	(gr. *über* u. *spannen*): erhöhter arterieller Blutdruck
Hypertrophie	(gr. *über* u. *ernähren*): Vergrößerung der einzelnen Zellen eines Organs
Hyperurikämie	(gr. *über* lat. *Harnsäure* u. gr. *Blut*): erhöhter Blutharnsäurespiegel; Vorkommen vor allem bei Gicht
Hyperventilation	(gr. *über* u. lat. *Wind*): übermäßig gesteigerte Atmung
Hypoglykämie	(gr. *unter, süß* u. *Blut*): erniedrigter Blutzuckerspiegel
Hypogonadismus	(gr. *unter* u. *Geschlecht*): Keimdrüsenunterfunktion
Hypoparathyreoidismus	(gr. *unter, neben* u. *Schild*): Unterfunktion der Nebenschilddrüsen
Hyposthenurie	(gr. *unter, Kraft* u. *Harn*): Unfähigkeit der Nieren, konzentrierten Harn zu produzieren
Hypothyreose	(gr. *unter* u. *Schild*): Schilddrüsenunterfunktion
Hypotonie	(gr. *unter* u. *spannen*): erniedrigter Blutdruck
Hypoventilation	(gr. *unter* u. lat. *Wind*): verminderte Atmung
Hypoxämie	(gr. *unter, sauer* u. *Blut*): Sauerstoffmangel im Blut

I

Ikterus	(gr. *Pirol* [gelber Vogel]): Gelbsucht
Ileitis	(lat. *Krummdarm*): Entzündung des Ileums
Ileus	(gr.): Darmverschluß
Infarkt	(lat. *hineinstopfen*): durch Verschluß einer Arterie entstandene Gewebsnekrose (s. d.)
Infusion	(lat. *hineingießen*): tropfenweise Zufuhr größerer Flüssigkeitsmengen durch eine Vene (seltener durch Arterie, Haut, Darm oder Knochen)
Injektion	(lat. *hineinwerfen*): Einspritzung
Inkarzeration	(lat. *Kerker*): Einklemmung, z. B. eines Bruches
Insulin	(lat. *Insel*): lebenswichtiges, in den B-Zellen des Inselapparates der Bauchspeicheldrüse gebildetes Hormon mit blutzuckersenkender Wirkung

Intrinsic factor	(engl. *innerer Faktor*): in der Magenschleimhaut gebildetes, zur Resorption von Vitamin B_{12} (extrinsic factor) notwendiges Ferment
Intubation	(lat. *Röhre*): perorale oder pernasale Einführung eines Schlauches oder Rohres in die Trachea zum Freihalten der Luftwege, bei der Narkose oder künstlichen Beatmung
Invagination	(lat. *Scheide*): z. B. Einstülpung eines Darmabschnittes in einen anderen
Ischämie	(gr. *zurückhalten* u. *Blut*): Blutleere
Ischialgie	(gr. *Hüfte* u. *Schmerz*): Schmerzen im Verlauf des Ischiasnerven

K

Kachexie	(gr. *schlecht* u. *Befinden*): Auszehrung, Kräfteverfall, vor allem bei Krebskranken
Karditis	(gr. *Herz*): Entzündung des Herzens
Karzinom	(gr. *Krebs*): Krebs; bösartiger epithelialer, metastasierender Tumor
Kimmelstiel-Wilson-Syndrom	(P. Kimmelstiel, amerik. Pathologe): spezifisch diabetische, glomeruläre Nierenerkrankung
Koagulopathie	(lat. *gerinnen* u. gr. *Leiden*): Blutgerinnungsstörung
Kolik	(gr. *Darm*): krampfartige Schmerzen (Magen-Darm- u. Urogenitaltrakt)
Kolitis	(gr. *Darm*): Entzündung der Darmschleimhaut
Kolonkarzinom	(gr. *Darm* u. *Krebs*): Dickdarmkrebs
Koma	(gr. *fester Schlaf*): Bewußtlosigkeit, z. B. bei Stoffwechselentgleisungen (Coma diabeticum, hepaticum, uraemicum), Vergiftungen oder Apoplexie (s. d.)
Koronarinsuffizienz	(lat. *Kranz* u. *Schwäche*): Herzkranzgefäßerkrankung, die zu mangelhafter Blutversorgung des Herzmuskels führt
Koronarsklerose	(lat. *Kranz* u. gr. *Verhärtung*): Arteriosklerose der Herzkranzgefäße
Kortikoide	s. Corticoide
Kyphose	(gr. *krumm*): nach hinten gerichtete Rückgratverkrümmung

L

Laparoskopie	(gr. *Bauch* u. *besehen*): Bauchhöhlenspiegelung
Laparotomie	(gr. *Bauch* u. *Schnitt*): operative Eröffnung der Bauchhöhle

Leberzirrhose	(gr. *gelb*): narbig-bindegewebiger Umbau der Leber mit Zerstörung des Läppchenaufbaus
Leukämie	(gr. *weiß* u. *Blut*): bösartige Systemerkrankung des leukopoetischen (weiße Blutzellen bildenden) Apparates (Knochenmark, Lymphknoten, RES); Syn. *Leukose*
Leukozyten	(gr. *weiß* u. *Zelle*): weiße Blutkörperchen
Leukozytopenie	(gr. *weiß, Zelle* u. *Armut*): Verminderung der Leukozyten (s. d.) im peripheren Blut
Leukozytose	(gr. *weiß* u. *Zelle*): Vermehrung der weißen Blutkörperchen
Lobärpneumonie	(lat. *Lappen* u. gr. *Lunge*): Entzündung eines oder mehrerer Lungenlappen
Lumbago	(lat. *Lende*): Schmerzen in der Lenden-Kreuzbeingegend, nicht selten akut auftretend (»Hexenschuß«)
Lymphadenose	(lat. *klares Quellwasser* u. gr. *Drüse*): Syn. für lymphatische Leukämie (s. d.)
Lymphogranulomatose	(lat. *klares Quellwasser* u. *Korn*): häufigste bösartige Lymphknotenerkrankung; Syn. Hodgkinsche Krankheit

M

Malabsorption	(lat. *schlecht* u. *aufsaugen*): Störung der Nahrungsaufnahme aus dem Darm
Maldigestion	(lat. *schlecht* u. *zerteilen*): Störung der Nahrungsverdauung
Mediastinoskopie	(lat. *Mittelfell* u. gr. *besichtigen*): Untersuchungsmethode, welche die Inspektion des vorderen Mediastinums und die gezielte Probeexzision aus mediastinalen oder hilusnahen Lymphknoten ermöglicht
Metastase	(gr. *hinter* u. *versetzen*): Tochtergeschwulst eines bösartigen Tumors
Meteorismus	(gr. *in die Höhe gehoben*): starke Gasansammlung im Darm
Mitralinsuffizienz	(lat. mitra = *Bischofsmütze* u. *Versagen*): meist erworbener Herzklappenfehler mit Schlußunfähigkeit der Mitralklappe
Mitralstenose	(lat. mitra = *Bischofsmütze* u. gr. *Verengung*): Herzklappenfehler mit Verengung der Mitralklappe
Morbus	(lat.): Krankheit
Myelose	(gr. *Mark*): bösartige Blutkrankheit; Syn. myeloische Leukämie
Myokardinfarkt	(gr. *Muskel, Herz* u. lat. *hineinstopfen*): Herzinfarkt
Myokarditis	(gr. *Muskel* u. *Herz*): Herzmuskelentzündung
Myxödem	(gr. *Schleim* u. *Schwellung*): die bei Schilddrüsenunterfunktion auftretenden ödemartigen Hautveränderungen

N

Nekrose	(gr. *tot*): Absterben von Organen, Organteilen oder Geweben
Nephritis	(gr. *Niere*): Nierenentzündung
Nephrolithiasis	(gr. *Niere* u. *Stein*): Nierensteinleiden
Nephrose	= nephrotisches Syndrom (gr. *Niere*): Syndrom, gekennzeichnet durch Ödeme, Proteinurie, Hypoproteinämie und Hyperlipämie (s. d.)
Nephrosklerose	(gr. *Niere* u. *hart*): Nierenerkrankungen mit Arteriosklerose der Nierengefäße und Hochdruck
Neurinom	(gr. *Nerv* u. *Faser*): gutartige, aus Nervengewebe aufgebaute Geschwulst
Neuritis	(gr. *Nerv*): Nervenentzündung
Neuropathie	(gr. *Nerv* u. *Leiden*): Nervenerkrankung im weitesten Sinne; z. B. diabetische N. = Nervenschädigung bei Zuckerkrankheit
Nykturie	(gr. *Nacht* u. *Harn*): vermehrtes nächtliches Wasserlassen (häufig bei Herzinsuffizienz)

O

Obduktion	(lat. *vorführen*): Leichenöffnung = Sektion
Obstipation	(lat. *gegen* u. *stopfen*): Verstopfung
Obstruktion	(lat. *verbauen*): Verlegung, Verengung, z. B. der Atemwege (Bronchialobstruktion) oder der Gallengänge
Ödem	(gr. *schwellen*): Flüssigkeitsansammlung im Gewebe
Ösophagitis	(Ösophagus = *Speiseröhre*): Speiseröhrenentzündung
Ösophagusvarizen	(Ösophagus = Speiseröhre u. lat. *Erweiterung*): Erweiterung der Speiseröhrenvenen (Hauptursache: Leberzirrhose)
Oligämie	(gr. *wenig* u. *Blut*): Verringerung der Gesamtblutmenge
Oligurie	(gr. *wenig* u. *Harn*): Verminderung der täglichen Harnausscheidung unter 400 ml
oral	(lat. *Mund*): zum Mund gehörend, mündlich
Orthopnoe	(gr. *gerade* u. *atmen*): Atemnot, die zu aufrechter Körperhaltung zwingt
Osteoblasten	(gr. *Knochen* u. *Sproß*): knochenbildende Zellen
Osteochondrose	(gr. *Knochen* u. *Knorpel*): Schädigung der Zwischenwirbelscheiben
Osteomyelitis	(gr. *Knochen* u. *Mark*): Knochenmarkseiterung
Osteomyelosklerose	(gr. *Knochenmark* u. *Verhärtung*): bösartige Systemerkrankung der blutbildenden Organe mit Knochenmarksverödung

Osteoporose	(gr. *Knochen* u. *Loch*): Kalkarmut der Knochen
Osteomalazie	(gr. *Knochen* u. *Weichheit*): Knochenstoffwechsel-störung, die zu pathologischer Weichheit des Knochens führt
Oszillographie	(lat. *Schaukel* u. gr. *Schrift*): Untersuchungsmethode zur Messung der arteriellen Durchblutung

P

Palmarerythem	(lat. *Handfläche* u. gr. *Rötung*): Hautrötung an den Handinnenflächen; Vorkommen insbesondere bei Leberzirrhose
Palpation	(lat. *tasten*): Untersuchung durch Betasten
Pancoast-Tumor	(H. Pancoast, amerik. Röntgenologe): »Ausbrecher-karzinom« (peripheres, den Thorax nach außen durchwucherndes Bronchialkarzinom)
Pankreas	(gr. *Gekrösedrüse*): Bauchspeicheldrüse
Pankreatitis	Bauchspeicheldrüsenentzündung
Panmyelophthise	(gr. *alles, Mark* u. *Schwund*): Versagen des gesamten blutbildenden Knochenmarks
Papillom	(lat. *warzenartige Erhebung*): gutartige Geschwulst (sog. Zottengeschwulst)
Paraproteine	(gr. *neben* u. *der erste*): pathologische Eiweißkörper
Penizillin	(lat. *Pinsel*): wichtigstes, 1928 von A. Fleming (London) entdecktes Antibiotikum, gewonnen aus Penicillium notatum (Schimmelpilz, zur Gattung Pinsel-schimmel gehörend)
Perforation	(lat. *durchbrochen*): Durchbruch, z. B. eines Magen-geschwürs oder einer entzündeten Gallenblase, in die freie Bauchhöhle
Perikarditis	(gr. *um* u. *Herz*): Herzbeutelentzündung
Peritonitis	(gr. *das Herumgespannte*): Bauchfellentzündung
Perkussion	(lat. *erschüttern*): Untersuchung (vor allem von Lunge und Herz) durch Beklopfen der Körperober-fläche
Petechien	(lat. *Fleckchen*): punktförmige Hautblutungen
Phäochromozytom	(gr. *schwärzlich, Farbe* u. *Zelle*): Noradrenalin und Adrenalin bildender Tumor des NNM, der krisen-hafte Blutdruckanstiege auslösen kann
Phlebitis	(gr. *Vene*): Venenentzündung
Phlebothrombose	(gr. *Vene* u. *Klumpen*): Blutgerinnselbildung inner-halb einer Vene
Phonokardiogramm	(gr. *Stimme, Herz* u. *Schrift*): Herzschallkurve
Plasmozytom	(gr. *das Geformte* u. *Zelle*): bösartige, von den Plasmazellen des Knochenmarks bzw. des RES aus-gehende Erkrankung
Pleuritis	(gr. *Rippe, Seite*): Rippenfellentzündung

Pneumonie	(gr. *Lunge*): Lungenentzündung
Pneumokoniosen	(gr. *Lunge* u. *Staub*): Staublungenerkrankungen, z. B. Silikose
Pneumothorax	(gr. *Luft* u. *Brust*): Eindringen von Luft in den Brustfellraum
Polyarthritis	(gr. *viel* u. *Gelenk*): Entzündung mehrerer Gelenke
Polyp	(gr. *Vielfuß*): gestielte, meist von der Schleimhaut ausgehende Geschwulst
Polyzythämie	(gr. *viel, Zelle* u. *Blut*): krankhafte Vermehrung der Erythrozyten, in geringerem Maße auch der Leuko- und Thrombozyten
Proteinurie	(gr. *der erste Stoff* u. *Harn*): Eiweißausscheidung im Harn
Psittakose	(gr. *Sittich*): Papageienkrankheit; durch Papageien oder Wellensittiche übertragene Infektionskrankheit
Pulmonalstenose	(lat. *Lunge* u. gr. *Verengung*): angeborener Herzfehler mit Verengung der Pulmonalarterienklappe
Purpura	(gr. *Purpurschnecke*): punktförmige Hautblutungen
Pyelonephritis	(gr. *Becken* u. *Niere*): sog. Nierenbeckenentzündung; geht immer auch mit Befall des Nierengewebes einher
Pylorusstenose	(gr. *Türhüter* u. *Verengung*): starke, narbige, entzündlich oder tumorös bedingte Verengung des Magenausganges

R

Rachitis	(gr. *Rückgrat*): durch Vitamin-D-Mangel im Säuglings- und Kindesalter auftretende Knochenerkrankung
Raynaudsche Krankheit	(frz. Neurologe): funktionell bedingte arterielle Durchblutungsstörung der Finger
Reanimation	(lat. *Leben*): Wiederbelebung
Rektoskopie	(lat. *Mastdarm* u. gr. *besichtigen*): Mastdarmspiegelung
Rektumkarzinom	(lat. *Mastdarm* u. gr. *Krebs*): Mastdarmkrebs
Respirator	(lat. *Atmung*): Gerät zur künstlichen Beatmung
Retikulose	(lat. *Netz*): bösartige, von den Zellen des RES (s. d.) ausgehende Systemerkrankung
Rhinitis	(gr. *Nase*): Schnupfen
Rivalta-Probe	(it. Pathologe): Probe zur Unterscheidung Transsudat/Exsudat

S

Saluretika	(lat. *Salz* u. gr. *Harn*): Medikamente zur Steigerung der Diurese und der Natriumausscheidung im Harn

Sarkoidose	(gr. *Fleisch*): Syn. für Boecksche Krankheit (s. d.)
Sarkom	(gr. *Fleisch*): bösartige, von Bindegewebszellen ausgehende Geschwulst
Sepsis	(gr. *Fäulnis*): schwere Allgemeinerkrankung mit intermittierendem Fieber, verursacht durch Überschwemmung des Organismus mit Eitererregern
Septumdefekt	(lat. *Scheidewand*): angeborener Herzfehler mit Defekt der Vorhof- oder Kammerscheidewand
Shunt	(engl. *Weiche, Nebengleis*): abnorme Kurzschlußverbindung zwischen bestimmten Herz- oder Gefäßabschnitten
Silikose	(lat. *Kiesel*): durch Einatmen kieselsäurehaltigen Staubes hervorgerufene Staublungenerkrankung
Sklerodermie	(gr. *trocken* u. *Haut*): bösartige, zu den Kollagenosen (s. d.) zählende Systemerkrankung, die u. a. zu diffuser Hautverdickung führt
Skoliose	(gr. *krumm*): seitliche Wirbelsäulenverbiegung
Skorbut	(früher »Scharbock« genannt) Vitamin-C-Mangelkrankheit
Somnolenz	(lat. *Schlaf*): schlafähnliche Bewußtseinsstörung
Splenomegalie	(gr. *Milz* u. *groß*): Milzvergrößerung
Spondylitis	(gr. *Wirbel*): Wirbelentzündung
Spondylosis	(gr. *Wirbel*): degenerative Wirbelerkrankung
Sputum	(lat.): Auswurf
Status	(lat. *Zustand*): Zustand bzw. langanhaltender Anfall (z. B. asthmatischer oder epileptischer St.)
Steatorrhoe	(gr. *Talg* u. *fließen*): fetthaltige Stühle
Stenokardien	(gr. *eng* u. *Herz*): Herzdruck und -schmerzen bei Angina pectoris (s. d.)
Stridor	(lat. *zischen*): pfeifendes Atemgeräusch durch Einengung der Luftröhre
Struma	(lat. *aufschichten*): Schilddrüsenvergrößerung
Subazidität	(lat. *unter* u. *sauer*): Mangel an Magensalzsäure
Subklavia-Katheter	(Vena subclavia = Unterschlüsselbeinvene): durch die Vena subclavia eingeführter Katheter, dessen Spitze bei korrekter Position 1 cm vor der Einmündungsstelle der oberen Hohlvene in den rechten Vorhof liegen sollte (Bedeutung: wichtiger venöser Zugang in Notfallsituationen; notwendig zur Messung des ZVD, s. d.)
Syn.	(gr. *zusammen* u. *Name*): Synonym, sinnverwandtes Wort
Syndrom	(gr. *zusammenlaufen*): Symptomenkomplex
Szintigramm	(lat. *flimmern*): Darstellung von Organen mittels radioaktiver Stoffe

T

Tachykardie	(gr. *schnell* u. *Herz*): erhöhte Herzfrequenz (über 100/min)
Teleangiektasie	(gr. *Ende, Gefäß* u. *Ausdehnung*): pathologische Erweiterung kleiner Hautgefäße
Tenesmus	(gr. *spannen*): schmerzhafter Stuhl- bzw. Harndrang
Tetanie	(gr. *Spannung*): auf neuromuskulärer Übererregbarkeit beruhende Muskelkrämpfe
Tetanus	(gr. *Spannung*): Wundstarrkrampf
Thalassämie	(gr. *Meer* u. *Blut*): vorwiegend in Mittelmeerländern auftretende, auf einer Hämoglobinstörung beruhende Anämie
Thromboembolie	(gr. *Klumpen* u. *Keil*): zur Embolie führende Thrombose (s. d.)
Thrombose	(gr. *Klumpen*): Blutgerinnselbildung innerhalb eines Blutgefäßes bei Lebzeiten
Thrombopenie	(gr. *Klumpen* u. *Mangel*): Verminderung der Thrombozytenzahl
Thrombopathie	(gr. *Klumpen* u. *Leiden*): krankhafte Veränderung der Thrombozyten
Thyreoiditis	(gr. *schildförmig*): Schilddrüsenentzündung
Thyreotoxikose	(gr. *schildförmig* u. *Gift*): hochgradige Schilddrüsenüberfunktion
Tomogramm	(gr. *schneiden* u. *schreiben*): Schichtaufnahmen (spezielles Röntgenverfahren)
Tonsillitis	(lat. *Mandel*): Mandelentzündung
Tracheotomie	(gr. *Luftröhre* u. *schneiden*): Luftröhrenschnitt
Transplantation	(lat. *überpflanzen*): Verpflanzung von Geweben oder Organen
Trauma	(gr. *Wunde*): Verletzung, Wunde (körperlich und seelisch)
Tumor	(lat. *Schwellung*): Geschwulst

U

Ulkus	(lat.): Geschwür
Urämie	(gr. *Harn* u. *Blut*): Bezeichnung für die klinische Symptomatik der schweren Niereninsuffizienz
Urtikaria	(lat. *Brennessel*): meist allergisch ausgelöste, stark juckende Quaddeln

V

Vagotomie	(*Vagusnerv* u. gr. *schneiden*): operative Durchtrennung von Vagusanteilen als Therapie bei peptischen Geschwüren (s. d.)

Varizen	(lat.): Krampfadern
Venaesectio	(lat. *Vene* u. *schneiden*): operative Venenfreilegung und -eröffnung
Ventrikelseptumdefekt	(lat. *Kammer* u. *Scheidewand*): angeborener Herzkammerscheidewanddefekt
Volvulus	(lat. *wälzen*): Achsendrehung eines Darmabschnittes

W

Waaler-Rose-Test	Methode zum Nachweis des sog. Rheumafaktors
Werlhofsche Krankheit	(dt. Arzt): Erkrankung, gekennzeichnet durch hämorrhagische Diathese infolge Thrombozytenmangels

X

Xanthelasmen	(gr. *gelb* u. *Platte*): plattenförmige Cholesterinablagerungen im Bereich der Augenlider
Xenotransplantat	(gr. *fremd* u. lat. *überpflanzen*): Transplantat, wobei Spender und Empfänger nicht der gleichen Art zugehören

Z

Zerebralsklerose	(lat. *Gehirn* u. gr. *Verhärtung*): psychische Veränderungen bei Arteriosklerose der Hirngefäße
Zirrhose	(gr. *gelb*): Gewebsverhärtung durch Bindegewebswucherungen (betrifft vorwiegend die Leber)
Zoster	(gr. *Gürtel*): Gürtelrose; Syn. Herpes zoster
Zyanose	(gr. *blau*): Blauverfärbung der Haut und Schleimhäute durch Sauerstoffmangel
Zyste	(gr. *Blase*): sackartige Geschwulst
Zystitis	(gr. *Blase*): Blasenentzündung
Zystoskop	(gr. *Blase* u. *besichtigen*): Instrument zur Blasenspiegelung
Zytostatika	(gr. *Zelle* u. lat. *hemmen*): die Zellteilung hemmende, zur Behandlung bösartiger Tumoren angewandte Medikamente.

Dritter Teil

Wiederholungsbuch

(Instruktion zur Benutzung des Wiederholungsbuches s. Band 1)

I. Erkrankungen des Verdauungstraktes

1. Das Smptom der Dysphagie ist typisch für folgende
   Ösophaguserkrankungen:
   a) ...   Ösophaguskarzinom
   b) ...   Ösophagusdivertikel
   c) ...   Achalasie

2. Nennen Sie mindestens zwei Medikamente, die zu
   Magen- und Zwölffingerdarmgeschwüren führen
   können: Kortikoide, Indometacin
                                                         Aspirin

3. Die wichtigsten Komplikationen der Ulkuskrankheit sind:
   a) ...   Blutung
   b) ...   Perforation, Penetration
   c) ...   Pylorusstenose

4. Eine heute noch häufige Magenoperation wurde
   bereits im vorigen Jahrhundert von einem Wiener
   Chirurgen durchgeführt, weshalb sie ... -Operation   Billroth-II-Operation
   genannt wird. Modernere Verfahren sind die ... mit   Selektive Vagotomie mit
   ...   Pyloroplastik

5. Der zweithäufigste bösartige Tumor beim Mann ist
   das ...-Karzinom   Magenkarzinom

6. Schmerzen hinter dem Brustbein, Sodbrennen und
   Aufstoßen, insbesondere im Liegen und nach Genuß
   kohlensäurehaltiger Getränke, sind typische Symptome der ...   Hiatushernie

7. Eine Erhöhung des indirekten Bilirubins im Blut, das
   auch prä-/posthepatisches Bilirubin genannt wird   prähepatisches
   und harnfähig/nicht harnfähig ist, spricht für: nicht harnfähig
   a) Gallenwegsverschluß
   b) Hepatitis
   c) Hämolyse   Hämolyse

8. Beim Verschlußikterus sind:
   a) SGOT und SGPT gering/stark erhöht   gering
   b) alkalische Phosphatase gering/stark erhöht   stark
   c) Serum-Eisen normal/erhöht   normal

9. Gefürchtete Folgen des Pfortaderhochdruckes, der
   meistens durch eine ... entsteht, sind: Leberzirrhose
   a) ...   Ösophagusvarizen-
                                         blutung
   b) ...   Aszites

10. Das Auftreten eines Ikterus zwei Tage nach einer
    Bluttransfusion spricht für ...,   Hämolyse durch
                                          Fehltransfusion
    zwei Monate danach für ...   Hepatitis C,
                                          seltener Hepatitis B

11. Blut eines HB_e-Antigen-positiven Patienten mit He-
    patitis ist nicht/hochinfektiös   hochinfektiös

12. Der Nachweis von HA-Antikörpern der IgM-Klasse
    im Blut spricht für eine akute/zurückliegende Hepa-
    titis A   akute Hepatitis A

13. Die häufigste Lebererkrankung, die ..., tritt bevor-   Fettleber
    zugt auf bei
    a) ...   Alkoholabusus
    b) ...   Diabetes mellitus
    c) ...   Eiweißmangel

14. Tritt bei einem ikterischen Kranken massives Blut-
    erbrechen auf, so lautet Ihre Verdachtsdiagnose: ...   Ösophagusvarizen-
                                          blutung

15. Folgende Trias ist für Gallensteine typisch:
    a) ...   rechtsseitiger
                                          Oberbauchschmerz
    b) ...   Übelkeit
    c) ...   Fettintoleranz

16. Heftige linksseitige Oberbauchschmerzen nach üp-
    piger Mahlzeit, Schock und erhöhte Blut- und
    Harnamylasespiegel sprechen für:
    a) Ulkusperforation
    b) akute Pankreatitis   akute Pankreatitis
    c) Hiatushernie

17. Nennen Sie mindestens je drei Ursachen für

a) akute
b) chronische Durchfälle   siehe Tab. 6 auf S. 52

18. Leitsymptome des mechanischen Ileus sind: Leibschmerzen
    a) ..., b) ..., c) ..., d) ...   Erbrechen, Stuhl- und
                                                       Windverhaltung
                                                       Meteorismus

19. Chronische Durchfälle, voluminöse Fettstühle und
    Vitaminmangelsymptome sind charakteristisch für
    a) Malabsorption   Malabsorption
    b) Dickdarmkarzinom
    c) Typhus abdominalis

20. Die Symptome: schleimig-blutige Durchfälle, Ge-
    lenkschmerzen und Iritis erlauben die Anhiebsdia-
    gnose...   Colitis ulcerosa

21. Plötzlich auftretende Verstopfung, Gewichtsabnah-
    me und gelegentliche Blutbeimengungen im Stuhl bei
    einem älteren Kranken sind hochverdächtig auf
    a) Kolondivertikel
    b) irritables Kolon
    c) Kolonkarzinom   Kolonkarzinom
    d) Ileitis terminalis

22. Nennen Sie mindestens fünf Ursachen des akuten
    Abdomens
    a) ..., b) ..., c) ...   eingeklemmter
    d) ..., e) ...   Leistenbruch
                                                       Ulkusperforation,
                                                       Mesenterialinfarkt,
                                                       Tubarruptur,
                                                       Kolonkarzinom
                                                       (s. a. S. 64 ff)

II. Nierenerkrankungen

1. Die täglich produzierte Primärharnmenge beträgt:
   a) 1,5 l   b) 150 l   c) 0,5 l   d) 5 l   150 l

2. Bei Oligurie durch akutes Nierenversagen ist die
   Urin-Osmolalität erhöht/erniedrigt   erniedrigt

3. Bei einem Serum-Harnstoff-Wert von 170 mg/dl ist eine Clearance-Untersuchung indiziert/nicht indiziert

nicht indiziert

4. Ein Absinken der täglichen Harnmenge unter 400 ml wird ...
unter 100 ml ... genannt

Oligurie
Anurie

5. Ein Patient im schweren Kreislaufschock scheidet in 6 Stunden 50 ml Harn aus. Ist er gefährdet (ja/nein)?
Wenn ja, durch welche Komplikation?

ja
akutes Nierenversagen

6. Blässe, urinöser Mundgeruch, Erbrechen, Atemnot, hämorrhagische Diathese und vertiefte Atmung sind die Leitsymptome der ...
Die Harnstoffe im Blut bewegen sich dabei im allgemeinen zwischen
a) 40–60 mg/dl   b) 200–400 mg/dl
c) 50–100 mg/dl

Urämie

200–400 mg/dl

7. Erläutern Sie das Prinzip der Hämodialyse ... und nennen Sie die Hauptindikationen für ihre Anwendung ...

Antwort s.S. 80 ff
akutes und
chronisches
Nierenversagen

8. Zur Nierentransplantation eigen sich am besten:
a) Leichennieren
b) Schimpansennieren
c) Nieren eines Elternteils
d) Nieren eineiiger Zwillinge

Nieren eineiiger
Zwillinge

9. Ein anurischer Kranker scheidet täglich 400 ml Harn aus. Wie groß darf die tägliche Gesamtflüssigkeitszufuhr sein:
a) 1000 ml
b)   400 ml
c) 1400 ml

1000 ml

10. Ein junger Mann erkrankt 14 Tage nach einem Infekt mit Halsschmerzen an Kopfschmerzen, Übelkeit und Gesichtsschwellung; die Harnfarbe ist »fleischwasserfarbig«. Welche Diagnose stellen Sie?
a) Herdnephritis
b) nephrotisches Syndrom
c) akute Glomerulonephritis
d) Schockniere

akute
Glomerulonephritis

11. Die Kombination von stark erniedrigtem Serum-
eiweiß, massiver Proteinurie und Ödemen spricht
für ... Syndrom   nephrotisches

12. Eine Patientin, die seit Jahren bis zu zehn Kopf-
schmerztabletten eingenommen hat, wird jetzt mit
beginnender Urämie eingeliefert. Als Ursache der
Urämie vermuten Sie welche Erkrankung?   interstitielle Nephritis
                                                  (Analgetikaniere)

13. Weist ein junger Patient nach heftigen Schmerzen im
Nierenlager eine Hämaturie auf, muß in erster Linie
an ... gedacht werden, bei der schmerzlosen Häma-   Nephrolithiasis
turie eines älteren Mannes hingegen an ...   Hypernephrom

14. Bei einem 50jährigen urämischen Patienten lassen
sich beidseits stark vergrößerte Nieren tasten. Ein
Bruder ist im gleichen Alter an »Harnvergiftung«
gestorben. Welche Erkrankung würden Sie annehmen:
    a) Zystennieren   Zystennieren
    b) doppelseitige Hydronephrose
    c) Schrumpfnieren
    d) Hypernephrom

15. Eine primäre Gestose entwickelt sich in der
    a) 4.–6.
    b) 20.–24.
    c) nach der 24. Schwangerschaftswoche?   nach der 24. Woche

III. Stoffwechselerkrankungen

1. Insulin wird in den A-/B-Zellen des Pankreas gebil-   B-Zellen
det, senkt/steigert den Blutzucker durch Hemmung/   senkt
Förderung der Glukoseverwertung und wirkt daher   Förderung
gleichsinnig/gegensinnig wie Glukagon oder Adre-   gegensinnig
nalin auf den Kohlenhydratstoffwechsel.

2. Nennen sie zwei wichtige Laboruntersuchungen zur
Prüfung des Kohlenhydratstoffwechsels: Glukosetoleranztest
                                                         HbA_1

3. Bei einem Diabetiker beträgt das HbA_1 (Glykohä-
moglobin) 16%. Dies spricht für eine gute/schlechte   schlechte
Einstellung seines Diabetes in den letzten Wochen.

211

4. Bei einem Kranken im Coma diabeticum ist die Haut trocken/schweißig, die Zunge feucht/ausgetrocknet,

trocken, ausgetrocknet

die Atmung vertieft/langsam

vertieft

der Puls frequent/langsam

frequent

der Mundgeruch unauffällig/süßlich

süßlich, (Azetongeruch)

5. Ein regelmäßig mit Insulin behandeltes diabetisches Kind wird bewußtlos am Spielplatz aufgefunden. Was soll bis zur Diagnoseklärung injiziert werden: Traubenzucker oder Insulin?

Traubenzucker (behebt hypoglykämischen Schock sofort, schadet im Coma diabeticum nicht und erlaubt sofortige Diagnose)

6. Nennen Sie zwei spezifische Komplikationen des Diabetes:
a) ...
b) ...

diabetische Retinopathie
diabetische Glomerulosklerose (Kimmelstiel-Wilson Syndrom)

7. Der tägliche Kalorienbedarf eines normalgewichtigen, körperlich schwer arbeitenden Diabetikers beträgt 1 750, 3 800, 2 800 Kalorien. Er braucht daher pro Tag 250/120/170/350 g Kohlenhydrate, sollte jedoch nicht mehr als 30/50/70/90/110 g Fett essen. Ohne Anrechnung sind ihm welche der folgenden Nahrungs- bzw. Genußmittel erlaubt:

2 800 Kalorien
250 g Kohlenhydrate
70 g Fett

Bier, Blumenkohl, Tomaten, Coca-Cola, Kaffee, Zwiebel, 1/8 l naturreiner Wein, Majonnaise, Pilze, Speiseeis, Gewürzgurken, Spargel.

Blumenkohl, Tomaten, Kaffee, Zwiebel, Wein, Pilze, Gurken, Spargel

(Haben Sie diese Frage ganz oder teilweise falsch beantwortet, so sollten Sie das Kapitel »Diätbehandlung der Zuckerkrankheit« nochmals durcharbeiten; sonst laufen Sie Gefahr, Ihnen anvertraute Zuckerkranke falsch zu beraten und zu betreuen.)

8. Depot-Insulin beginnt 20/40/60/120 Minuten nach Injektion zu wirken; die Wirkung hält 2/8/12/18/24 Stunden an.

60 Minuten
12–16 Stunden

Die maximale Einzeldosis sollte nicht mehr als 20/40/60/80 Einheiten betragen und die Injektion

40 Einheiten

1/2–2 Stunden vor/nach dem Frühstück intrakutan/intramuskulär/subkutan erfolgen	1/2 Stunde vor subkutan

(Haben Sie Frage 8 falsch beantwortet, müssen Sie das Kapitel »Insulinbehandlung« unbedingt noch einmal sorgfältig durchlesen; eines Tages werden Sie selbst diese Grundkenntnisse Diabetikern vermitteln müssen!)

3. Die Akromegalie wird durch eine Überproduktion von
   a) ACTH, b) STH, c) TSH, d) ADH
   hervorgerufen.

   STH

4. Bei einer Frau, bei der vor zwei Jahren eine »Gehirnoperation« durchgeführt wurde, fallen jetzt wächserne Blässe, Antriebsarmut, Hinfälligkeit und Amenorrhoe auf. Die Verdachtsdiagnose lautet:
   a) HVL-Insuffizienz

   HVL-Insuffizienz (nach Hypophysektomie)

   b) NNR-Insuffizienz
   c) Hypophysentumor

5. Bei einer Patientin mit Gewichtsabnahme und Tachykardie ist der TRH-TSH-Test negativ (sog. blockierter Regelkreis). Dieser Befund spricht für welche Schilddrüsenfunktionsstörung?

   Hyperthyreose (Erläuterungen s. S. 147 ff.

6. Die bereits im vorigen Jahrhundert vom Merseburger Kreisarzt v. Basedow beschriebenen Leitsymptome der Hyperthyreose sind:
   a) ..., b) ...
   c) ...

   Struma, Tachykardie
   Exophthalmus

7. Von den drei Behandlungsmethoden der Hyperthyreose bei Autonomie der Schilddrüse
   1. ...
   2. ...
   3. ...
   würden Sie bei einer 65jährigen der ... Behandlung den Vorzug geben.

   Thyreostatika
   Radiojodbehandlung
   Operation
   Radiojodbehandlung

8. Wenn eine früher an der Schilddrüse operierte Patientin über hartnäckige Obstipation, Frieren, Haarausfall und trockene, rissige Haut klagt, denken Sie in erster Linie an ...

   Hypothyreose

9. Das in der NNR/NNM gebildete Hormon Aldosteron zählt zu den Gluko-/Mineralokortikoiden und

   NNR
   Mineralokortikoiden

bewirkt eine
a) Blutzuckererhöhung
b) vermehrte Kaliumausscheidung   b) und c)
c) Natriumretention
d) Virilisierung

10. Die Cushingsche Krankheit ist durch folgende klinische Symptome charakterisiert:
a) ...   Vollmondgesicht,
b) ...   Stammfettsucht,
c) ...   Hochdruck, rote
d) ...   Striae, Osteoporose
Ein ähnliches Syndrom kann unter Behandlung mit
... auftreten.   Glukokortikoiden

11. Sie sehen einen auffallend stark gebräunten Patienten, der in der Jugend eine Lungentuberkulose   NNR-Insuffizienz
durchgemacht hat und jetzt eine Muskelschwäche   (Addisonsche Krank-
                                                     heit)
aufweist. Ihre »Blitzdiagnose« lautet:...   bei NNR-Tuberkulose

12. Wenn Sie eine Frau im tetanischen Anfall sehen,
suchen Sie zuerst nach einer Operationsnarbe   Hals. Es könnte sich
am ... Weshalb? Welcher Elektrolytwert im Blut   um einen Hypopara-
würde Sie interessieren?   thyreoidismus nach
                                                     Schilddrüsen-
                                                     operation handeln.
                                                     Kalzium-Spiegel.

IV. Erkrankungen des Bewegungsapparates

1. Die rheumatoide Arthritis zählt zum degenerativen/
entzündlichen Rheumatismus, beginnt in den   entzündlichen
mittleren Lebensjahren/im Alter, befällt häufig   mittleren
                                                     Lebensjahren
Männer/Frauen und ist gekennzeichnet durch den   Frauen
Nachweis eines erhöhten Anti-Streptolysintiters/
des Rheumafaktors im Blut   Rheumafaktor

2. Bei dem Wort »Bambusstabwirbelsäule« denken Sie
an
a) Bechterewsche Krankheit   Bechterewsche
b) Osteochondrose   Krankheit
c) Spondylose der Wirbelsäule

3. Tritt bei einer jüngeren Frau ein schmetterlingsför- miger Gesichtsausschlag auf, verbunden mit Ge- lenkschmerzen und Fieber, so besteht der Verdacht auf ...; in 80% der Fälle sind im Blut sog. ...-Zellen nachweisbar

Lupus erythematodes
L.-E.-Zellen

4. Körperliche Inaktivität kann, ebenso wie lang- dauernde Kortikoidbehandlung, zu Störungen des Knochengewebes im Sinne einer ... führen

Osteoporose

5. Die Ursache der Osteomalazie ist häufig ein Mangel an Vitamin A/, D/, B_6/, K

Vitamin D

6. Osteoblastische Knochenmetastasen sind typisch für
   a) Schilddrüsenkarzinom
   b) Prostatakarzinom
   c) Mammakarzinom
   d) Magenkarzinom

Prostatakarzinom

V. Allergische und immunologische Krankheiten

1. Anaphylaktischer Schock bedeutet wörtlich: Schock durch »Schutzlosigkeit«. Trifft dies tatsäch- lich zu?

Nein, weil die Anaphylaxie Folge einer überschießenden Antigen-Antikörper- Reaktion ist.

2. Ein Patient reagiert auf eine Penizillin-Injektion unmittelbar mit einem urtikariellen Hautausschlag. Es liegt eine Allergie vom Soforttyp/Spättyp vor, wobei Penizillin als Allergen/Antikörper wirkt.

Soforttyp
Allergen

3. Antikörper bei Autoimmunkrankheiten sind gegen
   a) artfremde
   b) körpereigene Zellen gerichtet. Sie spielen wahr- scheinlich bei einer Reihe von Erkrankungen, wie z. B.
   a) ... b) ...
   c) ...
   eine wichtige Rolle.

körpereigene

hämolytische
Anämie,
Thyreoiditis
Kollagenosen
Panmyelophtise,
Colitis ulcerosa

4. Ein Kranker bekommt nach Verabreichung eines Antibiotikums einen masernähnlichen Hautausschlag, Fieber und Gelenkschmerzen. Was liegt vor?

Arzneimittelallergie (Drug fever).

5. Nennen Sie eine typische, auf einer Allergie beruhende Berufskrankheit.

Bäckerasthma

6. Einem Patienten wird zur Nasenkorrektur ein Knochenspan aus einer eigenen Rippe eingepflanzt. Es handelt sich um ein Auto-/Iso-/Allo-/Xenotransplantat.

Autotransplantat (Spender und Empfänger sind identisch)

7. Transplantierte Nieren werden nicht selten vom Empfängerorganismus abgestoßen. Nennen Sie drei Medikamentengruppen zur Bekämpfung der Abstoßungsreaktion:

1. Immunsuppressiva (Imurek, Cyclosporin)
2. Kortikoide
3. Zytostatika

8. Nennen Sie eine Faustregel, mit welchen Maßnahmen eine Vorbeugung in Medizinberufen gegenüber AIDS möglich ist:

Die gleichen Maßnahmen, die bei Hepatitis-B wirksam sind

VI. Vergiftungen

1. Häufigste Vergiftungen sind ...-Intoxikationen

Schlafmittel- und Psychopharmaka-Intoxikationen

2. Eine »forcierte Diurese« ist bei Vergiftungen mit langwirkenden Barbituraten indiziert/nicht indiziert

indiziert

3. Bei einer Fleckenwasservergiftungen ist die Verabreichung von
a) Milch, b) Rizinusöl,
c) Paraffinöl
gefährlich/sinnvoll

a) und b) gefährlich
c) sinnvoll

4. Beim Hantieren im Labor hat Ihre Kollegin einen
   Tropfen einer ätzenden Chemikalie ins Auge bekommen. Was tun Sie zuerst:
   a) Auge mit fließendem Wasser spülen?   a)
   b) Borsalbenverband
   c) Augentropfen?

5. Bei einer lebensbedrohlichen Vergiftung ist der
   Patient
   a) ansprechbar/bewußtlos   bewußtlos
   b) Blutdruck normal/erniedrigt   erniedrigt
   c) Atmung ausreichend/unsuffizient   insuffizient
   d) Reflexe normal/z.T. erloschen   z.T. erloschen

6. Es gibt einige typische Vergiftungssymptome, z. B.
   a) Alkylphosphatvergiftung: Pupillen ...   eng
   b) Blausäure-Vergiftung: ... -geruch   Bittermandel-
   c) Laugenvergiftungen: Mundschleimhaut ...   verätzungen

7. Bei jedem Vergifteten ist eine regelmäßige Kontrolle
   von
   a)... b)...   Blutdruck, Pulsfrequenz
   c)... d)...   Atmung, Temperatur
   e)... f)...   Diurese, Reflexen
   g)... erforderlich   Bewußtseinsgrad

(**Konnten Sie weniger als fünf der zu kontrollierenden Funktionen aufzählen, sollten
Sie sich mit dem Abschnitt »Überwachung Vergifteter« intensiver befassen.**)

8. Bei einer Laugenvergiftung würden Sie dem Patienten zu trinken geben:
   a) Rizinusöl
   b) Milch mit rohen Eiern
   c) Paraffinöl
   d) reichlich Wasser   reichlich Wasser

9. Eine Stunde nach dem Genuß von Pilzen kommt es
   zu Erbrechen und Durchfall. Diese Symptome sind
   typisch/nicht typisch für eine Knollenblätterpilzver-   nicht typisch
   giftung.

10. Atropininjektionen in sonst unüblich hohen Dosen
    (z. B. 10–20–100 und mehr mg) können lebensret-
    tend wirken bei
    a) CO-Vergiftung
    b) Alkylphosphatvergiftung   Alkylphosphat-
    c) Schlafmittelvergiftung   vergiftung
    d) Pilzvergiftung

Literaturhinweise

1. G. Schettler, H. Greten: Innere Medizin, Band I und II, 8. Auflage, Georg Thieme Verlag. Stuttgart. 1990.

2. M. Classen, V. Diehl, K. Kochsieck: Innere Medizin. Urban & Schwarzenberg. München–Wien–Baltimore. 1991.

3. W. Siegenthaler, W. Kaufmann, H. Hornbostel, H. D. Waller: Lehrbuch der Inneren Medizin, 3. Auflage. Georg Thieme Verlag. Stuttgart. 1992.

4. W. Siegenthaler: Differentialdiagnose innerer Krankheiten. 16. Auflage. Georg Thieme Verlag. Stuttgart. 1987.

5. L. Geisler: Arzt und Patient – Begegnung im Gespräch. Wirklichkeit und Wege. Pharma Verlag Frankfurt/M. 3. Auflage. 1992.

Sachregister

Sachregister

Aluminiumhydroxyd 11
Amanita phaloides 189
Amenorrhoe 126
Amilorid 98
Aminoglykoside 75
Amiodaron 133
Ammoniak (NH_3) 190
Ammoniakgas 189
Ammoniakvergiftung 36
Amöben 53
Amöbeninfektion 37
Amphotericin B 75
Ampicillin 44, 89
Amylase 46
Analfissuren 51
Analgetika-Nephropathie 78, 79
Anämie, autoimmunhämolytische 155
–, hämolytische 149
–, normochrome 78
ANCA (antineutrophil cytoplasmatic antibodies) 85
Androgene 141
Anfall, tetanischer 147
Angiographie 19
Angiopathie, diabetische 106
Angiotensin-Aldosteron-System 68
Anlaufschmerz 168
Anorexia nervosa 120
Antazida 11
Anti-DNS-Antikörper 155
Anti-HAV 26
Anti-TPO-Antikörper 132
Antiandrogene 145
Antibiotika 75
– -Resistenzbestimmung 70
Antidiabetika, orale 113, 114
Antidot 180
–, wichtige 181
– gaben 180
Antidepressiva 184
Antigen 149, 150
– -Antikörper-Reaktion (AAR) 149
Antihistaminika 162
Antikörper 149, 150
– gegen Doppelstrang-DNS (Anti-ds-DNS) 171
–, anti-mitochondrialer (AMA) 33
–, blockierende 161
–, humorale 149
Antimalariamittel 165
Antiphlogistika, nichtsteroidale 75
Antrum 5
Anurie 74, 76
Anus praeter 63, 64

– praeternaturalis 64
ANV, postoperative 77
–, posttraumatische 77
–, septische 77
–, zirkulatorisch-ischämisches 75
Apomorphin 178, 183
Appendizitis, akute 65
–, perforierte 54
Aräometer 69
ARC, Befunde 159
–, Symptome 159
Arrhythmie, absolute 136
Arsen 178
Arteriolonekrose 90
Arterioskleroserisiko 118
Arthritiden, reaktive 168
Arthritis 154, 167
– urica 116
–, rheumatoide 149, 163
Arthrose 168
– der Wirbelsäule 163
Arthrosis deformans 168
Arzneimittelallergie 153
– fieber 153
– sucht 177
5-ASA-Präparate 60
Ascitespunktionen 35
Aspirationspneumonie 2, 179
Aspirationszytologie 131
Asthma bronchiale 153
–, allergisches 155
Astronautenkost 60
Aszites 22, 34, 35
–, therapierefraktärem 35
– ausschwemmung 35
– reinfusionen 35
Atemdepression 181
Ateminsuffizienz 95
Atemlähmung 184, 191
Atemneurose 96, 147
Äthanol 178
Atopie 151
Atopiker 151
Atrophie der Schleimhautzotten 57
Atropin 187
Atropinsulfat 181
Aufgaben der Leber 17
Aufstoßen 4
Augenpflege 184
Ausgußsteine 90
Auspuffgasen 185
Australia-Antigen 26
Autoaggressionskrankheiten 164

220

Sachregister

Blutzuckerbestimmung 100
– regulation 100
– spiegel 99
Borrelien 167
Botulismusserum 153
Bougieren 188
Bowmansche Kapsel 67
Bradykardie 139
Brandgase 189
Brescia-Cimino-Fistel 80
Briden 54
Bromazepam 184
Bromcarbamide 184
Bromocriptin 125, 126
Bronchuskarzinom 175
Bronzediabetes 117
Bronzepigmentierung 117
Brucheinklemmung 54
Brustkarzinom 175
Bulimie 120
BWS 173
Bypass-Operationen 156

C
C-Peptid 101, 115
C-Zellen 140
C-Zellkarzinome 140
CA 19–9 49
Calcium carbonicum 11
Campylobakter 168
Candidiasis 159
CAPD 81
Carbamazepin 178
Carbimazol 137
Carbo medicinalis (Kohle) 181
Carbromal 183, 184
CD4-Rezeptor 157
CEA (carcino embryonales Antigen) 51
Cephalosporine 45, 75
ChE-Aktivität (CHolinesterase-Aktivität) 19
Chenodeoxycholsäure 41
Chiasmasyndrom 124
Chinin 178
Chirurgie, minimal invasive 42
Chlamydien 168
Chlor 180
Chlordiazepoxid 184
Chlorgas 189
– (Cl₂) 190
Chloroquin 171
Chlorpromazin 37
Chlorwasserstoff (HCl) 190

Cholangio-Pankreatikographie, endoskopische retrograde 39
Cholangiogramm 39
Cholangiographie, perkutane transhepatische (PTC) 39
Cholangiolitis 43
Cholangitis 37, 43
–, chronische, nichteitrige 33
Choledocholithiasis 40
Choledochussteine 43
Cholelithiasis 40
Cholestase, extrahepatische 20
–, intrahepatische 20
– -Syndrom 37
Cholesterin-Synthese 120
– steine 40
Cholestyramin 120
Cholezystektomie 42, 43
Cholezystitis 43
–, chronische 43
Cholezystogramm 39
Cholezystolithiasis 44
Cholinesterase 186, 187
Chondrome 175
Chondrosarkome 175
Chromosomenanomalie 47 148
Chronisches Magenulkus 14
Chymotrypsin 46
Chymotrypsinwerte im Stuhl 46
Chymus 5
Ciclosporin A 82, 156, 162
Cimetidin 11
Cisplatin 75
Clearance, renale 71
– -Verfahren 71
Clodronat 146
Clofibrat 120
CO, chemische Bindungsfähigkeit 185
CO-Hb 185
CO-Vergiftungen 185
Colchizin 117
Colibakterien 88
Colica mucosa 60
Colitis ulcerosa 59
–, toxische 59
Coma basedowicum 137
Coma diabeticum 65, 95, 105, 107
–, Behandlung 115
Coma hepaticum 17, 36
CONN-Syndrom 145
Continuous Ambulatory Peritoneal Dialysis 81
Cotrimoxazol 89
Courvoisiersches Zeichen 45

Sachregister

Sachregister

Sachregister

Sachregister

Sachregister

Lorchelvergiftung 189
Lovastatin 120
LTH (luteotropes Hormon) 123
Luftschlucken (Aerophagie) 53
Lugolsche Lösung 137
Lungen-
– fribrose 172
– infarkt 65
– infiltrate 171
– ödem 77, 78, 190
– ödem, toxisches 190
– versagen 188
– versagen, akutes 190
Lupus erythematodes 85, 149, 155, 163
–, systemischer 155, 171
Lyme-Arthritis 167
Lymphabflußstauung 22
Lymphadenopathie-Syndrom (LAS) 157
Lymphknotenvergrößerung 157
Lymphokine 155
Lysin-Hydrochlorid 96

M

Magenatonie 178
Magenausgang 10
Magen-
– entfernung 14
– erkrankungen 7
– frühkarzinom 14
– geschwür 7
– karzinom 14, 54
– operierte 13
– polypen 14, 16
– saftsekretion 7
– schlauch 178
– schleim 5
– schleimhaut 187
– schleimhautentzündung 15
– sonde 11
– spülung 178, 184
– stumpf-Karzinom 13
Magnesiumperoxyd 11
MAK 132, 140
Makroangiopathie 106
Makrohämaturie 69, 85
Malabsorption 13, 56, 57
Malaena 9
Maldigestion 13, 57
Mallory-Weiss-Syndrom 16
Malteserkreuze 87
Mangelernährung 173
Mannitlösung 178, 183, 185
Marker, serologische 24

Maskengesicht 172
Mastzellen 151
Matrosenbuckel 173
Mechanischer Ileus 54
Mediastinitis 2, 187
Medusenhaupt (Caput medusae) 22
Megakolon, toxische 59
Megaösophagus 3
Melaena (Teerstühle) 53
–, Hauptursachen 53
Membranplasmaseparation (Plasmapherese)
    182
Meprobamat 178, 179
Merseburger Trias 135
Mesenterial-
– arterien 64
– infarkt 54, 65
– thrombose/Embolie 54
Metastasen 62, 144
–, osteoblastische 175
– leber 36
Meteorismus 21, 53
Methadon-Programm 191
Methaqualon 183, 184
Methotraxat 75, 165
Methyl-Butyl-Äther 42
Metronidazol 45, 58
Mezlocillin 44
MHC (major histocompatibility complex)
    156
MHC-Antigene 156
Mikroalbuminurie 93
Mikroangiopathie, diabetische 93
Mikrohämaturie 69
Mikrosomale Antikörper 132
Milztumor 22
Minderwuchs 139
Mineralokortikoide 141
Minimal-changes-Glomerulonephritis 86
minimalinvasive surgery 42
Miosis 186, 191
Mischinsuline 110
Mischintoxikationen 183
Mischsteine 40
Mischtypadenome 124
Mitotane 143
Mittelstrahlurin 70
Möbelpolituren 179, 187
Möbiussches Zeichen 136
Molsidomin 36
Monosaccharide 99
Moorbäder 169
Moorpackungen 165

Sachregister

Sachregister

Sachregister